医院水系统规划与管理

朱敏生　许云松　主　编

U0396293

东南大学出版社
SOUTHEAST UNIVERSITY PRESS
·南京·

图书在版编目(CIP)数据

医院水系统规划与管理 / 朱敏生,许云松主编. --
南京:东南大学出版社,2019.4
ISBN 978 - 7 - 5641 - 8347 - 9

Ⅰ. ①医… Ⅱ. ①朱… ②许… Ⅲ. ①医院-水资源
管理-管理规划 Ⅳ. ①R197.38

中国版本图书馆 CIP 数据核字(2019)第 054239 号

医院水系统规划与管理

主　　编	朱敏生　许云松
出版发行	东南大学出版社
出 版 人	江建中
社　　址	南京市四牌楼 2 号
邮　　编	210096
网　　址	http://www.seupress.com
经　　销	全国新华书店
印　　刷	南京工大印务有限公司
开　　本	787 mm×1092 mm　1/16
印　　张	21
字　　数	540 千字
版　　次	2019 年 4 月第 1 版
印　　次	2019 年 4 月第 1 次印刷
书　　号	ISBN 978 - 7 - 5641 - 8347 - 9
定　　价	79.00 元

* 本社图书若有印装质量问题,请直接与营销部联系,电话:025 - 83791830。

《医院水系统规划与管理》
编委会

总策划：杭元凤

顾　问：唐维新　朱亚东　陈连生

主　编：朱敏生　许云松

编　委（按姓氏笔画排序）：

马　倩	王锴钊	牛　峰	尹修保	邓建平
田文俊	伍志刚	任　凯	刘　宏	刘　培
孙帮聪	李　磊	李文艺	杨文曙	杨元霞
余　斌	张　峰	张凤鸣	张玉彬	张爱玲
范文松	林　敏	杭　峰	罗绪湘	周　珏
周　勤	周虹宇	郑成林	孟宪虎	宣　荣
姚　鹏	贺忠臣	钱　强	徐　炜	徐廉政
郭玉兴	梁仁礼	葛朝宣	雷贤忠	管正亦
戴世明				

序

　　《医院水系统规划与管理》一书即将与读者见面，这本书是由江苏维康医疗建筑合成设计研究所发起，所长杭元凤牵头，由朱敏生、许云松等一批热心于医疗建筑研究并有丰富实践经验的专业管理工作者参与编写的，它是理论与实践相结合的成果，是优秀医疗建筑专业工作者集体智慧的结晶，编写的过程既是经验总结的过程，也是感性认识向理性认识提高的过程，书中内容既有传承更有创新。作为一个老医院管理工作者，看了很是欣慰，它必将促进医院水系统管理提高到一个新水平。

　　医院水系统管理是医院管理的重要组成部分，面对新时代、新目标、新征程、新任务，医院管理也面临诸多新挑战，国家明确提出建设绿色医院的目标。由于广大人民群众对健康需求快速增长，医疗资源也必将迎来高质量发展，医院用水量的增加会更加迅猛，而我国又是水资源贫乏的国家，节约用水将成为一个重大课题；随着医疗技术发展的日新月异，提高供水质量将会有一个全新的要求；国家实施生态环境政策，医疗污水处理将会更加严格；面对新形势，必然要求医院水系统管理的信息化和智能化，并与医院管理同步实现现代化与高水平。

　　《医院水系统规划与管理》一书共 11 章 50 多万字，把医院水系统规划与管理的原则、标准、规范及经验作了全面归纳与提炼，并以问题为导向，系统地提出了解决问题的办法。各个章节都尽可能提供一些实际案例，并首次将分质供水、BIM 系统在医院水系统管理的应用及水损管理做了翔尽的阐述，同时比较多的介绍国内外最新的理念、技术、材料及管理方法的进展，为行业与专业管理工作者展现知识、思维及探索的平台与空间。我以为本书既可作为专业工作者的工具书,也可作为研究工作者的参考书,还可作为教育培训的教科书。

杭元凤同志热心并致力于医疗建筑的研究与实践,已经专著了《医用建筑规划》《医疗建筑配电》,以及本书《医院水系统规划与管理》,并创新医疗建筑合成设计新理念,搭建了江苏维康医疗建筑合成设计研究所的服务平台,竭诚为医院提供高效率、高质量、高效益的咨询、规划及合成设计服务。

在本书即将出版之际,谨以此为序,祝本书作者及广大医疗建筑专业工作者取得更加丰硕的研究成果,为医院建设和发展作出更多的贡献。

唐维新

2019 年 2 月 20 日

前　言

　　《医院水系统规划与管理》一书的编写，从发起到成书前后历经两年时间。参与本书编写的，既有长期从事医疗建筑规划管理的行政工作者，也有从事各类水系统专业工作的专家学者。大家一致认为：建设健康中国，绿色医院建设不可或缺，在当前节能环保的社会背景下，节能、节电、节材，更须节水。在医院建筑和运维体系里，水资源的消耗在医院日常支出中占比很大，但没有引起规划设计者及建设管理者充分的重视。长期以来，在医院建筑水系统规划领域，缺少一本系统、科学、全面的参考书籍。因此，本书的编辑出版对医疗建筑规划设计来说，也算是弥补了一项业内空白。

　　绿色医院建设水系统的规划与管理，必须在规划的前期充分考虑，以合成的思维进行全盘统筹规划和科学合理集成，把设计要求、配置标准、设备质量、管道应用、运维管理、水损管理、信息技术在水系统中的应用，予以规范和高效的整合。同时，应以创新理念指导医院水系统的建设、应用与管理，注重新理念、推广新技术、应用新工具，加大对水系统规划、设计与运维管理统筹协调的力度，从而节约前期资金投入、减少中途施工变更、提高后期运维管理效率。

　　因此，本书的编辑与出版，我们希望达到以下的目的：

　　一是力求向读者阐述完整的医疗建筑水系统概念，使之成为普及医院建筑水系统管理知识的范本。

　　医疗建筑是特殊的公共建筑，医疗建筑给水系统既包括常规的生活给水系统、生活热水系统、生活开水系统、消防水系统、空调水系统、医院废水系统、医疗用水系统、中水回收系统，也包括医疗建筑的水损失管理、医疗建筑水系统的运维管理、医疗建筑水系统规划设计中的 BIM 技术的应用等。本书以全景呈现的方式,对建筑给水系统的规划、设计、管理的每一个环节都进行了完整的展示,为从事医院建筑规划、建设和管理的工作者提供系统的指导、科学的参照和完整的规范。

二是力求把本书编成一本规划设计工作者可以借鉴、医院建设管理工作者可以参考、运维管理工作者可以参照的实用型工具书。

为此,我们在编写过程中,首先注重严谨性和规范性:各个章节的文字,凡涉及数据、图片时,都要求标明出处,使读者能随手翻、随手查,把它作为一本放心的工具书。其次注重知识性和趣味性:编写不仅强调了知识体系,同时以穿插图片的形式,将医院建筑水系统所应用的重要设备和场景,进行了展示,让读者有身临其境的直观感受。最后,通过对各种水处理末端设备技术发展的历史,进行回放,让读者进行更加精准和富有成效的选择。

三是力求把本书编写成一本促进绿色医院建设中节水的教科书。

本书的编写注重经验性:所有章节,凡有经验可循,均将成功案例附于书后,使读者可见可学。注重前瞻性:将绿色医院建设中的节水问题,结合信息化与技术的进步进行探讨,充分吸纳国外经验,用三个章节谈水损管理、水系统运维以及信息化模型技术指导水系统管理的问题,为后来者进行医疗建筑水系统的规划与建设提供有益的参考。

由于我们才疏学浅、知识有限,本书一定会存在这样或那样的错误或不足,恳请广大读者批评指正。

《医院水系统规划与管理》编委会
2019 年 1 月于南京

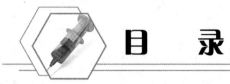

目 录

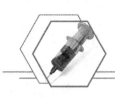# 第一章　生活给水系统

医院是人员高度聚集又高度流动的场所,生活给水系统的科学规划与高效管理对于医务人员及患者的生活安全、各类设备的正常运行、环境管理的洁净高效、运维管理的绿色节能,都具有十分重要的作用。因此,规划设计必须从医院实际出发,坚持系统原则,讲究质量与效率,高标准、高质量建设医院生活给(排)水系统。规划设计既要在基础设施的建设上下功夫,确保管件设备的配置标准规范,也要从源头上加大对水质的控制与管理,确保水系统的安全性。同时,要做好水系统的关联性设计,达成合成高效的目标。

医院生活给水,是指在医院日常生活中供人们饮用、烹饪、沐浴、洗涤衣物、清洗地面、车辆冲洗、花木浇灌、景观及其他生活用途的用水。给水系统的管理必须区分不同环境、不同对象的水质要求,科学设计,合理使用,节约运行。

第一节　医院生活给水系统概述

一、医院生活给水系统的组成

医院给水系统与普通民用建筑并无不同,取水、输水、水质处理和配水等设施以一定的方式组合成一个整体。通过管道及辅助设备,按照医院建筑的生产,生活和消防的需要有组织地输送到用水地点。生活给水系统的组成通常分为室外给水系统、室内给水系统两大部分。

(一)室外给水系统

室外给水系统一般是指自水源取水并将其净化到所要求的水质标准后,经输配水系统送往用户。它包括水源、取水工程、净水工程、输配水工程四部分。经净水工程处理后,水源由原水变为我们通常所称的自来水,满足建筑物的用水要求。医院的室外给水系统一般由市政管网直接供水,管网压力通常维持在 0.20～0.30 MPa,当建筑高度在 3～4 层以下时,利用市政给水管网直接供水是给排水节能设计的重要方式。此种方式供水不需要医院建筑另外耗电,供水压力也相对稳定。因此,建筑设计中的给水设计在四层以下时,应充分利用市政管网供水的压力优势,以节省投资。

(二)室内给水系统

1. 室内给水系统的组成

室内给水系统一般是指自室外给水管网取水,靠水压作用,经配水管网,以各种

方式将水分配给室内各个用水点。室内给水系统一般由引入管、水表、管道系统、配水装置和给水附件等部分组成。

(1) 引入管：自室外给水管将水引入室内的管段，又称进户管。

(2) 水表：安装在引入管上的水表及其前后设置的阀门和泄水装置的总称。

(3) 管道系统：由干管、立管和支管等组成。

(4) 配水装置：如各类配水龙头和配水阀等。

(5) 给水附件：管道系统中调节和控制水量的各类阀门。

2. 室内给水系统的给水方式

室内给水系统的给水方式一般有：

(1) 室外给水管网直接供水：如果室外给水管网能保证最不利点的卫生器具和用水设备连续工作所需要的水压和水量，可直接用作室内生活或生产给水系统的水源。

(2) 高位水箱供水：如果室外给水管网中的水压周期性不足，可采用高位水箱供水。

(3) 由加压水泵和高位水箱供水：如果室外给水管网的水压经常不足而用水量又很不均匀，必须用水泵加压，并由水箱调节储存。为防止用水泵直接自室外管网吸水，影响相邻建筑的正常供水，一般要求设吸水池。

(4) 用气压罐供水：如果室外给水管网中的水压经常不足而室内又不能设置高位水箱，可采用此方式。这种供水方式用水泵自吸水池吸水送入充满压缩空气的密闭罐内，靠压缩空气的压力，向各用水点供水。与高位水箱供水方式相比，优点是设置地点灵活；缺点是占地面积大，造价高，存水量少，安装和操作比较复杂，不如高位水箱供水安全。

(5) 水泵连续运转供水：现代一些高层建筑，多采用吸水池储水；用自动化装置控制水泵和保持管内水压。

二、医院生活给水系统的分类

医院生活给水系统按用途可分为生活饮用水系统、直饮水系统和杂用水系统。

（一）生活饮用水系统

生活饮用水系统是指符合饮用水标准的用于日常饮用、洗涤的用水。生活饮用水必须符合两个条件：没有污染，没有退化。世界卫生组织公布的标准是：

(1) 不含对人体有毒、有害及有异味的物质。

(2) 水的硬度适中（以碳酸钙计算：50～200 mg/L）。

(3) 水中的矿物质和微量元素的比例与人体体液相近（其中含钙量≥8 mg/L）。

(4) 酸碱度呈中、弱碱性（pH值为7.0～8.0）。

(5) 水中溶解氧及二氧化碳含量适中（水中的溶氧量≥6 mg/L，二氧化碳的含量10～30 mg/L）。

(6) 小分子团水(这是水的活性指标之一,5～6个小分子团水)。

(7) 水的生理功能要强(包括渗透力、溶解力、代谢力等)。

(二)直饮水系统

直饮水系统包括:管网系统、RO 反渗透制水供水系统、用户终端系统、客户服务系统四大系统。直饮水是以市政自来水经过特殊工艺深度处理净化后,再经臭氧混合后密封于容器中且不含任何添加物,再通过紫外线灭菌使水质达到国家饮用水标准,然后经过变频泵利用食品级独立管道直接输送到每个饮用点,让人放心使用的优质并且可以直接饮用的水(产品水)(本书另有专门章节论述)。

(三)杂用水系统

杂用水系统主要指用于冲厕、道路清洗、绿化用水、景观用水、建筑施工等方面的非饮用水。杂用水的来源可以通过医院雨水收集系统的设计,有效处理不同汇水面的雨水。将雨水管道、雨水收集、雨水储存作为独立系统并与应用结合,将雨水预处理、雨水蓄水、雨水深度净化、雨水供水、补水和系统控制,有效利用雨水自流的特点完成污染物的自动排放,净化、收集,做到真正节能、环保、高使用寿命和低成本。

三、医院给水的水质及使用标准

(一)水质要求

医院日常生活用水大部分来自市政自来水管网,也有部分医院用井水。市政管网的自来水均来自江河湖泊,经过净化处理后送达用户。因水中所含的钙、镁等元素含量的不同而区分为硬水与软水。

1. 软水

不含或含较少可溶性钙、镁化合物的水叫作软水。天然软水一般指雨、雪水,江、河、湖水也都是软水。经软化处理的硬水指钙盐和镁盐含量降为 1.0～50 mg/L 后得到的软化水。我们通常把水中钙、镁离子的含量用"硬度"这个指标来表示。硬度 1 度相当于每升水中含有 10 mg 氧化钙。低于 8 度的水称为软水,高于 17 度的水称为硬水,介于 8～17 度之间的水称为中度硬水。

2. 硬水

硬水是指水里面钙、镁离子含量很高的水,泉水、深井水、海水都是硬水。当水流过土地和岩石时,它会溶解少量的矿物质成分,钙和镁就是其中最常见的两种成分,它们使水质变硬。水中含钙、镁等矿物质成分越多,水的硬度越大。

我国饮用水规定的标准是硬度不能超过 25 度,最适宜的饮用水的硬度为 8～18 度,属于轻度或中度硬水。医院食品加工用水应比较讲究,水硬将影响食品加工,易造成蛋白质沉淀、无机盐沉淀或较难煮熟。医院锅炉用水一般应使硬水软化,否则会因沉积太多而发生意外事故。

（二）使用标准

医院生活饮用水卫生标准是指为保证生活饮用水中各种有害因素不影响人群健康和生活质量的法定量的限值。具体可参照《生活饮用水卫生标准》（GB 5749—2006），具体包括以下几个方面：

（1）为防止介水传染病的发生和传播，要求生活饮用水不含病原微生物。

（2）水中所含化学物质及放射性物质不得对人体健康产生危害，要求水中的化学物质及放射性物质不引起急性、慢性中毒及潜在的远期危害（致癌、致畸、致突变作用）。

（3）水的感官性状是人们对饮用水的直观感觉，是评价水质的重要依据。生活饮用水必须确保感官良好，为人们所乐于饮用。

以上包含了感官性状和一般化学指标、毒理学指标、细菌学指标及放射性指标等方面的内容，任何一个指标超出了标准，即不符合国家饮用水的卫生标准。

四、医院生活用水的现状及特点

（一）医院生活用水的现状

1. 供给安全不能保障

医院建筑用水总量大，数量波动频繁，管路系统繁多，一旦医院生活水系统配置不恰当、管路连接操作不当，很容易造成水压不够、高层建筑供水困难或低层建筑因水压过高导致管道破裂等情况。部分医院因建设年代久远、管材选择不当或管道连接操作不当，给排水管道腐蚀严重，导致医院生活用水水质不达标。

2. 节水措施普遍不足

医院对生活用水的使用缺乏有效的节水措施，常常不能有效管理用水末端，经常出现跑、冒、滴、漏现象，具体现象包括：

（1）原有的便槽冲洗水箱是定时冲洗的，特别是在病房，夜间如厕人数少的时候也和白天一样定时冲洗，造成自来水的无谓浪费。

（2）男厕所小便槽的冲洗管 24 小时开着，浪费水的现象更为严重；医疗区内的室外公厕等公共用水，由于来往人员繁杂，手动冲洗阀门等常常被盗，水龙头忘关的情况也经常发生。

（3）一些老式的设备如：锅炉使用的通风除尘装置是被膜除尘器，每天需消耗大量的自来水，应当逐步淘汰。

（4）对患者及陪人家属的用水缺乏有效的管理，科室内水龙头经常出现长流水的情况。

（二）医院生活用水的特点

1. 生活用水总量大

随着近年来人们对医疗服务的需求越来越高，医院规模不断扩大，导致医院生活用水量成倍增加,以南方大型综合类三甲医院为例,南京中大医院本部床位数为2 000张,日均用水量达到1 800 t;南京鼓楼医院拥有床位数3 000余张,医院日均用水量达到了3 200 t,其中生活用水所占比例最大。对此,医院应结合管理工作的实际,积极进行节水改造,结合水资源形势,制定生活用水发展与管理的长远战略,逐步建立生活用水管理体制,全面推动节水型医院的建设。

2. 用水水量波动大

医院生活用水量相比其他公共场所波动较大,与医疗生活习惯及业务性质息息相关,如住院部病人用水为全天用水,餐厨用水按一日三餐,洗衣用水可按一班制,用水时间8小时,但是对于医务人员和医院后勤人员,白班和夜班,门诊医务人员、急诊医务人员、住院部医务人员和后勤人员等,人数差别较大,生活用水量有差别。

总的来说,医院生活用水的使用量,主要集中在早上6～9点、中午11～13点、晚上19～21点,呈峰谷状波动,在生活用水系统的规划设计中,应充分考虑最大用水量的供应以及水压的负荷,满足不同时间段的用水需求。

3. 水质要求各不一样

根据医院生活用水的主要用途和对水质的不同要求,用水主要分为三级:一是户外生活用水,比如浇灌花草等,对水质要求不高,不需要净化;二是基本生活用水,医院用水中大部分用于清洁人体、冲厕,以及室内卫生,对这部分水的水质要求是除去水中的杂质和硬度,以有利于洗浴和各种洗涤工作的完成以及医疗用水设备的使用和维护;三是直饮水,饮用水则要求进一步深度净化,达到健康安全、卫生及改善口感的目的。

第二节　医院生活给水系统规划

一、生活给水系统的前期组织

生活供水管网设计是生活给水系统前期组织的重点,生活供水管网是由埋在地下的各种管道所组成,包括从输水到给水区内而后配水到用户的全部设备,包括输水管渠、配水管网、泵站、水塔和水池。设计前,应明确市政给水管网的基本情况,包括压力、管径等参数以及稳定性等,设计前要对系统自身及其周边的基本状况有相应的了解,具体包括以下几个方面:

(1) 对系统自身要了解医院床位规模、医院用水分类、污水系统处理分类要求等。对周边情况要了解建筑所在地周围水源情况,包括市政给水管网的水压、接入点位置及标高等。

(2) 院区周围市政排水管网情况,包括管网排水管管径、对接点位置及标高等;院区周围市政雨水管网情况,包括管网雨水管管径、对接点位置及标高等;院区污水处理站的位置、处理规模等情况。

（3）院区供氧吸引机房的位置、供应能力等情况，建筑生活热水系统的热源情况，包括热源种类及技术参数等，院区内其他建筑的给排水、消防系统的设置情况等。

二、生活给水系统的规划要点

医疗生活用水的规划设计应遵循低质低用、高质高用的用水原则，对区域用水量和水质进行估算与评价，同时采取细致的计量及节水措施，合理规划和利用水资源。医院生活给水规划设计要点如下：

1. 室外给水系统

医院建筑室外设置生活、消防合用给水管网，与医院院区原有管网连成环状管网，管网上设置消火栓（地上式或地下式）和适量绿化洒水栓。要求有两条引入管分别与市政给水管网连接。引入管上设置水表和低阻力倒流防止器。

2. 室内给水系统

各分区最低卫生器具配水点的静水压不宜大于 0.45 MPa；静水压大于 0.35 MPa 的入户管（或配水横管），宜设减压或调压设施；各分区最不利配水点的水压，应满足用水水压要求。

3. 高层医院建筑竖向分区设计

低区为地下室至地上 3 层，由市政给水管网直供；4 层以上按每区包括 5～6 层为宜，每个区由生活水泵房内各区变频生活给水泵组供水。应考虑每个分区包含层数的多少，节水节能的要求，也应考虑冷热水系统压力的平衡。

4. 水系统的计量设计

住院部的给水可实行分科室、分楼层计量。门诊、急诊及辅助性科室以单元为单位计量。诊查室、诊断室、产房、手术室、检验科、医生办公室、护士办公室、治疗室、配方室、无菌室等房间洗手盆龙头，公共卫生间内卫生器具均采用感应式，并在给水引入管上设置水表。

三、生活给水系统的节水设计

1. 前期规划的节水设计

（1）配合建筑专业合理规划场地雨水径流，通过雨水入渗和调蓄措施，减少开发后场地雨水的外排量。

（2）充分考虑医院中水回用系统的设计，制定雨水、盥洗沐浴用水、浓缩水等非传统水综合利用方案。

2. 医院建筑的节水细则

（1）医院建筑的卫生器具的用水效率等级应达到二级。

（2）根据可利用的有限波动压力供水条件，合理选择确定水泵扬程；根据供水系统设计规模和用水量变化特征,考虑水泵机电效率及气压储水条件因素,合理确定工作泵台数及其控制方式。

（3）选用密闭性能好的阀门、设备,使用耐腐蚀、耐久性能好的管材、管件。

（4）设置减压措施保证各层用水点供水压力不大于 0.20 MPa,且不小于用水器具要求的最低工作压力。

（5）生活给水系统应充分利用有效的市政供水系统压力,合理采取叠压供水措施。

（6）绿化浇灌应采用喷灌、微喷灌、滴灌等节水浇灌方式。

（7）水表设置应满足以下要求:根据水平衡测试要求安装分级计量水表,下级水表的设置需覆盖上一级水表的所有出流量,不得出现无计量支路。按使用用途,对生活、医疗、办公、绿化、景观、消防水箱、地下车库等用水分别设置水表;按付费或管理单元分别设置水表。

第三节　生活给水系统的供水方式

一、供水水量

设计给水系统时,首先须确定该系统在设计年限内达到的用水量,因为系统中的取水、水处理、泵站和管网等设施的规模都须参照设计用水量确定,这些会直接影响建设投资和运行费用。

设计用水量由下列各项组成:

（1）医疗用水:包括医务人员洗手池用水,检验设备、试剂用水,病理解剖用水,口腔科用水,内镜中心用水,血透机用水,手术用水,供应室清洗用水,传染科用水等。

（2）综合生活用水:包括生活用水和建筑设施用水。生活用水包括楼宇内洗手池用水、开水间用水、淋浴用水、卫生间用水,建筑设施用水包括空调用水等。

（3）消防用水。

（4）医院绿化灌溉用水、浇洒道路用水。

（5）医院新建、改造工程施工用水。

（6）未预计水量及管网损失水量。

（一）用水量定额

用水量定额是确定设计用水量的主要依据,它可影响给水系统相应设施的规模、工程投资、工程扩建的期限、今后水量的保证等方面,所以必须慎重考虑,应结合医院现状和规划资料并参照类似地区医院用水情况确定用水量定额。

（1）现行《建筑给水排水设计规范》(GB 50015—2003)(2009 年版)第 3.1.10 条,对综合医院用水定额的规定见表 1-3-1。

表 1-3-1　医疗建筑生活用水定额及小时变化系数

序号	建筑物名称		单位	最高日生活用水定额(L)	使用时数(h)	小时变化系数(K_h)
1	医院住院部	设公共盥洗室	每床位每日	100~200	24	2.5~2.0
		设公共盥洗室、淋浴室	每床位每日	150~250	24	2.5~2.0
		设单独卫生间	每床位每日	250~400	24	2.5~2.0
		医务人员	每人每班	150~250	8	2.0~1.5
2	门诊部、诊疗所		每病人每次	10~15	8~12	1.5~1.2
3	疗养院、休养所住院部		每床位每日	200~300	24	2.0~1.5

注:医疗建筑用水中已含医疗用水,空调用水另计。

(2) 现行《综合医院建筑设计规范》(GB 51039—2014)第6.2.2条对医院建筑用水定额的规定,见表1-3-2。

表 1-3-2　医院生活用水量定额

项目	设施标准	单位	最高用水量	小时变化系数
每病床	公共卫生间、盥洗	L/(床·d)	100~200	2.5~2.0
	公共浴室、卫生间、盥洗	L/(床·d)	150~250	2.5~2.0
	公共浴室、病房设卫生间、盥洗	L/(床·d)	200~250	2.5~2.0
	病房设浴室、卫生间、盥洗	L/(床·d)	250~400	2.0
	贵宾病房	L/(床·d)	400~600	2.0
门、急诊患者		L/(人·次)	10~15	2.5
医务人员		L/(人·班)	150~250	2.5~2.0
医院后勤职工		L/(人·班)	80~100	2.5~2.0
食堂		L/(人·次)	20~25	2.5~1.5
洗衣		L/kg	60~80	1.5~1.0

注:① 医务人员的用水量包括手术室、中心供应等医院常规医疗用水;② 道路和绿化用水应根据当地气候条件确定。

(二)用水量变化

无论是医疗用水还是生活用水以及绿化灌溉用水、浇洒道路用水等,用水量经常在变化。医疗用水随着季节性的疾病变化而变化;生活用水量随着生活习惯和气候而变化,如平日比节假日高,夏季比冬季高,一天内又以早晨和晚餐前后用水较多;绿化灌溉、浇洒道路用水随着雨季、冬季减少。

用水量定额只是一个平均值,在设计时还须考虑每日、每时的用水量变化。在设计规定的年限内,用水最多一日的用水量为最高日用水量,一般用以确定给水系统中各类设施的规模。在一年中,最高日用水量与平均日用水量的比值为日变化系数,根据医院所在的地区、气候、生活习惯和室内给排水设施程度,其值约为1.2~1.6。在用水量最高日内,每小时的用水量也是变化的,变化幅度和医院等级、房屋类型、职工上班时间和班次等有关。最高 1 小时用水量与平均时用水量的比值叫作小时变化系数,该值在 2.0～2.5 之间。大、中型医院病房开放较稳定,用水比较均匀,时变化系数较小,可取下限,小医院可取上限或适当加大。

在设计给水系统时,除了求出设计年限内最高日用水量和最高日的最高 1 小时用水量外,还应知道 24 小时的用水量变化,据以确定各种给水构筑物的大小。对于新设计的医院给水工程,用水量变化规律只能按该医院所在的地区、气候、生活习惯、职工人数、医院等级等情况,参照附近城市相同规模的医院用水情况确定。对于扩建工程,可进行实地调查,获得用水量及其变化规律的资料。

二、供水方式

(一)供水方式的划分

1. 按与外网关系划分

(1)直接给水方式:即室内给水系统不经过低位贮水箱的隔断,直接与外网相连的供水方式。其优点是充分利用外网条件,节省能源,便于管理,减少了二次污染的环节;缺点是受外网条件的限制,也没有集中的用水贮量。

(2)间接给水方式:亦称加压给水方式,即外网来水进入低位贮水设施,再经过二次加压供水的给水方式。优点是能充分满足室内管网的各种需求;缺点是增加了能源消耗和维护管理内容,增加了二次污染的可能性。

(3)混合给水方式:即一部分由外网直供,一部分经蓄水、加压供水的联合供水方式。这种供水方式既能充分利用外网条件,又可满足室内不同条件的使用要求,是较理想的供水方式。设计时还可把直供部分与加压部分"旁通"相连。当外网断水或压力严重不足时,打开旁通阀,由加压设备临时供水。

2. 按水平干管的布置方式划分

各种室内给水系统按照水平供水干管的敷设位置,可以布置成下行上给式、上行下给式、中分式和环状式 4 种方式,其特征、使用范围和优缺点见表 1-3-3。

表 1-3-3　管网布置方式

名称	特征及使用范围	优缺点
下行上给式	特征:水平配水干管敷设在底层(明装、埋设或沟敷)或地下室吊顶下。 使用范围:医院的低层、多层建筑可以利用外网水压直接供水时多采用这种方式	优点:明装时便于安装维修。 缺点:与上行下给式布置相比,最高层配水点流出水压较低
上行下给式	特征:水平配水干管敷设在顶层吊顶之内,对于非冰冻地区,也有敷设在楼顶上,对于高层建筑也可设在技术夹层内。 使用范围:医院的低层、多层建筑可以设高位水箱时多采用这种方式	优点:与下行上给式布置相比较为最高层配水点流出水压稍高。 缺点:安装在吊顶内的配水干管可能因漏水或结露损坏吊顶和墙面,要求外网水压稍高一些,管材的消耗也比较多一些

续表

名称	特征及使用范围	优缺点
中分式	特征:水平干管敷设在中间技术层内或某中间层吊顶内,向上下两个方向供水。 使用范围:医院建筑设有中间技术层的高层建筑多采用这种方式	优点:管道安装在技术层内便于安装维修,有利于管道排气,不影响屋顶多功能使用。 缺点:需要设置技术层或增加某中间层的层高,成本较高
环状式	特征:水平配水干管或配水立管相互连接成环,组成水平干管环状或立管环状,在有两个引入管时,也可将两个引入管通过配水立管和水平配水干管相连通,组成贯穿环状。 使用范围:医院的高层建筑、消防管网采用环状式	优点:任何管道发生事故时,可用阀门关闭事故管道而不中断供水,水流通畅,水压损失小,水质不易因滞流而变质。 缺点:管网造价较高

(二)供水方式的对比

供水系统常用供水方式见表1-3-4,设计时可根据具体情况采用其中某种方式或综合几种方式。

表1-3-4 常用供水方式

名称	图式	供水方式说明	优缺点	适用范围	备注
直接供水方式		与外部给水管网直连,利用外网水压供水	优点:供水较可靠,系统简单、投资少,安装、维护简单,可充分利用外网水压,节约能源。 缺点:内部无储备水量,外网停水时内部立即断水	适用于下列情况下医院的单层和多层建筑:外网水压、水量能经常满足用水要求,室内给水无特殊要求	在外网压力超过允许值时,应设置减压装置
单设水箱供水方式	 (a)　　(b)	与外网直连并利用外网压力供水,同时设高位水箱调节流量和压力	优点:供水较可靠,系统较简单,投资较少,安装、维护较简单,可充分利用外网水压,节省能源和水泵设备。 缺点:需设高位水箱,增加结构荷载,若水箱容量不足,图式(a)可能造成上、下层同时停水	适用于下列情况下医院的多层建筑:外网水压周期性不足,室内要求水压稳定,允许设置高位水箱的建筑。图式(a)还可用于外网压力过高而需要减压的楼层与科室	图式(b)的引入管上应加装止回阀。其来水测阀门与止回阀中间,应设置实验止回阀是否漏水的旁通小口径内螺纹闸阀

名称	图式	供水方式说明	优缺点	适用范围	备注
下层直接供水、上层设水箱供水方式		与外网直连且利用外网水压供水,上层设水箱调节水量和水压	优点:供水较可靠,系统较简单,投资较省,安装和维护简单,可充分利用外网水压,节省能源。 缺点:需设高位水箱,增加结构荷载,顶层和底层都要设横干管	适用于医院外网水压周期性不足、允许设置高位水箱的多层建筑,高位水箱进水管上应尽量装置水位控制阀代替旧式浮球阀	水箱仅为上层供水,容积可小一些
设水泵和水箱供水方式	(a)　　(b)	水泵自外网直接抽水加压并利用高位水箱调节流量,在外网水压高时也可直接供水	优点:水箱储备一定水量,停水停电时尚可延时供水,供水可靠,能利用外网水压,节省能源。 缺点:安装、维护较麻烦,投资较大,有水泵振动和噪声干扰,需设高位水箱,增加结构荷载	适用于下列情况下医院的多层建筑:外网水压经常或间断不足,外网允许直接抽水,允许设置高位水箱的建筑。图式(a)用于室内要求水压稳定的科室	在外网水压有可能将水送至水箱时,水泵应设旁通管,旁通管上设止回阀。图式(b)的引入管止回阀用于防止贮水倒流
设水池、水泵和水箱的供水方式	(a)　　(b)	外网供水至水池,利用水泵提升流量和水箱调节流量	优点:水池、水箱贮备一定水量,停水、停电时可延时供水,供水可靠,而且水压较稳定。 缺点:不能利用外网水压,能源消耗较大,安装、维护较麻烦,投资较大且有水泵振动和噪声	适用于下列情况下医院的多层或高层建筑:外网水压经常不足且不允许直接抽水,允许设置高位水箱的建筑	图式(b)的水泵出口应设止回阀以防止水箱贮水倒流回水池

名称	图式	供水方式说明	优缺点	适用范围	备注
设水池、水泵和水箱部分加压的供水方式		下层与外网直连,利用外网水压直接供水,上层利用水泵提升流量,水箱调节流量	优点:水池、水箱贮备一定水量,停水、停电时上层可延时供水,供水较可靠。可利用部分外网水压,能源消耗较少。 缺点:安装维护较麻烦,投资较大,有水泵振动、噪声干扰	适用于下列情况下医院的多层或高层建筑:外网水压经常不足且不允许直接抽水,允许设置高位水箱的建筑	在外网水压季节性不足供下层用水有困难时,可将上下层配管连通,并设阀门隔断,在水压低时打开阀门由水箱供下层用水
气压给水设备供水方式		利用水泵自外网直接抽水加压,利用气压给水罐调节流量和控制水泵运行	优点:供水可靠且卫生,不需设高位水箱,可利用外网水压。 缺点:变压式气压给水水压波动较大,水泵平均效率较低,能源消耗大,最低处水嘴平均水压大	适用于下列情况下医院的多层建筑:外网水压经常性不足而水压允许有一定的波动,不宜设置高位水箱的建筑	气压给水也可设计成恒压式,水泵也可设计成间接抽水式,要校核停泵瞬时的最低处水嘴静水压不超过规定值
下层直接供水,上层设水泵、水箱的供水方式		下层直接供水,上层利用水泵加压及水箱调节流量,消防时启动消防水泵供水,同时关闭电动阀门	优点:供水可靠,消防管道环形供水,生活水压力稳定,可充分利用外网水压,节约能源。 缺点:安装维护较麻烦,投资较大,有水泵振动、噪声干扰	适用于下列情况下医院的多层和高层建筑:外管网允许直接抽水,允许设置高位水箱,消防与生活允许共用一个给水系统	消防管网呈环状,并要求有两根供水管与管网连接

名称	图式	供水方式说明	优缺点	适用范围	备注
分区并联单管供水方式		分区设置高位水箱,集中统一加压,单管输水至各区水箱,低压水箱进水管上装设减压阀	优点:供水可靠,管道、设备数量较少,投资较节省,维护管理较简单。缺点:未利用外网水压,低压压力损耗过大,能源消耗量大,水箱占用上层使用面积	适用于下列情况下医院的高层建筑:允许分区设置高位水箱且分区不多的建筑,外网不允许直接抽水,电价较低的地区	低压水箱进水管上宜设置减压阀,以防控制阀损坏并可减缓水锤作用。在可能情况下,下层应利用外网水压直接供水
分区串联供水方式		分区设置水箱和水泵,水泵分散布置,自下区水箱抽水供上区用水	优点:供水较可靠,设备与管道较简单,投资较节省,能源消耗较少。缺点:水泵设在上层,振动和噪声干扰较大,占用建筑上层使用面积较大,设备分散,维护管理不便,上区供水受下区限制	适用于医院允许分区设置水箱和水泵的高层建筑,贮水池进水管上应以液压水位控制阀代替传统的浮球阀	水泵设计应有消声减振措施,下层应尽量利用外网水压直接供水
分区并联供水方式		分区设置水箱和水泵,水泵集中布置在地下室内	优点:各区独立运行、互不干扰,供水可靠,水泵集中布置,便于维护管理,能源消耗较小。缺点:管材使用较多,投资较大,水箱占用建筑上层使用面积	适用于医院允许分区设置水箱的各类高层建筑,贮水池进水管上应尽量装置液压水位控制阀代替传统的浮球阀	水泵宜采用相同型号不同级数的多级水泵,在可能条件下,下层应利用外网水压直接供水

名称	图式	供水方式说明	优缺点	适用范围	备注
分区水箱减压供水方式		分区设置水箱,水泵统一加压,利用水箱减压,上区供下区用水	优点:供水较可靠,设备与管道较简单,投资较节省,设备布置较集中,维护管理较方便。 缺点:下区供水受上区的限制,水箱占用建筑上层使用面积,能源消耗较大	适用于医院允许分区设置高位水箱、电力供应比较充足、电价较低的各类高层建筑	在可能的条件下,下层应利用外网水压直接供水,中间水箱进水管上最好安装减压阀,以防浮球阀损坏并可减缓水锤作用
分区减压阀减压的供水方式		水泵统一加压,仅在顶层设置水箱,下区利用减压阀或减压孔板供水	优点:供水可靠,设备与管材较少,投资省,设备布置集中,便于维护管理,不占用建筑上层使用面积。 缺点:下区供水压力损失较大,浪费电力资源	适用于电力供应充足、电价较低的医院各类高层建筑	根据建筑物形式,减压阀可有各种设置方式,如输出管减压、配水立管减压、配水干管减压及配水支管减压等方式
分区无水箱供水方式		分区设置变速水泵或多台并联水泵,根据水泵出水量或水压,调节水泵转速或运行台数	优点:供水较可靠,设备布置集中,便于维护和管理,不占用建筑上层使用面积,能源消耗较少。 缺点:水泵型号、数量比较多,投资较大,水泵控制调节较麻烦	适用于医院各种类型的高层建筑	水泵宜用出水流量或压力控制和调节

续表

名称	图式	供水方式说明	优缺点	适用范围	备注
设管道泵部分加压供水方式	(a)　(b)	与外网直接连接，下层利用外网水压供水，图式(a)上层用管道泵加压供水，图式(b)尚可充分利用外网水压向水箱补给	优点：供水较可靠，可利用管网水压，节省能源，管道泵体型小，不需专用房间，维护管理简单容易，图式(b)在水箱装满水时，浮球阀关闭。缺点：管道泵抽水时，引入管道水压会有所降低，需设高位水箱	图式(a)适用于医院外网水压经常性不足，图式(b)适用于医院外网水压偶尔不足，(a)与(b)均要求允许直接抽水，允许设置高位水箱的多层建筑，图式(b)管道泵口径应比水位控制阀小1~2号	管道出口应有止回阀装置，图式(b)管道泵进水箱管口应高出水位控制阀高水位10 cm，电控停泵瞬时高水位应低于水位控制阀高水位15 cm

注：表列各种图式，只是给水系统的主要组成示意图，实际系统中的引入管、水池、水泵、水箱等可能由多个组成，管网可能为下行上给式、上行下给式、中分式或环状式，可能与其他给水系统有共用或备用关系。

三、供水设备

市政管网水压理论上只能供应到4层，对于4层以上的供水，传统的供水办法是进行二次供水，即选用"水池-水泵-水箱"联合供水的办法，水由市政管网输送至水池，然后运用水泵提升和水箱调节流量。该方案虽然可以满足供水的压力和流量，可是由于自来水被放入水池中，使得自来水原有压力得不到运用，浪费了动力，一同修建水池和水箱也增加了基建投资。供水质量方面，传统的供水办法极易发生二次污染，由于在水流入水池和水箱的进程中，各种杂质、污染物很容易进入水中，尤其是夏天，严重污染了水源，影响人们的身体健康。

针对这些缺点，叠压供水设备逐渐被开发应用。叠压供水设备是一种加压（叠压）供水机组，是直接与供水主管网连接，在管网剩余压力基础上串联叠压供水而确保主管网压力不小于设定保护压力的二次加压供水设备。

管网叠加供水设备分为罐式管网叠加供水设备（图1-3-1）、箱式管网叠加供水设备（图1-3-2）、变频调速供水设备（图1-3-3）等。

1. 罐式管网叠加供水设备

罐式管网叠加供水设备在市场上应用较早，在市政给供水管网供水充足的区域得到了广泛的应用。罐式无负压（管网叠压）供水设备即实用环保节能型高楼自动供水装置是为了克服原有变频供水设备的缺点，采用封闭式智能型的耐压不锈钢罐（稳流罐）作供水体，稳流罐设有进水口与市政管网连接（同时可选装过滤、消毒装置），罐体下部出水口与水泵机组连接。稳流罐配备有压力传感和真空抑制器等装置,整套机组在变频控制柜的控制下实现恒压的自动供水,由于利用了市政管网的原始压力,对市政管网不产生吸程,而且卫生无二次污染。小型医院此类设备可用。但是罐式管网叠加供水设备存在以下问题:因罐体的体积较小而导致蓄水能力有限,当用户用水量和市政供水差量较大或者用水高峰持续时间较长时,罐体存蓄水不能满足需求。所以,罐式管网叠加供水设备不适合大型医院建筑供水。

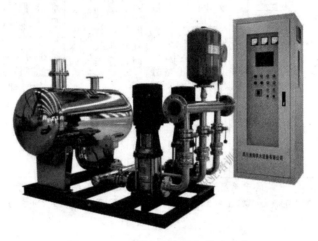

图 1-3-1 罐式管网叠加供水设备

2. 箱式管网叠加供水设备

箱式管网叠加供水设备自配的增压水箱是根据储存 20～30 分钟设备供水量来选择的,水箱的这个储存容积对于一般公共建筑来说基本满足要求,但对于生活用水量较大、用水可靠性要求高的医院建筑而言,30 分钟的水箱储存容积显然是不够的。管网叠加供水设备是一种节能产品,但在医院建筑中应慎重采用。应综合考虑建筑

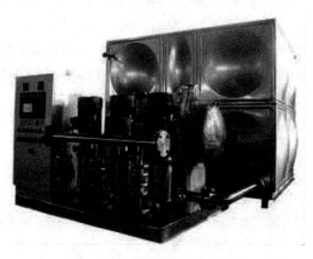

图 1-3-2 箱式管网叠加供水设备

给水方案的合理性,做出正确的选择。

3. 变频调速供水设备

变频调速供水设备适用于每日用水时间较长、用水量经常变化的场所。从节能角度考虑,系统宜有一定的用水量规模。医院建筑中,住院部用水量是最大的,其次是门诊部、医技部。医院用水时间既有一定的规律,又有一定的随机性,因此,在医院建筑中,采用变频调速供水是合理、经济的方法。

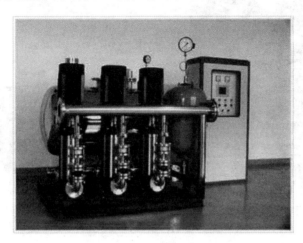

图 1 - 3 - 3 变频调速供水设备

四、供水管道

(一)室外供水管道

医院常用室外给水管道可分为金属管(钢管、铸铁管、球墨铸铁管等)和非金属管(预应力钢筋混凝土管、塑料管等)。

1. 预应力钢筋混凝土管

优点为制造简单,可以大量节约钢材,抗压力强,造价低,技术成熟;缺点为抗腐蚀

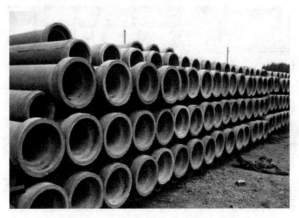

图 1 - 3 - 4 预应力钢筋混凝土管

性差,管节短,施工较复杂,抗漏抗渗性能差,维修难度大等。因此,逐步被市场淘汰。

2. 金属管

金属管包括钢管、铸铁管、球墨铸铁管(图1-3-5)。其优点是具有较高的机械强度及承压能力,接口方便,管节长,易于施工。其缺点在于耐腐蚀性不好,造价高。目前只有球墨铸铁管使用较多。

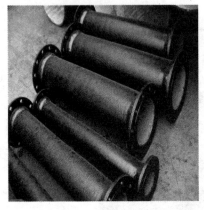
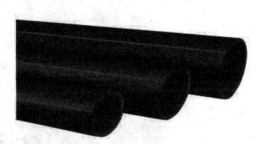

图1-3-5 球墨铸铁管　　　　　　图1-3-6 PE管

3. 塑料管

塑料管的代表是PE管,PE(聚乙烯)材料由于其强度高、耐腐蚀、无毒等特点,被广泛应用于给水管制造领域(图1-3-6)。因为它不会生锈,所以是替代普通金属给水管的理想管材。PE管的优点有耐腐蚀,柔韧性好,耐低温,使用寿命长,卫生性好,重量轻,运输、安装便捷等,目前是医院室外供水管道的首选。

(二)室内供水管道

室内供水管道经历了七个发展阶段。

第一代为镀锌管(图1-3-7),镀锌管是最早投入使用的管道之一,由于其成本

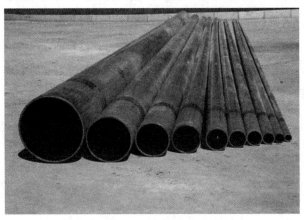

图1-3-7 镀锌管

低廉而深受市场的欢迎。但是由于内部容易生锈和堵塞管道并造成对生活饮水的二次重度污染,严重危害人们的身体健康,因此逐步被禁止使用。

　　第二代为 PVC-U 管(图 1-3-8),PVC-U 给水管是最早用于代替镀锌管的管道之一,具有阻燃性好、价格低廉等优势。但是由于采用胶黏接,因此连接可靠性差,耐压力性能差,并且也不适用于输送热水,最难保证的是卫生安全性,这是由于胶黏剂和 PVC-U 均含有氯成分,虽然已经改进,但在外界条件不断变换的过程中也会缓慢放出氯成分从而影响水质,因此也逐步被淘汰出供水管道的行列。

　　第三代为铝塑复合管(图 1-3-9),铝塑复合管具有镀锌管和 PVC-U 管所没有的良好卫生性能,它是里外两层之中夹合一层铝带而成。由于铝层与塑料,尤其与交联聚乙烯层的黏结力较弱,使铝塑管在用于热水管道系统时容易分层而被破坏。同时由于铝塑复合管不能热熔连接,而只能采用卡压式金属连接,当温度高时,热膨胀系数不一致,就会出现漏水问题。因此铝塑复合管也逐步被淘汰。

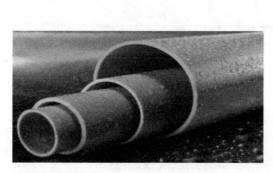

图 1-3-8　PVC-U 管

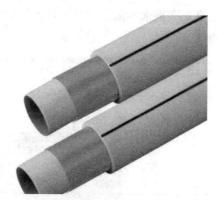

图 1-3-9　铝塑复合管

　　第四代为 PPR 管(图 1-3-10),PPR 管是 20 世纪 90 年代中期引进国外技术及原料而生产的新一代绿色管道产品。但是 PPR 管也存在着低温脆性和膨胀系数过大的缺点,而且 PPR 管也容易藏污纳垢,是细菌大量繁殖的温床,管道行业对 PPR 管在使用一段时间后的管内壁污垢取样,检测发现一种黄色锈瘤内含 50 多种病菌。因此,PPR 管用于供水管道也不是长期的选择。

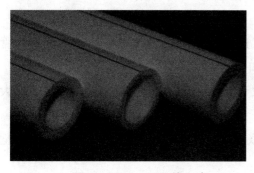

图 1-3-10　PPR 管

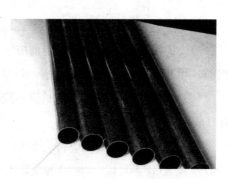

图 1-3-11　铜管

第五代为铜管(图1-3-11),铜管具有流阻小,耐热、耐冻、耐压、无辐射老化等系列优点,缺点是造价较高,焊接技能要求高,同时铜的膨胀力很大,需要设置专门的膨胀消除装置。铜管在静止状态达到4小时以上就会产生超标的铜绿,铜绿有毒,对人体内黏膜有收敛刺激和硫酸腐蚀作用,对肠道有较强的刺激作用,并可引起反射性呕吐。采取的对策是水管超过4小时以上静止时,使用前将水放空10 L。因此铜管也不是供水管道长期的选择。

第六代为增强不锈钢管(图1-3-12)。增强不锈钢管是在薄壁不锈钢的外表包覆一层碳钢保护层,既保留了不锈钢耐腐蚀、卫生、内壁光滑、流水阻力小、无微生物滋生的特点,同时增加了碳钢管承压高、刚性好、耐冲击、抗共振的优势,是在薄壁不锈钢管基础上优化升级的理想管材。安装与镀锌管一样,采用传统成熟的连接方式,丝扣、卡箍、法兰和焊接连接,既不需要增加额外的安装设备,也不需要专业的安装技术人员,大大降低了现场安装难度,同时采用最先进的全屏蔽双密封管件与之匹配,是真正实现永不漏水的管道系统。增强不锈钢管在市场上已应用近20年,被广大用户认可。

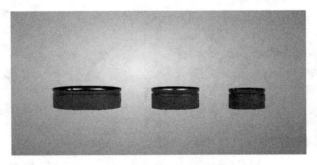

图1-3-12 增强不锈钢管

第四节 生活给水系统的施工要求

一、设备施工

1. 施工安装注意事项

(1)管网叠压供水设备安装前应完成进出口管道的试压、冲洗工作,不得利用管网叠压供水设备进行进出口管道的试压和冲洗。

(2)设备安装的垂直度控制值不应大于5 mm/m,水泵机组安装的垂直度不应大于1 mm/m。

(3)进出口管道试压应符合现行国家标准《建筑给水排水及采暖工程施工质量验收规范》(GB 50242—2002)的规定。

(4)给水系统需用自来水进行通水冲洗,冲洗后应采用消毒液对管网消毒,消毒后再冲洗直至出水水质与进水水质相同为止,并进行水质检验。

(5)管网叠压供水设备的安装除符合《叠压供水技术规程》(CECS 221:2012)外,还应符合现行国家标准《机械设备安装工程施工及验收通用规范》(GB 50231—2009)的规定。控制系统的电气安全应符合现行国家标准《建筑电气工程施工质量验收规范》(GB 50303—2015)的规定。

2. 施工安装执行要求

(1)产品标准:《管网叠压供水设备》(CJ/T 254—2014)。

(2)工程标准:《叠压供水技术规程》(CECS 221:2012);《建筑给水排水及采暖工程施工质量验收规范》(GB 50242—2002);《建筑给水排水设计规范》(GB 50015—2003)。

(3)相关标准图:《叠压(无负压)供水设备选用与安装》(12S109)。

二、管道施工

(一)室外给水管道的施工

室外给水管道施工包括定线、开挖沟槽、下管、接口、覆土、试压、冲洗、消毒和工地清扫等全部工作过程。

1. 定线

按照设计图纸,首先在施工现场定出埋管沟槽位置,同时设置高程参考桩。桩位应选择适当,施工过程中高程桩不可被挖去或被泥土、器材等掩盖。

2. 开挖沟槽

按照定线用机械或人工破除路面。路面材料可以复用者应妥善堆放。沟槽用机械挖掘,要防止损坏地下已有的设施(如各种管线)。给水管埋深一般较浅,埋管沟槽通常无须支撑和排水。当埋深较深或土质较差时,则需要支撑。在接口处,槽宽和槽深按接口操作的需要而加大。给水管道一般不设基础,槽底高程即为设计的管底高程。槽底挖土要求不动原土,否则用沙填铺。

3. 下管

首先将管材沿沟槽排好。管材下槽前作最后检查,有破损或裂纹的剔除。直径在 200 mm 以下管材的移动和下槽通常不用机械。大直径管道用轮胎式起重机或三脚架和葫芦吊放。排管常从闸阀或配件处开始。管子逐根下槽,顺序做好接口。

4. 接口

接口的做法随管材而异。预应力钢筋混凝土管、铸铁管和球墨铸铁管大多采用承插接口,少数和闸阀连接的铸铁管用法兰接口。钢管一般采用焊接,少数采用套管接口。PE 管则可以采用热熔连接、电熔连接。

(1)承插接口:有两种做法。预应力钢筋混凝土管常用橡胶圈填封接口空隙,铸铁管和球墨铸铁管常用填料封口。填料最早用青铅,后来用石棉水泥,都需麻辫嵌实接口底部;近来用橡胶填圈和膨胀水泥砂浆封口,操作简便,但需要合格的橡胶填圈;青铅接口费用最贵,操作也不便;石棉水泥接口虽然便宜,但分层打实劳动强度很大。橡胶圈接口有弹性,称作柔性接口;填料接口无弹性,称作刚性接口。刚性接口受力时易损坏,柔性接口能适应少量位移,不易损坏。

(2)法兰接口:做法简便,将管材法兰盘(盘状凸缘)的螺孔对齐,在两盘之间插入橡胶填圈,螺孔中穿插螺栓,旋上并旋紧螺帽即成。法兰接口刚性极强,接口牢固,对管材的定位要求严格。

(3)钢管接口:采用焊接,而在沟槽中焊接不便,常在地面焊接成长管条后再移入沟槽。因受力能力强,长管的长度应按现场施工条件尽量延伸,以减少槽内接口。槽内接口常用套管接口,一般做成双柔形或人字形柔性接口。

(4)热熔连接:热熔连接是用专用加热工具,在压力下加热聚乙烯管材或管件的待连接部位,使其熔融后,移走加热工具,施压将两个熔融面连在一起,在稳定的压力下保持一段时间,直到接头冷却。热熔连接包括热熔对接连接、热熔承插连接、热熔鞍形连接。

(5)电熔连接:电熔连接是用内埋电阻丝的专用电熔管件与 PE 管材或管件的连接部位紧密接触通电,PE 管通过内埋的电阻丝加热连接部位,使其熔融连为一体,直至接头冷却。电熔连接可用于与不同类型和不同熔体流动速率的聚乙烯管材或插口管件连接。电熔连接分为电熔承插连接和电熔鞍形连接。

5. 覆土和试压

接口做好之后应立即覆土,覆土时留出接口部分,待试压后再填土。覆土要分层夯实,以免施工后地面沉陷。管道敷设约 1 000 m 长时,即应试压。试压前应先检查管线中弯头和三通处的支墩筑造情况,须合格后才能试压,否则弯头和三通处因受力不平衡,可能引起接口松脱。试压时将水缓缓灌入管道,排出管内空气。空气排空后将管内的水加压至规定值,如能维持数分钟即为试压成功。试压结束,完成覆土,打扫工地。

6. 冲洗和消毒

放水冲洗管道至出水浊度符合饮用水标准为止。用液氯或次氯酸盐消毒。管道内含氯水停留一昼夜后,余氯应在 20 mg/L 以上。然后再次放水冲洗,对出水作常规细菌检验,至合格为止。

(二)室内给水管道的施工

1. 材料准备

(1)各种管材配件必须具有生产厂家说明书、材质证明书、产品合格证及当地质检部门所要求的证明资料。

（2）管材和管件上应标明规格、生产厂名或商标,包装上应标有批号、数量、生产日期和检验代号。

（3）镀锌钢管表面应无裂纹、缩孔、夹渣、重皮等缺陷。

（4）阀门、法兰的螺纹、密封面良好,无损伤,对于主干管、泵房中的阀门应逐个进行强度和严密性试验,其他阀门应从每批同规格、同型号中抽检 10% 进行强度和严密性试验,如有不合格者则再抽检 20%,再有不合格者要逐个试验。

（5）不得使用有损坏迹象的管材和管件,在使用前对外观进行检查。有防腐层要求的管材和管件在安装前应逐一检查其内外防腐层,合格后方可使用。

（6）用于制作支吊架的角钢和槽钢应该等型、均匀,不应有裂纹、气泡、窝穴及其他影响质量的缺陷。

（7）进场的材料堆放整齐,规格、型号要分清,每一种型号必须挂牌,注明规格、名称、材质并建立台账,做到账物相符,且收发手续完整。

2. 支吊架的安装

（1）安装吊架膨胀螺栓的钻孔直径和深度要适度(应不小于 50 mm),安装要牢固。

（2）固定支架与管道接触应紧密,固定应平整牢靠。

（3）当管子 DN≥50 mm 时,每段水平管设置防晃支架不应少于一个;当管道拐弯时应增设防晃支架。

（4）固定在建筑结构上的管道支吊架不得影响结构的安全。

（5）金属管道立管管卡安装应符合下列规定:

① 楼层高度小于或等于 5 m,每层必须安装 1 个。

② 楼层高度大于 5 m,每层不少于 2 个。

③ 管卡安装高度距地面应为 1.5～1.8 m,2 个以上管卡应匀称安装,同一房间管卡应安装在同一高度上。

3. 不锈钢管的主要施工方法及技术要求

（1）管材、管件的选用:给水不锈钢管道所选用的管材及管件应具备省级以上主管部门的产品鉴定证书、产品出厂质量保证书。生活饮用水用的管材及管件还应具备卫生主管部门的认可文件。

（2）配管应符合下列规定:

① 截管工具宜用专用的电动切管机或手动切管机。

② 截管的管子端面应平整,并垂直于管轴线。

③ 截管后管端的内外毛刺宜用专用工具去除干净。

（3）管道敷设:管道明敷时,应在土建工程粉饰完毕后进行安装。安装前,应首先复核预留孔洞的位置是否正确。不锈钢管固定支架间距不宜大于 15 m,热水管固定支架间距的确定应根据管线热胀量、膨胀节允许补偿量等确定。固定支架宜在变径,分支,接口及穿越承重墙、楼板的两侧等处设置,不锈钢管活动支架的间距可按表 1-4-1 确定。

表 1-4-1　活动支架的最大间距

公称直径 DN(mm)	水平管(mm)	立管(mm)
10~15	1 000	1 500
20~25	1 500	2 000
32~40	2 000	2 500
50~65	2 500	3 000

公称直径不大于 25 mm 的管道安装时可采用塑料管卡。采用金属管卡或吊架时,应与管道之间采用塑料带或橡胶等软物隔垫;在给水栓及配水点处应采用金属管卡或吊架固定;管卡或吊架宜设置在距配件 40~80 mm 处。明装管道,其外壁距装饰墙面的距离为:公称直径为 10~25 mm 时应为 40 mm,公称直径为 32~65 mm 时应为 50 mm。管道穿过楼板时应设置套管,套管可采用塑料管或金属套管;穿过屋面时应采用金属套管;套管应高出地面、屋面 50 mm,并采取严格的防水措施。管道暗敷时,应在管外壁采取防腐措施;暗敷的管道应在封蔽前做好试压和隐蔽工程的验收记录工作。在试压合格后,可采用 M7.5 水泥砂浆填补。

(4) 不锈钢卡压式管件的安装:不锈钢卡压式管件端口部有环状 U 形槽,内装有 O 形密封圈。安装时,用专用卡压工具使 U 形槽凸部缩径,使薄壁不锈钢水管、管件承插部位卡成六角形。同时用专用画线器在管子端部画标记线一周,确认管子的插入长度。插入长度应满足表 1-4-2 的要求。

表 1-4-2　管子插入长度基准值

公称直径(mm)	插入深度基准值(mm)
10	18
15	21
20	24
25	24
32	39
40	47
50	52
65	64

应确认 O 形密封圈是否安装在正确的位置上。安装时严禁使用润滑油,应将管子垂直地插入卡压式管件中。管子插入时不得歪斜,以免 O 形密封圈割伤或脱落而造成漏水。插入后,应确认管子上所画标记线距端部的距离,公称直径在 10～25 mm 时为 3 mm,公称直径在 32～65 mm 时为 5 mm,用卡压工具进行卡压连接时,应符合下列规定:使用卡压工具前应仔细阅读说明书;卡压工具钳口的凹槽与管件部靠紧,工具的钳口应与管子轴心呈垂直状。开始作业后,凹槽部应咬紧管件,直到产生轻微振动,才可结束卡压连接过程。卡压连接后,应用六角量规检查卡压工序是否完好。若卡压连接不能到位,应将工具送修。卡压不当处,可用正常工具再进行卡压,并应再一次用六角量规确认。与转换螺纹接头连接时,应先锁紧螺纹后再进行卡压。

三、保温要求

1. 材料要求

保温材料的性能、规格应符合设计要求,并具有合格证。

2. 常用的保温材料

保温材料目前主要有橡塑海绵、硅酸铝毡、超细玻璃棉、岩棉、现场发泡聚氨酯等。在资金允许的情况下,可以用两种或三种保温材料组合起来使用。

3. 作业条件

管道及设备的保温应在防腐及水压试验合格后方可进行。如需先做保温层,应将管道的接口及焊缝处留出,待水压试验合格后再将接口处保温。

建筑物的吊顶及管井内需要做保温的管道,必须在防腐试压合格、保温完成、隐蔽工程验收合格后,土建才能最后封闭。严禁颠倒工序施工。

保温前必须将地沟管井内的杂物清理干净,施工过程遗留的杂物应随时清理,确保地沟畅通。

湿作业的灰泥保护壳在冬季施工时要有防冻措施。

4. 质量标准

(1)保证项目:保温材料的强度、容重、导热系数、规格及保温做法应符合设计要求及施工规范的规定。

检验方法:检查保温材料出厂合格证及说明书。

(2)基本项目:保温层表面平整,做法正确,搭茬合理,封口严密,无空鼓及松动。

检验方法:观察检查。

5. 材料的保护

(1)管道的保温,必须在地沟及管井内已进行清理、不再有下道工序损坏保温层的前提下,方可进行保温。

（2）一般管道保温应在水压试验合格、防腐施工已完方可施工，不能颠倒工序。

（3）保温材料进入现场不得雨淋或存放在潮湿场所。

（4）保温后留下的碎料，应由负责施工的班组自行清理。

（5）明装管道的保温，土建若喷浆在后，应有防止污染保温层的措施。

（6）如有特殊情况需拆下保温层进行管道处理或其他工种在施工中损坏保温层时，应及时按原要求进行修复。

6. 应注意的质量问题

（1）保温材料使用不当、交底不清、做法不明。应熟悉图纸，了解设计要求，不允许擅自变更保温做法，严格按设计要求施工。

（2）保温层厚度不按设计要求规定施工。主要是凭经验施工，对保温的要求理解不深。

（3）表面粗糙不美观。主要是操作不认真，要求不严格。

（4）空鼓、松动不严密。主要原因是保温材料大小不合适，缠裹时用力不均匀，搭茬位置不合理。

7. 应具备的质量记录

（1）保温材料及附属材料应有出厂合格证。

（2）进场应有验收记录，其性能、规格应符合设计要求。

（3）保温前管道及设备应有隐蔽检查验收记录。

（4）保温完工后应有验收记录。

四、施工规范

给排水工程现行施工及验收规范有以下几种：

《给水排水管道工程施工及验收规范》（GB 50268—2008）

《给水排水构筑物工程施工及验收规范》（GB 50141—2008）

《建筑与小区管道直饮水系统技术规程》（CJJ/T 110—2017）

《建筑给水塑料管道工程技术规程》（CJJ/T 98—2014）

《建筑给水排水及采暖工程施工质量验收规范》（GB 50242—2002）

《机械设备安装工程施工及验收通用规范》（GB 50231—2009）

《叠压供水技术规程》（CECS 221：2012）

《管网叠压供水设备》（CJ/T 254—2014）

《叠压（无负压）供水设备选用与安装》（12S109）

第五节 医院排水系统分类与设计

一、医院排水系统分类

医院内部排水系统的功能是将医护人员和患者在医疗和日常生活中使用过的、受到污染的水以及降落到屋面的雨水和雪水收集起来,及时排到室外。医院内部排水系统分为污废水排水系统和屋面雨水排水系统两大类。按照污废水的来源,污废水排水系统又分为生活排水系统和医疗废水排水系统。

(一)生活排水系统

生活排水系统排除医院生活中的污水与废水。由于污废水处理、卫生条件或杂用水水源的需要,生活排水系统又可分为:

1. 生活污水排水系统

排除大便器(槽)、小便器(槽)以及与此相似卫生设备产生的污水。污水需经化粪池或污水处理设施处理后才能排放。

2. 生活废水排水系统

排除洗脸、洗澡、洗衣和厨房产生的废水。生活废水经过处理后,可作为杂用水,用来冲洗厕所、浇洒绿地和道路、冲洗汽车等。

(二)医疗废水排水系统

医疗废水排水系统排除医疗活动中被病原体或放射污染的水。医疗废水来源及成分复杂,不同部门科室排出的污水成分和水量也各不相同,除含有大量的细菌、病毒、虫卵等致病病原体外,还含有化学药剂、重金属、消毒剂、有机溶剂、酸、碱和放射性同位素等,对其排水管道及污水处理设施要求较高。

(三)屋面雨水排除系统

屋面雨水排除系统收集排除降落到医院建筑屋面上的雨雪水。

二、医院排水系统组成

建筑内部污废水排水系统应能满足以下三个基本要求:首先,系统能迅速畅通地将污废水排到室外;其次,排水管道系统内的气压稳定,有毒有害气体不进入室内,保持室内良好的环境卫生;最后,管线布置合理,简短顺直,工程造价低。

为满足上述要求,建筑内部污废水排水系统(图1-5-1)的基本组成部分有:卫生器具和生产设备的受水器、排水管道、清通设备和通气管道。在有些建筑物的污废水排水系统中,根据需要还设有污废水的提升设备和局部处理构筑物。

27

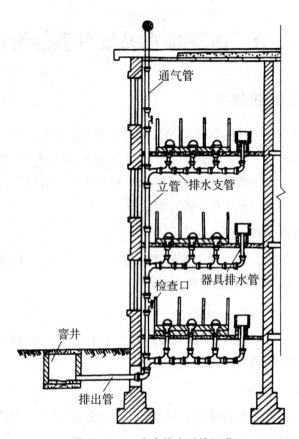

图 1-5-1　室内排水系统组成

（一）卫生器具和生产设备受水器

卫生器具和生产设备受水器满足医护人员及患者在日常生活和医疗活动过程中的卫生和工艺要求。其中，卫生器具又称卫生设备或卫生洁具，是接受、排出医患人员在日常生活中产生的污废水或污物的容器或装置。生产设备受水器是接受、排出人们在生活及医疗活动中产生的污废水或污物的容器或装置。

（二）排水管道

排水管道包括器具排水管（含存水弯）、横支管、立管、埋地干管和排出管。其作用是将各个用水点产生的废水及时、迅速地输送到室外。

排水管道经历过陶土管、混凝土管、钢管、铸铁管和塑料管（包括 PVC 管、PVC 单壁波纹管，HDPE 双壁波纹管和 PE 缠绕结构壁管）两代管道。其中陶土管和混凝土管、钢管、铸铁管都属于刚性管道，是排水管的第一代产品。塑料管是第二代排水管，属于柔性管道。钢塑排水管作为第三代排水管正逐步兴起。

1. 陶土管（图 1-5-2）

由塑性耐火黏土上釉烧制而成，多制成承插管，使用时多根陶土管承插连接，多做为室外排水管使用，特别适用于排除酸性废水。由于性脆易破，逐步被淘汰，在医院排水系统也极少使用。

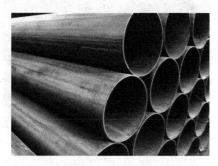 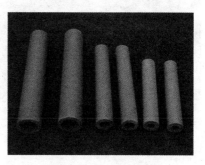

图1-5-2 陶土管　　　　　　图1-5-3 混凝土管

2. 混凝土管(图1-5-3)

混凝土管是混凝土采用离心浇制而成,适用于排放雨水、污水,适用于医院室外排水管网。管口通常有承插式、企口式和平口式。优点是强度高、安全流动性高、绿色环保、抗外压能力强、易于制造、价格便宜等。缺点是自重大、运输和施工不便、抗裂性差在医院排水管网中已被塑料管替代。

3. 钢管(图1-5-4)

钢管常用于医院雨水管网,优点是具有较高的机械强度、接口方便、管节长、易于施工,其缺点在于耐腐蚀性不好、造价高,现在较少使用。

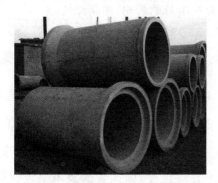 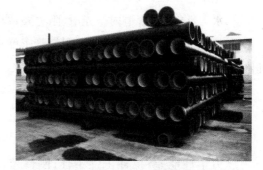

图1-5-4 钢管　　　　　　图1-5-5 球墨铸铁管

4. 球墨铸铁管(图1-5-5)

球墨铸铁管用于医院室内排水管网,优点是密封效果好、防火性能佳、安装简易,缺点是管材本身成本高、施工成本也高、耐腐蚀性能差。

5. 塑料管

塑料管包括 PVC 管(图1-5-6)、PVC 单壁波纹管(图1-5-7),HDPE 双壁波纹管(图1-5-8)和 PE 缠绕结构壁管(图1-5-9)。PVC 管主要用于医院室内排水管网,PVC 单壁波纹管、HDPE 双壁波纹管和 PE 缠绕结构壁管用于医院室外排水管网。

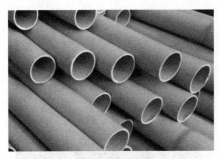
图 1-5-6 PVC 管

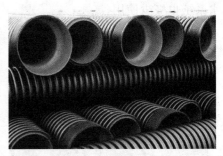
图 1-5-7 PVC 单壁波纹管

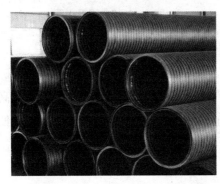
图 1-5-8 HDPE 双壁波纹管

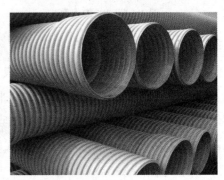
图 1-5-9 PE 缠绕结构壁管

（1）塑料管的主要优点

① 化学稳定性好，不受环境因素和管道内介质组分的影响，耐腐蚀性好。

② 水力性能好，管道内壁光滑，阻力系数小，不易结垢，管道阻塞概率小。

③ 相对于混凝土管、金属管，塑料管密度小、材质轻，运输、安装方便，灵活便捷，维修容易。

④ 可以自然弯曲或具有冷弯性能。

⑤ 相比于其他管材更经济。

（2）塑料管的主要缺点

① 力学性能差，抗冲击性不佳；刚性差，平直性也差，因而管卡及吊架设置密度高。

② 阻燃性差，大多数塑料制品可燃，且燃烧时热分解，会释放出有毒气体和烟雾。

③ 热膨胀系数大，伸缩补偿必须十分重视。

6．钢塑管（图 1-5-10）

钢塑管将弹性模量比塑料高 200 倍的钢加在塑料管中制成排水管，以保留其耐腐蚀性好的优点而克服其环刚度不足的缺点，产品以无缝钢管、焊接钢管为基管，内壁涂装高附着力、防腐、食品级卫生型的聚乙烯粉末涂料或环氧树脂涂料。可根据管材的结构分类为：钢带增强钢塑复合管，无缝钢管增强钢塑复合管，孔网钢带钢塑复合管以及钢丝网骨架钢塑复合管。

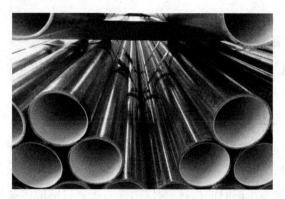

图 1‑5‑10 钢塑管

（三）清通设备

污废水中含有固体杂质和油脂,容易在管内沉积、黏附,减小通水能力甚至堵塞管道。为疏通管道保障排水畅通,需设清通设备(图 1‑5‑11)。清通设备包括设在

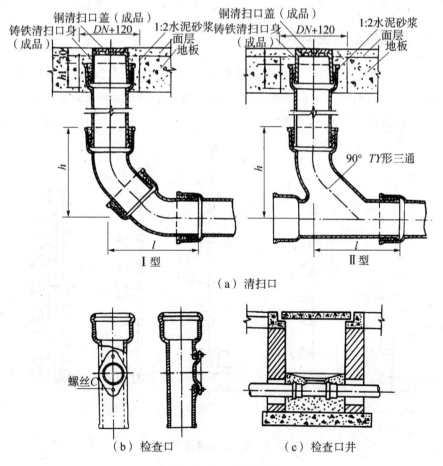

（a）清扫口

（b）检查口　　　　（c）检查口井

图 1‑5‑11 清通设备

横支管顶端的清扫口、设在立管或较长横干管上的检查口和设在室内较长的埋地横干管上的检查井。

(四) 提升设备

部分医院建筑及其地下室地处标高较低,在这些场所产生、收集的污废水不能自流排至室外的检查井,须设污废水提升设备。

(五) 污水局部处理构筑物

当医院建筑内部污水未经处理不允许直接排入市政排水管网或水体时,须设污水局部处理构筑物。如处理生活污水的化粪池,降低锅炉、加热设备排污水水温的降温池,去除食堂含油污水的隔油池,以及以消毒为主要目的的医院污水处理等。

(六) 通气系统

医院建筑内部排水管道内是水气两相流。为使排水管道系统内空气流通,压力稳定,避免因管内压力波动使有毒有害气体进入室内,需要设置与大气相通的通气管道系统。通气系统有排水立管延伸到屋面上的伸顶通气管、专用通气管以及专用附件。

三、医院排水系统类型

污废水排水系统通气的好坏直接影响着排水系统的正常使用,按系统通气方式和立管数目,建筑内部污废水排水系统分为单立管排水系统、双立管排水系统和三立管排水系统,如图 1-5-12 所示。

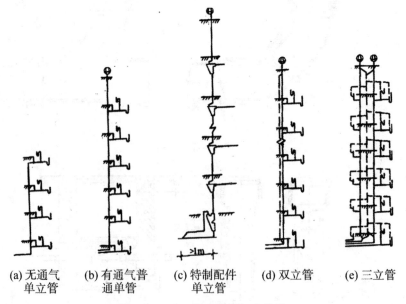

(a) 无通气单立管　　(b) 有通气普通单管　　(c) 特制配件单立管　　(d) 双立管　　(e) 三立管

图 1-5-12　排水管道组合类型

（一）单立管排水系统

单立管排水系统是指只有一根排水立管，没有专门通气立管的系统。单立管排水系统利用排水立管本身及其连接的横支管和附件进行气流交换，这种通气方式称为内通气。根据建筑层数和卫生器具的多少，单立管排水系统又有5种类型：

1. 无通气管的单立管排水系统

这种形式的立管顶部不与大气连通，适用于立管短，卫生器具少，排水量小，立管顶端不便伸出屋面的情况。

2. 有通气的普通单立管排水系统

排水立管向上延伸，穿出屋顶与大气连通，适用于一般多层医院建筑。

3. 特制配件单立管排水系统

在横支管与立管连接处，设置特制配件（称上部特制配件）代替一般的三通；在立管底部与横干管或排出管连接处设置特制配件（称下部特质配件）代替一般的弯头。在排水立管管径不变的情况下改善管内水流和通气状态，增大排水能力。这种内通气方式因利用特殊结构改变流水方向和状态，所以也叫诱导式内通气。适用于各类多层、高层医院建筑。

4. 特殊管材单立管排水系统

立管采用内壁有螺旋导流槽的塑料管，配套使用偏心三通。适用于各类多层、高层医院建筑。

5. 吸气阀单立管排水系统

在立管和较长支管的末端设吸气阀，吸气阀只吸气不排气，当管内压力波动时（负压），吸气补压，维持管内压力平衡。因其只能平衡负压，不能消除正压，更不能将管道中的有害气体释放至室外大气中，又因吸气阀密封材料采用软塑料、橡胶之类材质，年久老化失灵又无法察觉，会导致排水管中的有害气体窜入室内，危及人身安全，后患无穷，所以，吸气阀是不能替代通气管的，目前该方式已被禁用。

（二）双立管排水系统

双立管排水系统也叫两管制，由一根排水立管和一根通气立管组成。双立管排水系统是利用排水立管与一根立管之间进行气流交换，所以叫外通气。因通气立管不排水，所以，双立管排水系统的通气方式又叫干式通气。适用于污废水合流的各类多层和高层医院建筑。

（三）三立管排水系统

三立管排水系统也叫三管制，由三根立管组成，分别为生活污水立管、生活废水立管和通气立管。两根排水立管共用一根通气立管。三立管排水系统的通气方式也是干式外通气,适用于生活污水和生活废水需分别排出室外的各类多层、高层医院建筑。

湿式外通气是三立管排水系统的一种变形系统,去掉专用通气立管,将废水立管和污水立管每隔2层互相连接,利用两立管的排水时间差,互为通气立管。

四、新型排水系统

目前,建筑内部排水系统绝大部分都属于重力非满流排水,利用重力作用,水由高处向低处流动,不消耗动力,节能且管理简单。但重力非满流排水系统管径大,占地面积大,横管要有坡度,管道容易淤积堵塞物。为克服这些缺点,近几年国内外出现了一些新型排水系统。

(一)压力流排水系统

压力流排水系统是在卫生器具排水口下装设微型污水泵,卫生器具排水时微型污水泵启动加压排水,使排水管内的水流状态由重力非满流变为压力满流。压力流排水系统的排水管径小,管配件少,占用空间小,横管无须坡度,流速大,自净能力较强,卫生器具出口可不设水封,室内环境卫生条件好。

(二)真空排水系统

在建筑物地下室内设有真空泵站,真空泵站由真空泵、真空收集器和污水泵组成。采用设有手动真空阀的真空坐便器,其他卫生器具下面设液位传感器,自动控制真空阀的启闭。卫生器具排水时真空阀打开,真空泵启动,将污水吸到真空收集器里储存,定期由污水泵将污水送到室外。真空排水系统具有节水(真空坐便器一次用水量是普通坐便器的1/6)、管径小(真空坐便器排水管管径De40,而普通坐便器最小为De110)、横管无须重力坡度,甚至可向高处流动(最高达5 m),自净能力强,管径不会淤积,即使管道受损,污水也不会有外漏的特点。

五、医院排水设计要点

医院排水系统的规划与设计既需遵循一般民用建筑供排水规范,做好雨污分流,有条件时,应对雨水进行回收处理,作用杂用水,以节省水资源。但更须关注医院废水排放的特殊性要求,严禁造成生态环境的污染和对人体健康危害。医院排水系统设计应从实际情况出发,根据相应系统的不同要求,确定排水设计方案与相关材料设备的选用,具体应注意以下问题:

(一)区域排水系统设计

排水系统设计应符合区域特点要求。除住院部的废水排放系统外,医院检验科、影像科、口腔门诊、感染性疾病科、麻醉科、急诊科、血透中心等区域,这些区域废水需要进行分类,排水管道应按照相关要求进行分类处理。如口腔科、检验科、病理科、影像科排出的废水里面含有汞和其他有害的金属物质,排水系统的设计应按照相关规范进行独立设计,其他废水应通过废水管道进入污水处理站,经过处理后排放。

（二）排水系统管材挑选

应考虑重点区域废水的腐蚀性与有毒性。供水与排水管材的质量,直接影响整体用水质量及使用寿命,供水管材最好要挑选不锈钢以及铜水管,因为这两种水管比其他的水管都要干净且安全,使用寿命也很长。排水系统中有些部门排出的废水,可能会有毒性与腐蚀性,管道的选择最好能抗腐蚀性。住院部的水管应远离病房,为确保患者的病人要得到休息,排水管道的选择应用 UPVC 实壁螺旋消除噪音的水管等,利于病人恢复健康。

（三）环形的通气管选择

在医院卫生工具的排水支管上沿着最初的 2 个卫生洁具之间延伸到通气管。这类通气管有两个,一个是主要通气立管,另一个是辅助通气立管。如果医院设计排水横支管相接的卫生工具长度大于 12 m,那么就需要安装环形通气管。由于医院建筑用水多,所以,排水量大,排水支点多,而且分布不均衡。以医院的检验室和诊断室来看,设计排水立管较多就会导致总体费用上升,并且非常没有美观性。

（四）同层排水系统设计

由于医院的建筑具有特殊性,排水设计了一定程度的局限性。在医院内部有些房间是不可以设置排水管的,如医院的手术室、大型设备间等,原则上不设置排水口,即可采用降板处理进行同层排水,既不占用下层建筑空间,也方便维修且满足院感要求。

（五）管井布置合理优化

对于医院排水系统来说,医院病房内部的管井布置是非常重要的设计任务,合理布置管井,可以节约空间,扩大医院使用空间。管井设计的空间要合理,既要满足建筑工程交付后维修便捷,也要确保医院各区域排水系统通道排布紧密,宽紧适度。尽可能把排水立管和通气立管相互平行。把排水立管和别的排水管道划分开,且保持管道之间的距离。厕所内的水管井是紧挨着邻风管井的,需把排水管和风管井的位置错开。

第六节　生活给水系统的案例分析

一、东南大学附属中大医院

（一）项目概况

东南大学附属中大医院教学医疗综合大楼,位于南京市鼓楼区丁家桥以北地块,总用地面积约 2.39 hm²，总建筑面积 74 038.2 m²，其中地下二层，建筑面积 10 739.6 m²，地上 20 层，裙楼 5 层，地上建筑面积 63 298.6 m²，建筑高度 78.9 m，建筑占地面 4 126.7 m²。

（二）生活用水标准及用水量

项目生活用水水源采用市政给水管网，有两路总进水管分别自市政给水管网接入，管径均为 DN100，市政最低水压为 0.25 MPa。其生活冷水用水标准及用水量，见表 1-6-1。

表 1-6-1　生活冷水用水标准及用水量

序号	用水名称	人数	用水定额	用水量		备注
				最高日（mL/d）	最大时（mL/h）	
1	病房	1 100	400 L/(床·天)	440.0	36.67	$K=2.0$，24 小时计
2	医务人员	2 200	250 L/(人·班)	550.0	103.13	$K=1.5$，8 小时计
3	办公	1 000	50 L/(人·天)	50.0	6.00	$K=1.2$，10 小时计
4	食堂	3 200	10 L/(人·次)	64.0	6.00	$K=1.5$，16 小时计，2 次/天
5	绿化	10 000	2 L/(m²·天)	20.0		
6	未预见水量			112.4	15.18	10%
7	合计			1 236.4	166.98	

注：表中水量不包括空调用水。

（三）给水系统设计

1. 室外给水

在本项目中，建筑室外设 DN150 生活、消防合用环状给水管网，管网上设地上式消火栓和适量的洒水栓。有两条引入管分别与市政给水管网连接，引入管上设水表和倒流防止器。

2. 室内给水

医院建筑用水点多且分散，加上医院对运营成本的核算要求分楼层并分科室进行用水计量，这些因素的存在，对给水系统的选择特别是对系统管路的布置都提出了较高的要求。

按医院的需求，同时结合建筑布局特点，本项目室内给水系统竖向分为四个区：14～20 层为一区，由地下一层生活水泵房内一区智能变频调速供水设备供水、设计秒流量为 150 m/s，工作压力 100 MPa。7～13 层为二区，由地下一层生活水泵房内二区智能变频调速供水设备减压后供水，设计秒流量为 8.2 L/S，压力 0.35 MPa。地下一3～

－2 层为四区,由市政给水管网直供,设计秒流量为 6.5 L/S,工作压力为 0.25 MPa。

各区域每层供水独立,在竖向上各区域供水通过各自所属系统竖向分区的供回水立管相互联系。这样就把原本复杂的布局简单并精细化,更有利于冷水管路的同程布置。基本上,冷水供水干管可以均匀到达每个用水点,有效减少了支管的长度;保证各用水点的压力平衡和出水时间短。

(四)排水系统设计

1. 排水系统选择

室内排水系统采用污废合流制,病房部分设专用通气管系统。7～20 层病房层污水在 6 层顶板下汇集后集中排至室外,6 层应做防水吊顶。1～6 层污水单独排出,地下室各机房排水、消防电梯底排水皆由潜污泵提升排出,潜污泵自动控制。厨房废水经隔油处理后排至室外。污水排水量约为 150 m³/d。院区新建污水处理站位于本建筑西南侧 1 300 m,处理能力能容纳本建筑污水、废水水量。污水、废水排至室外经化粪池处理后直接排至综合污水处理站,经处理达标合格后排入市政污水管网。

2. 排水管材设置

排水立管采用切线进水旋流加强(WAB)型单立管排水系统,连接立管与横支管的三通以及四通采用 WAB 导流接头(导流三通,导流四通),立管底部采用 WAB 底部变径扩容弯头,专业管件连接;支管、管道井排水立管均采用 UPVC 塑料排水管,UPVC 管是一种以聚氯乙烯(PVC)树脂为原料,不含增塑剂的塑料管材。随着化学工业技术的发展,现可以生产无毒级的管材,所以它具备一般聚氯乙烯的性能,又增加了一些优异性能,具体来说它具有耐腐蚀性和柔软性好的优点,因而特别适用于供水管网。由于它不导电,因而不容易与酸、碱、盐发生电化学反应,酸、碱、盐都难于腐蚀它,所以不需要外防腐涂层和内衬。而柔软性好这又克服了过去塑料管脆性的缺点,在荷载作用下能产生屈服而不发生破裂。

二、滨海县人民医院和妇幼保健院迁建项目

(一)项目概况

项目位于江苏省滨海县,占地面积 297 亩,规划床位 1 600 张,总建筑面积 245 000 m²,地上建筑面积 184 331 m²,地下建筑面积 60 669 m²。

其中综合医疗楼 226 444 m²,分 1#～5#楼五幢建筑,五幢建筑通过敞开连廊在 1～4 层进行连接。1#～5#楼地下部分为一个整体(0#地下室),为地下一层结构。1#楼地上 3～10 层,2#楼地上 4 层,3#楼地上 3～4 层,4#楼地上 12 层,5#楼地上 10 层。

(二)系统设计及供水方式

(1)项目按市政双路供水设计:自东南两侧市政管线两路接入,DN250 成环状布

置,市政水压约为 0.2 MPa。该工程最高日用水量 1 691.8 t,最高日最大时用水量为 212.9 t。

(2)给水系统分区及供水方式

① 高区:1♯主楼、5♯楼 2～10 层,4♯楼 2～12 层,采用上区恒压变频调速泵组加压供水;其中 1♯、5♯楼 6～10 层,4♯楼 2～8 层水表后设置可调式减压阀,设定阀后压力 0.2 MPa;

② 中区:1♯、2♯、3♯楼 3～4 层,采用恒压变频供水设备加压供水;

③ 直供区:1♯、5♯楼 1 层及 4♯楼东侧一层及西侧 1～2 层,2♯、3♯楼 1～2 层及 0♯地下室,采用市政水压直接供水(中区恒压变频供水设备备用)。

(3)项目供水采用竖向主干管加楼层横支管的横向供水方式,每个病区、门诊、医技楼每个区域装水表,便于医院按护理单元二级核算;4♯楼地下室设两座容积为 195 m³ 的不锈钢生活水池,所有供水设备均设于该楼地下室生活水泵房内;手术区手术洗手池双水源供水,除采用自来水外,还设有医用中央纯水供水系统,确保不间断供水;水箱内设自洁消毒器,二次供水水质符合现行国家标准《生活饮用水卫生标准》(GB5749—2006)的有关规定。

(三)施工说明

(1)管材冷、热水管采用内衬不锈钢复合钢管,DN80 及以下采用全屏蔽双密封丝扣连接,DN80 以上采用焊接连接。

(2)阀门及附件活给水系统采用不锈钢材质阀门,压力等级为 1.6 MPa。所有给水减压阀前后均需设置压力表,安装减压阀前全部管道必须冲洗干净,减压阀前过滤器需定期清洗和去除杂物。给水管道除特殊说明外,穿沉降缝、变形缝、伸缩缝处均需设不锈钢金属波纹管(L=0.5 m);有压管道穿外墙需在外墙装设不锈钢金属波纹管。

(3)不锈钢水箱设置水位监视和溢流报警装置,信息传至监控中心。

(4)公共卫生间洗脸盆、门诊诊室、医生办公室、护士办公室等洗手盆采用电加热系统延时节水的感应龙头;所有小便器及蹲式大便器给水均采用感应式,防止交叉感染。

(5)水池、水箱必须定期清洗消毒,每半年不得少于一次,并应同时对水质进行检测。

(6)二次供水设施中的涉水产品符合现行国家标准《生活饮用水输配水设备及防护材料的安全性评价标准》(GB/T 17219)的有关规定。

(四)管道敷设

(1)技术层以上给水横干管沿下层吊顶内敷设,技术层以下给水横干管沿本层吊顶内敷设,竖向支管沿管道井或墙角敷设或暗埋墙内,房间内给水末端横支管沿墙内暗装。所有明露给排水管道均须包角处理(阀门及检查口处须留检修口)。

（2）管道穿屋面、卫生间地面、涉水钢筋混凝土墙时，应配合土建工种预埋刚性防水套管，套管采用柔性防水套管。

（3）给水立管穿楼板时，应设套管。安装在楼板内的套管，其顶部应高出装饰地面 20 mm；安装在卫生间及厨房内的套管，其顶部高出装饰地面 50 mm；底部应与楼板底面相平；套管与管道之间的缝隙应用阻燃密实材料和防水油膏填实，端面光滑。

（4）所有大于等于 DN100 给排水塑料管穿防火分区均加设阻火圈（立管穿楼板在板下设置，横管穿防火墙在两边设置）。

（5）管道交叉处理

① 管道交叉，按有压管让无压管、小管让大管的原则执行。有压管道交叉也可以采用交叉点上翻绕过的做法，但须在上翻位置顶部设 DN15 截止阀和自动排气阀。

② 室外污水管道、合流管道与生活给水管道相交时，应敷设在生活给水管道的下面。

③ 给水管按 0.002 的坡度坡向立管或泄水装置。

（6）管道支架

① 给水管道管径大于或等于 DN65 的水平管道，当采用吊架、支架或托架固定时，应按照《建筑机电工程抗震设计规范》(GB 50981—2014)进行机电抗震支架设计。管段设置抗震支架与防晃支架重合处，可只设抗震支架。

② 管道支架或管卡应固定在楼板上或承重结构上。

③ 水泵房内采用减震吊架及支架。管道应有牢靠的侧向抗震支撑，沿墙敷设管道支架和托架。

④ 钢管水平安装支架间距，按《建筑给水排水及采暖工程施工质量验收规范》(GB50242—2002)之规定施工。

（五）管道及设备保温

（1）屋顶水箱间及屋顶明露冷水管均需做隔热保温，保温材料采用橡塑管壳。水箱采用 50 mm 橡塑，管道采用 30 mm 橡塑管壳，埋墙支管采用 20 mm 橡塑管壳。所有明露管道均外包 0.3 mm 不锈钢保护层。所有穿防火墙处的管道保温材料采用离心玻璃棉管壳保温。

（2）冷水管除屋顶明露管道外，其余部位均做防结露保温，保温材料采用橡塑管壳，保温厚度 15 mm（埋墙部分除外）。

（3）保温应在完成试压合格及除锈防腐处理后进行。

（六）系统节能

1. 节能设计文件编制依据

《民用建筑节水设计标准》(GB 50555—2010)

《公共建筑节能设计标准》(GB 50189—2015)

江苏省《公共建筑节能设计标准》(DGJ32J96—2010)

2. 节水节能措施

(1) 尽量采用市政压力直接供水,用水点限压限流,以达到节水节能的目的。

(2) 冷热水采用按科室、护理单元计量,便于二级核算,最终达到有效节水的目的。

(3) 医生办公室、护士办公室、公共卫生间前室洗手盆等均采用感应龙头,便于节水又有效防止交叉感染。

(4) 所有洁具均采用建设部推荐的节水型产品,用水效率等级不得低于二级。

参考文献

[1]GB50015—2003(2009 年版).建筑给水排水设计规范[S].北京:中国计划出版社,2010.

[2]GB51039—2014.综合医院建筑设计规范[S].北京:中国计划出版社,2014.

[3]严煦世,范瑾初.给水工程.4 版[M].北京:中国建筑工业出版社,1999.

[4]王增长.建筑给水排水工程.7 版[M].北京:中国建筑工业出版社,2016.

[5]谷峡,边喜龙,韩洪军.新编建筑给水排水工程师手册[M].哈尔滨:黑龙江科学技术出版社,2001.

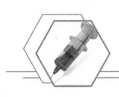

第二章 生活热水系统

随着现代医学的迅速发展,新技术、新设备层出不穷,医院建筑也在设计理念方面不断创新。本章重点介绍了医院生活热水的系统形式、热源、规划方式及管理模式,阐述了在进行医院建筑生活热水系统规划与管理时,应充分考虑各种医院建筑的特点,并结合业主的具体要求,合理进行生活热水的规划和管理。

第一节 医院生活热水系统规划与管理的原则

随着医疗技术的迅速发展,城乡医疗保障体系不断完善,医院也在进行建筑功能升级和设备更新完善。作为医院硬件设施的重要一环,医院生活热水系统的科学规划与管理就显得尤为重要。

一、先进性原则

医院生活热水系统的规划与管理要立足医院的长远发展方向,综合考虑医院新建、改建、扩建和使用功能调整等多方面因素,做好现阶段需求和未来需求的统一、统筹与协调。

同时,医院生活热水系统的规划与管理要敢于尝试新技术、新设备、新理念,积极采用太阳能、空气能等新能源技术、设备和手段,并结合互联网技术、远程监控技术、手机 APP 移动控制技术,引进先进的能源监测系统。

二、规范性原则

医院生活热水系统受诸多因素的影响和制约。应遵循国家民用建筑相关规范与医院建筑相关规范,根据医院的整体需求、建筑特点及现有技术条件,对医院生活热水系统进行规范、合理的规划。

三、系统性原则

医院生活热水系统属于水系统的一部分,亦是医院整体建筑的一部分,必须保持与水系统整体规划一致的原则,确保规划设计一步到位,确保生活热水系统的规划与自来水管道、暖通管道、电气管道的整体协调,形成整个系统的有效衔接。

第二节 热水用水需求规划

一、医院热水供应的一般要求

（1）医疗用热水温度应根据工艺确定，其他用途的热水水温按60℃设计。

（2）医院生活热水系统的能源宜采用太阳能和空气源热泵，也可采用市政蒸汽、高温热水、自备锅炉或电能。当采用太阳能热水系统时，宜采用可自动控制的其他辅助能源。

（3）采用太阳能热水系统，应采用空气源热泵、燃气热水炉或市政蒸汽、高温热水作为辅助能源。太阳能热水系统的储热量宜是系统最大日用水量的70%～90%。

（4）热水系统的水加热器热源为蒸汽时，宜选用弹性管束、浮动盘管半容积式水加热器。

（5）医院热水系统的热水制备设备不应少于2台，当一台检修时，其余设备应能供应60%的设计用水量。

（6）自备的水加热器生活热水的温度不应低于60℃。

（7）医院病房冷、热水供水压力应平衡，当不平衡时应设置平衡阀。

（8）当医院热水系统有防止烫伤要求时，淋浴或浴缸用水点、洗手用水点设置冷、热混合水温控装置，确保用水点最高出水温度在任何时间都不大于49℃，原则是随用随配。

（9）医院热水系统任何用水点在打开用水开关后宜在5秒内出热水。

（10）手术部集中盥洗室的水龙头应采用恒温供水，末端设置温度控制阀且温度可调节，供水温度宜为30～35℃。

（11）洗婴池的供水应防止烫伤或冻伤且为恒温，末端设置温度控制阀且温度可调节，供水温度宜为35～40℃。

（12）医院手术室、产房、婴儿室、供应室、皮肤科的医疗病房，门急诊、医技各科室和职工后勤部门对热水供应的要求差异较大，需要分别设置热水供应系统。

二、医院热水用水定额

医院热水用水定额根据卫生器具完善程度和地区条件，按表2-2-1确认，医疗用水水量应根据工艺确定。

表2-2-1 医院生活热水用水量定额

项目	单位	最高用水量	小时变化系数	使用时间	备注
集中浴室、厕所、盥洗	L/(床·d)	45～100	2.5～2.0	24小时	
集中浴室、病房设厕所、盥洗	L/(床·d)	60～100	2.5～2.0	24小时	
病房设浴室、厕所、盥洗	L/(床·d)	110～200	2.0	24小时	
贵宾病房	L/(床·d)	150～300	2.0	24小时	

项目	单位	最高用水量	小时变化系数	使用时间	备注
门急诊病人	L/(人·次)	5～8	2.0	8 小时	
医务人员	L/(人·班)	60～100	2.5～2.0	8 小时	
医院后勤职工	L/(人·班)	30～45	2.5～2.0	24 小时	
食堂	L/(人·次)	7～10	2.5～1.5	24 小时	
洗衣	L/kg	15～30	1.5～1.0	24 小时	

注：定额引自《综合医院建筑设计规范》(GB 51039—2004)6.4.1，表6.4.1。

三、医院热水用水水温

食堂、洗衣等洗涤用水水温按 65℃计，医疗用热水温度应根据工艺确定，其他用途的热水水温按 60℃计。卫生器具的一次用水具和小时用水量以及水温按表2-2-2确定。

表2-2-2　医院生活热水用水量定额

卫生器具名称	一次用水量(L)	小时用水量(L)	使用水温(℃)
洗手盆		15～25	35
洗涤盆(池)		300	50
淋浴器		200～300	37～40
浴盆	125～150	250～300	40

注：定额引自《建筑给水排水设计规范》(GB 50015—2003)(2009 版)5.1.1，表5.1.1-2。

四、医院热水水源和水质

(1) 水源的选择应符合医院发展规划以及医院总体布局的要求，更需要根据不同医疗仪器以及不同科室对水质、水压、水温的不同要求，分门别类设置水处理系统和对系统进行增压或减压措施，以达到用水点特殊水质、水压、水温的要求，从而确保各医疗设备和医疗科室正常运行。

(2) 生活热水的水质指标应符合现行国家标准《生活饮用水卫生标准》(GB 5749—2006)的要求。

(3) 集中热水供应系统原水的水处理，应根据水质、水量、水温、水加热设备的构造、使用要求等因素，经技术经济比较，按下列规定确定：

① 当洗衣房日用热水量(按 60℃计)大于或等于 10 m³ 且原水总硬度(以碳酸钙计)大于 300 mg/L 时，应进行水质软化处理；原水总硬度(以碳酸钙计)为 150～300mg/L 时，宜进行水质软化处理。

② 其他生活日用热水量(按 60℃计)大于或等于 10 m³ 且原水总硬度(以碳酸钙计)大于 300 mg/L 时，宜进行水质软化或阻垢缓蚀处理。

③ 经软化处理后的水质总硬度宜为：

a. 洗衣房用水：50～100 mg/L；

b. 其他用水：75～150 mg/L。

④ 水质阻垢缓蚀处理应根据水的硬度、适用流速、温度、作用时间或有效长度及工作电压等选择合适的物理处理或化学稳定剂处理方法。

⑤ 当系统对溶解氧控制要求较高时，宜采取除氧措施。

五、冷水计算温度

冷水的计算温度应以当地最冷月平均水温资料确定。当无水温资料时，可按表 2-2-3 采用。

表 2-2-3 冷水计算温度(℃)

区域	省、市、自治区、行政区		地面水	地下水	区域	省、市、自治区、行政区		地面水	地下水
东北	黑龙江		4	6～10	东南	浙江		5	15～20
	吉林		4	6～10		江苏	偏北	4	10～15
	辽宁	大部	4	6～10			大部	5	15～20
		南部	4	10～15		江西大部		5	15～20
华北	北京		4	10～15		安徽大部		5	15～20
	天津		4	10～15		福建	北部	5	15～20
	河北	北部	4	6～10			南部	10～15	20
		大部	4	10～15		台湾		10～15	20
	山西	北部	4	6～10	中南	河南	北部	4	10～15
		大部	4	10～15			南部	5	15～20
	内蒙古		4	6～10		湖北	东部	5	15～20
西北	陕西	偏北	4	6～10			西部	7	15～20
		大部	4	10～15		湖南	东部	5	15～20
		秦岭以南	7	15～20			西部	7	15～20
	甘肃	南部	4	10～15		广东、港澳		10～15	20
		秦岭以南	7	15～20		海南		15～20	17～22
	青海	偏东	4	10～15	西南	重庆		7	15～20
	宁夏	偏东	4	6～10		贵州		7	15～20
		南部	4	10～15		四川大部		7	15～20
	新疆	北疆	5	10～11		云南	大部	7	15～20
		南疆	—	12			南部	10～15	20
		乌鲁木齐	8	12		广西	大部	10～15	20
东南	山东		4	10～15			偏北	7	15～20
	上海		5	15～20		西藏		—	5

注：定额引自《建筑给水排水设计规范》(GB 50015—2003)(2009 版)5.1.4,表 5.1.4。

六、医院配水点温度

直接供应热水的热水锅炉、热水机组或水加热器出口的最高水温和配水点的最低水温可按表 2-2-4 采用。

表 2-2-4 直接供应热水的热水锅炉、热水机组或水加热器
出口的最高水温和配水点的最低水温（℃）

水质处理情况	热水锅炉、热水机组或水加热器出口的最高水温	配水点的最低水温
原水水质无须软化处理，原水水质需水质处理且有水质处理	75	50
原水水质需水质处理但未进行水质处理	60	50

注：定额引自《建筑给水排水设计规范》(GB 50015—2003)(2009 版)5.1.5，表 5.1.5。

七、医院冷热水比例计算

在冷热水混合时，应以配水点要求的热水水温、当地冷水计算水温和冷热水混合后的使用水温求出所需热水量和冷水量的比例。

若设混合水量为 100%，则所需热水量占混合水的百分数按式 2-2-1 计算：

$$K_r = \frac{t_h - t_i}{t_r - t_i} \times 100\% \qquad （式 2-2-1）$$

式中：K_r——热水在混合水中所占百分数；

t_h——混合水温度（℃）；

t_r——热水水温（℃）；

t_i——冷水计算温度（℃）。

第三节　供水方式规划

一、医院热水供应系统分类

（一）按热水系统供应范围分类

1. 局部热水供应系统

即采用各种小型加热器在用水场所就地加热，供应局部范围内的一个或几个用水点使用的热水系统。例如，采用电加热器、太阳能热水器、空气能热水器供给单个房间或单个用水点热水。

其优点是：设备、系统简单，造价低；维护管理容易、灵活；热损失较小，改建、增设容易。其缺点是：每个用水点需设置加热装置，占用建筑总面积大；因卫生器具同时

使用率较高,设备总容量较大;只能用于特定的用水点,不便于根据总体用水情况进行调控;不便于集中维护管理。

局部热水供应系统适用于医院、诊疗所等比较分散、不便于纳入集中供水的分散型建筑的改建、增设。

2. 集中热水供应系统

集中热水供应系统就是在锅炉房、热交换站或热水水箱间将水集中加热,通过热水管网输送至整幢或几幢建筑的热水供应系统。

其优点是:加热和其他设备集中设置,便于集中维护管理;一般设备热效率较高,热水成本较低;卫生器具的同时使用率较低,设备总容量较小,各热水使用场所不必设置加热装置,占用总建筑面积较少;使用较为方便舒适。其缺点是:设备、系统较复杂,建筑投资较大;需要有专门维护管理人员;管网较长,热损失较大;一旦建成后,改建、扩建较困难。

集中热水供应系统适用于热水用量较大、用水点比较集中的建筑,尤其适合安装在屋面、基本不占用有效可利用建筑面积的太阳能、热泵等新能源设备供水,如医院、疗养院等建筑群整体集中供应,或每栋建筑设置一套集中热水供应系统。

3. 区域热水供应系统

区域热水供应系统是水在热电厂、区域性锅炉房或热交换站集中加热,通过市政热水管网输送至整个建筑群的热水供应系统。鉴于医院对水质的要求较高,医院使用城市热力网的热水不能直接取水,一般采用换热的方式使用热力网的热量。

其优点是:便于集中统一维护管理和热能的综合利用;有利于减少环境污染;设备热效率和自动化程度较高。其缺点是:设备、系统复杂,建设投资高;需要较高的维护管理技术水平;改建、扩建困难。

区域热水供应系统在医院热水供应系统中经常作为医院太阳能热水系统的辅助热源。

(二)按热水管网的循环方式分类

为保证热水管网中的水随时保持一定的温度,热水管网除配水管道外,根据具体情况和使用要求还应设置不同形式的回水管道,当配水管道停止配水时,使管网中仍维持一定的循环流量,以补偿管网热损失,防止温度降低过多。常用的循环网和循环方式有以下几种:

1. 全循环管网(图 2-3-1)

全循环管网即所有配水干管、立管和分支管都设有相应回水管道,可以保证配水管网任意点水温的热水管网。在配水分支管很短,或一次用水量较大时(如浴盆等),或对水温没有特殊要求时,分支管也可不设回水管道。

全循环管网适用于要求能随时获得设计温度热水的建筑,如医院、疗养院、托儿所等。

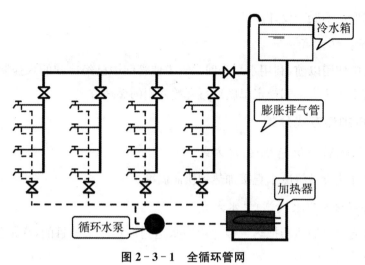

图 2-3-1 全循环管网

2. 半循环管网(图 2-3-2)

半循环管网是指仅有热水干管没有回水管道,只能保证干管中的设计温度的热水管网。

半循环管网适用于对水温要求不甚严格,支管、分支管较短,用水较集中或一次用水量较大的建筑,不适合医院采用。

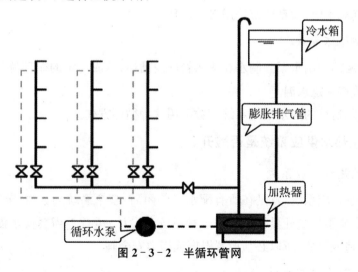

图 2-3-2 半循环管网

3. 非循环管网

非循环管网是指不设回水管道的热水管网。适用于连续用水的建筑,如公共浴室。不适合医院采用。

(三)按热水管网运行方式分类

1. 全天循环方式

即全天任何时刻,管网中都维持有不低于循环流量的流量,使设计管段的水温在任何时刻都保持不低于设计温度。

2. 定时循环方式

即在集中使用以前,利用水泵和回水管道使管网中已经冷却的水强制循环加热,在热水管道中的热水达到规定温度后再开始使用的循环方式。

(四)按加热方式分类

1. 直接加热(一次换热)供水方式

即热水加热设备将冷水直接加热到所需温度。

2. 间接加热(二次换热)供水方式

将热媒通过水加热器把热量传递给冷水达到加热冷水的目的,在加热过程中热媒和冷水不接触。

(五)按热水管网循环动力分类

1. 自然循环方式

自然循环即利用热水管网中配水管和回水管内的温度差所形成的自然循环作用水头(自然压力),使管网内维持一定的循环流量,以补偿热损失,保持一定的供水温度。因一般配水管与回水管内的水温差仅为 $10 \sim 15℃$ 循环。所以实际使用自然循环的很少,尤其对于中、大型建筑采用自然循环有一定的困难。

2. 机械循环方式

机械循环即利用水泵强制水在热水管网内循环,造成一定的循环流量,以补偿管网热损失,维持一定水温。

目前实际运行的热水供应系统多数采用这种循环方式。

(六)按热水供应系统是否敞开分类:

1. 闭式热水供应系统

闭式热水供应系统,就是在所有配水点关闭后,整个系统与大气隔绝,形成密闭系统,所以水质不易受外界污染。但这种系统若设计、运行不当会使水温、水压升高超过要求而造成事故,所以必须设置温度或压力安全阀。

2. 开式热水供应系统

开式热水供应系统,就是在所有配水点关闭后,系统内的水仍与大气相连通。如设有高位热水箱的系统、设有开式膨胀水箱或膨胀管的系统,因水温不可能超过 $100℃$,水压也不会超过最大静水压力或水泵压力,所以不必另设安全阀。

(七)按热水管网布置图式分类

热水管网的布置图式可分为上行下给式(图2-3-3)、下行上给式(图2-3-4)、分区供水式等。

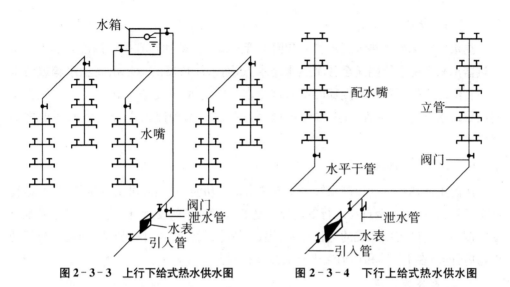

图 2－3－3 上行下给式热水供水图　　图 2－3－4 下行上给式热水供水图

二、医院热水供应系统的组成

医院热水供应系统的组成因建筑类型、医院规模、用水需求、加热和储水设备选型，以及建筑美学要求等不同情况而异。一般情况下，医院热水供应系统由软水处理系统、热源设备或系统、储水（热）设备、换热设备、水泵、热水供水系统、自动控制系统等组成。

1. 热源设备系统

随着节能低碳的技术发展和设备开发，现阶段，医院生活热水系统常用的热源设备系统有太阳能集中热水系统、空气源热泵热水系统、燃气真空锅炉、燃气热水（蒸汽）炉等。

2. 储水（热）设备

储水（热）设备需要根据热源设备系统的类型进行配置和选型，医院常用的储水（热）设备有开式组合式矩形不锈钢水箱和闭式承压水罐。一般情况下，太阳能集中热水系统和空气源热泵热水系统配置开式组合式矩形不锈钢水箱，燃气真空锅炉和燃气热水（蒸汽）炉配置闭式承压水罐。

3. 换热设备

医院生活热水系统常用的换热装置有即热式板式换热机组、半即热式换热器和半容积式换热器。

4. 水泵及系统附件

医院生活热水系统中水泵主要用于系统循环或供水增压，建议选用不锈钢热水泵作为系统的循环和供水水泵。

附件包括蒸汽、热水的控制附件及管道的连接附件，如温度自动调节器、疏水器、减压阀、安全阀、自动排气阀、膨胀罐、管道伸缩器、闸阀、水嘴等。

5. 热水供水系统

热水供水系统由热水配水管网和回水管网组成。被加热到一定温度的热水从水加热器出来经配水管网送至各个热水用水点,而水加热器的冷水由高位水箱或给水管网补给。为保证各用水点随时都有规定水温的热水,在立管和水平干管甚至支管间设置回水管,使一定量的热水经过循环水泵流回水加热器以补充管网所散失的热量。

6. 自动控制系统

医院生活热水自动控制系统是实现热水供应功能的核心,可实现按需启动、运行状态显示、无人值守全自动运行等功能。随着智能技术的发展,医院生活热水系统自动控制技术现已实现系统的远程控制、跟踪、故障报警、能源计量监测、能耗分析等功能,并可同时在 PC 端和移动端进行监测和控制。

7. 软水处理系统

软水处理系统是指除水中钙、镁等结垢离子,阻止水垢产生的设备或装置,避免系统结垢引起设备、管路堵塞或者系统效率下降等问题。在水质较硬的地区,医院生活热水系统必须加装软水处理系统。

医院常用软水处理系统包括传统的硅磷晶软水处理系统、离子交换软水处理系统、膜分离软水处理系统、电子除垢仪和强磁水处理器。

三、医院热水供应系统的选择

医院热水系统的选择需要综合考虑医院的建筑布局、热源条件等方面的因素综合考虑。对于特殊情形的热水供应系统做特殊的规划设计,如:

(1)用水量很小,但用水点很多的门诊楼,可以考虑单独分散提供热水,如采用小型电热水器、空气能热水器、燃气热水器,避免集中系统管路敷设导致管网散热大,利用率低,引起的能源浪费和投资过大等问题。

(2)对于存在蒸汽冷水的建筑,有限利用冷凝水余热,最大限度地节约能源。

(3)水质要求高的科室,采用间接加热和闭式系统,避免水质的二次污染。

(4)采用太阳能和空气源热泵尽量采用一栋建筑一套或几套系统,最大限度利用屋顶闲置空间,同时减少水泵等用电设备的功率,降低运行费用。

(5)太阳能热水供应系统,储热水箱尽量设置在屋顶机房层设备间,采用上行下给式热供水系统。

(6)燃气锅炉热水供应系统,储热水箱一般设置在地下设备间,采用下行上给式热供水系统。

(7)一般情况下,医院生活热水要求 5 秒内出热水,因此,需要采用全天机械循环供水。

第四节　热源的规划与选择

在当前节能减排的大趋势下,医院热水供应系统常用的加热设备有太阳能集中热水系统、空气源热泵热水机组、真空锅炉、燃油(燃气)热水(蒸汽)锅炉等。

一、太阳能集中热水系统

(一)太阳能集中热水系统的简介

太阳能热水系统是利用太阳辐射能加热热水的装置。它是目前太阳能利用领域中效率最高、技术上最成熟、经济效益最好的一种太阳能利用技术,已形成一个独立的太阳能热利用产业。近年来,太阳能热水系统在产品技术、系统控制、辅助能源配置等方面已日趋完善,更加实用化、自动化、商品化。

(二)太阳能集中热水系统的组成

太阳能热水系统的形式多种多样,系统组成也千差万别。从技术设计角度看,系统的构成主要包括太阳能集热系统、储热系统、辅助加热系统、末端用热系统、管路泵阀系统、电气与自动控制系统、安全防护系统等(图2-4-1)。

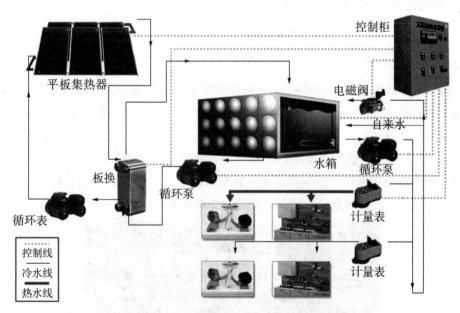

图2-4-1　太阳能热水系统组成示意图

太阳能集热系统的作用主要是把太阳辐射能转变成热能。它一般由集热器阵列、集热器支架与支架承重基础、集热器与集热器之间的连接件等部分组成。

储热系统的作用主要是把太阳能集热系统从太阳辐射中获得的热能储存起来,以备需要时使用。通常情况下,多是通过储存热水的方式来实现热能储存的。它一般由储热箱(通常为储热水箱)、支架、承重基础等部分组成。

辅助加热系统的作用主要是弥补太阳能产热水的不足，保证热水或热能供应。其一般以燃油燃气锅炉、电锅炉、空气源热泵机组、容积式水加热器、半容积式水加热器、快速水加热器或其他供热可靠的设备或装置中的一种作为辅助加热器。

末端用热系统的作用是满足终端用户用热水或热能的需求。末端用热系统多为热水淋浴装置，有双管冷热水淋浴系统，也有单管恒温淋浴系统等。

管路泵阀系统的作用主要是建立热能或热水传输通路，把太阳能集热系统和辅助加热系统的热能或热水传输到储热系统，把储热系统的热能或热水输送到末端用热系统。它一般由供热或循环管路、增压或循环泵、调节或切断或自动控制阀门、管路泵阀保温等部分组成。

电气自动控制系统的作用主要是根据监测到的太阳能热水系统的运行状态参数自动启闭或调节自控泵阀和辅助加热装置，使系统按照事先设置的控制逻辑实现自动运行。它一般由温度、水位、压力等探测系统、探测信号处理系统、控制输出系统、安全防护系统、显示和指示系统、应急手动系统等部分组成。目前，一些控制系统还增加了远程监控系统等。

安全防护系统的作用主要是通过增设相关防护措施，确保太阳能热水系统的安全运行。它一般包括抗风雪、防雨、防渗漏、防过热、防冻、防漏电、防雷击、防超压、防负压、防腐蚀等安全防护措施。

（三）太阳能集中热水系统的类型

1. 按集热器类别分类

根据太阳能集热器类别的不同，一般把太阳能热水系统分为全玻璃真空管系统、平板集热器系统（俗称"平板系统"）、热管集热器系统、U形管集热器系统（俗称"U形管系统"）。

（1）全玻璃真空管集热器（图2-4-2）：它热效率高，成本低，在结冰地区也可以直接采用水作为传热介质而不会结冰。它是目前我国应用量最大的太阳能集热器，预计在今后相当长的时期内仍将是应用量最大的集热器品种。

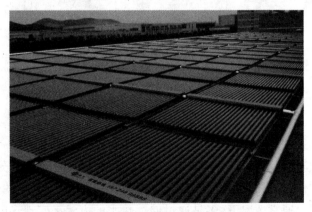

图2-4-2　全玻璃真空管集热器效果图

普通全玻璃真空管集热器一般只能承受0.05 MPa的压力,另外全玻璃真空管存在炸管漏水问题,这些在系统设计安装时应特别注意,采用特殊技术加以规避。

(2)平板集热器见(2-4-3):它具有可靠、耐压、低温区热效率高、易于与建筑一体化、寿命可达25年以上等优点。平板集热器防冻性能较差,适用于不结冰地区。近年来,随着人们对可靠性和与建筑一体化的重视,采用平板集热器的工程越来越多,预计在未来多年内平板集热器在我国的需求量将保持持续增长的趋势。

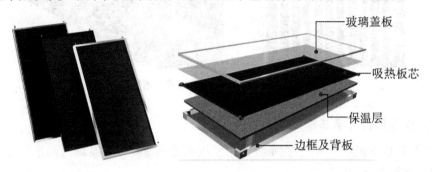

图 2-4-3　平板集热器实物图

(3)热管集热器(图2-4-4):它是在热管集热器的每根真空管内放置了一个热管,通过热管把全玻璃真空管吸收太阳光后转变的热能传到上部热管冷凝端,再通过冷凝端传给集热器联集箱内流道的传热介质,通过介质循环流动,再把热能传送到需要的地方。这种方式也解决了全玻璃真空管存在的炸管漏水问题。全玻璃真空管内插热管的集热器也可以承受较大的压力,一般工作压力在0.6 MPa以下。

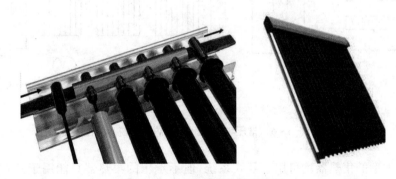

图 2-4-4　热管集热器实物图

(4)U形管集热器(图2-4-5):它是在全玻璃真空管集热器的每根真空管内放置了一个U形铜管流道,传热介质在U形铜管内流动,从而彻底解决了全玻璃真空管存在的炸管漏水问题。U形管集热器甚至可以承受20 MPa以上的压力试验。一般工作压力在0.6 MPa以下。

U形管集热器成本较高,集热器阻力大,容易出现局部过热问题。系统设计时应特别注意这一点。

不同类型的集热器具有不同的特点,系统设计必须考虑所选用集热器的特点,做到扬长避短。

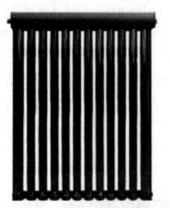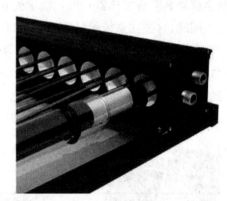

图 2-4-5 U 形管集热器实物图

2. 按集热系统承压情况分类

根据集热系统承压情况,把系统分为常压系统(俗称"开式系统")和承压系统(俗称"闭式系统")(图 2-4-6)。

开式系统是指集热系统中集热器的流道与大气连通,且集热器所承受的压力不超过 1 kg/cm² 的系统。闭式系统是指集热系统中集热器的流道密闭的系统。

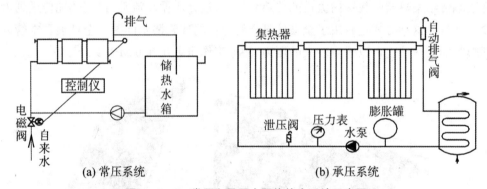

(a) 常压系统　　　　　　　　　　(b) 承压系统

图 2-4-6 常压和承压太阳能热水系统示意图

所有类型的集热器均可用于开式系统,但不承压的集热器只能用于开式系统而不能用于闭式系统。

医院作为大规模集中热水系统,单个系统集热器数量较多,接口多,采用闭式系统工作压力大,容易出现渗漏,因此,宜选用开式系统。

3. 按储热水箱内的水被集热器加热的方式分类

根据储水箱内水被集热器加热的方式,通常把系统分为直接系统和间接系统(图 2-4-7)。

直接系统是指储水箱内的水流过集热器流道被集热器直接加热的系统。间接系统是指储水箱内的水通过换热器被流过集热器流道的传热介质加热的系统。间接加热系统的传热介质可以是水,也可以是防冻液等。

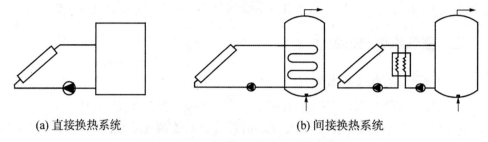

(a) 直接换热系统　　　　　　　(b) 间接换热系统

图 2 - 4 - 7　直接和间接换热系统示意图

4. 按照集热器内流体的流动方式分类

根据集热器内介质或水的流动方式,通常把系统分为自然循环系统、强制循环系统和直流系统(图 2 - 4 - 8)。

自然循环系统是指仅仅依靠集热器内传热介质的密度变化来实现传热介质循环的系统。强制循环系统是指依靠泵或其他外部动力迫使传热介质实现循环的系统。直流系统是指需要加热的传热介质一次流过集热器后进入储热装置储存备用或进入使用点直接使用的系统。上述传热介质可以是水,也可以是防冻液等。

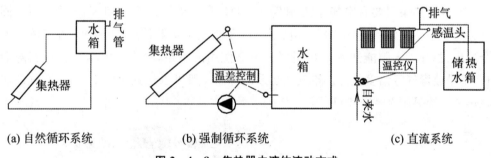

(a) 自然循环系统　　　(b) 强制循环系统　　　(c) 直流系统

图 2 - 4 - 8　集热器内液体流动方式

（四）太阳能集中热水系统特点

(1) 环保效益:能减少对环境的污染及减少温室气体——二氧化碳的产生。

(2) 节省能源:太阳能是属于每个人的能源,只要有场地与设备,任何人都可免费使用它。

(3) 安全稳定:不像使用瓦斯有爆炸或中毒的危险,或使用燃油锅炉有爆炸的顾虑,或使用电力会有漏电的可能。

(4) 不占空间:不需专人操作,自动运转。另外,太阳能集热器装在屋顶上,不会占用任何室内空间。

(5) 经济效益:正常的太阳能热水器不易损坏,寿命在 10 年以上,甚至有到 20 年的,因为基本热源为免费的太阳能,所以使用它十分经济。

（五）太阳能集中热水系统在医院热水供应系统的应用情况

目前,在具备利用太阳能的地区,新建医院均可安装有太阳能热水系统,并在医院整体规划设计时就在屋顶机房层或地下室设计有太阳能设备间,便于太阳能热水系统的安装,并与其他类型的热水供应系统结合,满足医院的热水供应需求。

二、空气源热泵机组

(一)空气源热泵机组简介

空气源热泵就是利用空气中的能量来产生热能,能全天24小时大水量、高水压、恒温提供不同热水需求,同时又能够消耗最少的能源完成供热。空气源热泵机组见图2-4-9。

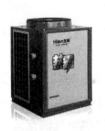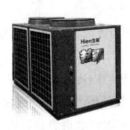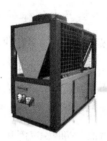

图2-4-9 空气源热泵机组

空气源热泵只要有空气,温度在零下20℃以上,就可以24小时全天候运行。同时它能从根本上消除电热水器漏电、干烧以及燃气热水器使用时产生有害气体等安全隐患,弥补了太阳能热水系统阴雨天不能使用的不足,具有高安全、高节能、寿命长、不排放毒气等诸多优点。空气能热泵的寿命一般可以达到10~15年。空气源热泵热水系统见图2-4-10所示。

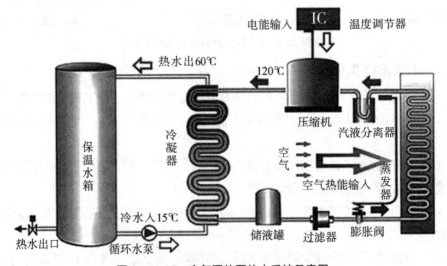

图2-4-10 空气源热泵热水系统示意图

(二)空气源热泵机组特点

(1)空气源热泵系统冷热源合一,不需要设专门的冷冻机房、锅炉房,机组可任意放置屋顶或地面,不占用建筑的有效使用面积,施工安装十分简便。

(2)空气源热泵系统无冷却水系统,无冷却水消耗,也无冷却水系统动力消耗。另外,冷却水污染形成的军团菌感染的病例已有不少报道,从安全卫生的角度,考虑空气源热泵也具有明显的优势。

(3)空气源热泵系统由于不需要锅炉,也不需要相应的锅炉燃料供应系统、除尘系统和烟气排放系统,系统安全可靠、对环境无污染。

(4)空气源热泵冷(热)水机组采用模块化设计,不必设置备用机组,运行过程中电脑自动控制、调节机组的运行状态,使输出功率与工作环境相适应。

(5)空气源热泵的性能会随室外气候变化而变化。

(6)在我国北方室外空气温度低的地方,由于热泵冬季供热量不足,需设辅助加热器。

(三)空气源热泵机组在医院热水供应系统的应用情况

随着空气源热泵机组技术的成熟,经常作为医院太阳能热水系统的辅助热源,大规模应用。

三、燃气真空锅炉

真空锅炉(图2-4-11)是在封闭的炉体内部形成一个负压的真空环境,在机体内填充热媒水,通过燃烧或其他方式加热热媒水,由热媒水蒸发、冷凝至换热器上,再由换热器来加热需要加热的水。

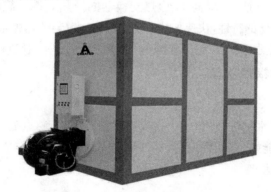

图2-4-11 燃气真空锅炉实物图

(一)燃气真空锅炉运行原理

如图2-4-12所示,燃气真空热水锅炉的下半部结构与普通锅炉一样,由燃烧室与传热管组成;锅炉下半部装有热媒介,其上部为真空室,其中插入了U形热交换器。因为锅炉整体是在负压状态下运行,所以锅炉本身的安全性很高。炉内的热媒介在锅炉运行的全过程中不进、不出、不增、不减,只封闭在锅炉的真空室内,在锅炉的传热管与热交换器之间传递热量。炉内的热媒介是完全脱氧的纯净水,无腐蚀,无水垢,锅炉寿命可长达20多年。

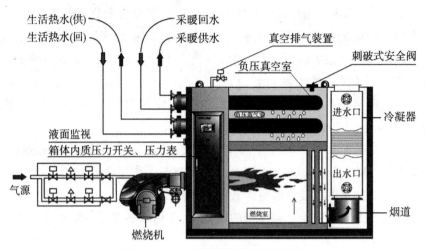

图 2 - 4 - 12　燃气真空锅炉结构图

具体工作原理为：燃气真空热水锅炉燃烧器燃烧时释放出的热量被热媒水吸收，然后通过热媒水的相变(注：相变是物质从一种相转变为另一种相的过程。物质系统中物理、化学性质完全相同，与其他部分具有明显分界面的均匀部分称为相。与固、液、气三态对应，物质有固相、液相、气相)进行热交换，当温度上升至某真空状态下的饱和温度时，蒸发成饱和蒸汽，完成第一次相变过程。凝结水流进蒸发室继续吸热，完成相变循环。真空热水锅炉的下部结构由燃烧室和传热管束组成；上部为真空室，其中插入了 U 形管热交换器；真空室外接抽气单元，使真空室保持稳定的真空度，并将真空室内不凝结气体抽出，提高 U 形热交换器的换热效率。简单来说，就是利用水在低压情况下沸点低的特性，快速加热密封的炉体内填装的热媒水，使热媒水沸腾蒸发出高温水蒸水，水蒸水凝结在换热管上加热换热管内的冷水，达到供应热水的目的。

(二)燃气真空锅炉特点

1. 节能效果好

采用高效真空热水锅炉技术，锅炉在真空状态下运行，沸点低，汽化潜热换热，提高了热效率，换热性能好，三回程设计，尾部烟程安装余热回收装置，提高了能源利用率，锅炉的热效率高达 91%。

2. 负压运行，安全性高

由于热媒处于真空状态，不存在膨胀、爆炸的危险。炉体内储有恒量的热媒水，没有干烧的危险。有多重自动保护装置，具有其他锅炉无法比拟的安全性，这也是燃气真空锅炉最主要的特点。

3. 防腐蚀不结垢，寿命长

热交换器采用不锈钢材质，一次性注入的热媒在封闭状态下运行，高温下无腐蚀，不结垢，使其使用寿命比普通锅炉延长近 2 倍，长达 20 年之久。

4. 体积小，安装容易

模块化设计，高性能换热组件，机组体积小，这些因素使产品易于运输、安装。在小空间内,多台机组可并联使用。

5. 免审批,手续简单

由于在真空状态下运行,无承压运行的危险性,免除压力特种设备报批,无须年审,锅炉操作工无须持证。

四、燃气(燃油)热水(蒸汽)锅炉

燃气(燃油)锅炉(图2-4-13)通过燃烧器向正在燃烧的炉膛内喷射雾状油或燃气,燃烧迅速、完全,且具有构造简单、体积小、热效高、排污总量少、管理方便等优点。目前燃气(燃油)锅炉的使用越来越广泛,经常直接加热或与水加热器结合使用,作为太阳能系统的辅助热源。

燃气(燃油)锅炉利用燃气制备高温热水或蒸汽来加热生活热水,因此,需配置换热装置,采用间接加热的方式加热热水。

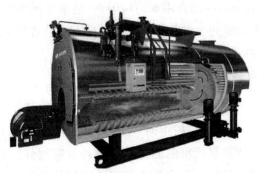
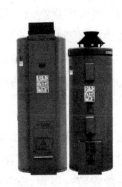
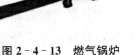

图2-4-13 燃气锅炉

五、蒸汽冷凝水余热

蒸汽高温冷凝水是一种现成的比较好利用的副能源。从医院生活热水的使用温度来说,蒸汽高温冷凝水余热可以满足医院生活热水的使用要求;从医院整个生活热水系统来说,不需要改变系统,只需要增加一套换热系统,利用换热器换热的方式就可以有效利用蒸汽高温冷凝水余热。其利用方式简单、易行,可作为医院生活热水系统优先使用的能源。

目前,医院的蒸汽冷凝水经常白白被浪费掉。对蒸汽冷凝水余热的有效利用,不仅使蒸汽冷凝水得到充分回收,减少了废水的排放量,同时,也减少了白烟污染,取得了良好的经济效益和环境效益。

六、医院加热设备的选择与布置

1. 医院热水加热设备的要求

医院热水加热设备应根据使用特点、耗热量、热源、维护管理及卫生抗菌等因素

选择,并应符合下列要求:

(1) 热效率高,换热效果好,节能,节省设备用房。

(2) 生活热水侧阻力损失小,有利于整个系统冷、热水压力的平衡。

(3) 安全可靠,构造简单,操作维修方便。

2. 医院选用水加热设备应遵循的原则

(1) 优先选用太阳能集中热水系统和空气源热泵机组等新能源设备和系统。其中,选用太阳能集中热水系统时,可采用任何可自控加热设备作为系统的辅助热源。

(2) 当采用自备热源时,宜采用直接供应热水的燃油(气)热水机组,亦可采用间接供应热水的自带换热器的燃油(气)热水机组或外配容积式、半容积式水加热器的燃油(气)热水机组。

(3) 燃油(气)热水机组应具备燃料燃烧完全、消烟除尘、机组水套通大气、自动控制水温、火焰传感、自动报警等功能。

(4) 当采用蒸汽、高温水为热媒时,应结合用水的均匀性、给水水质硬度、热媒的供应能力、系统对冷热水压力平衡稳定的要求及设备所带温控安全装置的灵敏度、可靠性等综合比较后选择间接水加热设备。

(5) 在电源供应充沛的地方可采用电热水器。

3. 加热设备的布置

选用太阳能集中热水系统和空气源热泵机组时,需在屋顶机房层或地下室设计预留设备间,用于安装太阳能系统和热泵机组的储热储水设备及配辅件。太阳能集热器一般安装在屋顶,空气源热泵一般安装在室外空气流通较好的地方,如屋顶、地面草坪等。

锅炉应设置在单独的建筑物中,并符合消防规范的相关规定。水加热设备和储热设备可设在锅炉房或单独房间内,房间尺寸应满足设备进出、检修、人行通道、设备之间净距、通风、采光、照明、防水等要求。热媒管道、凝结水管道、凝结水箱、水泵、热水储水箱、冷水箱及膨胀管、水处理装置的位置和标高,热水进、出口的位置、标高应符合安装和使用要求,并与热水管网相配合。

第五节 主要设备的规划与选择

一、储水(热)装置的规划与选择

储水(热)装置是热水系统中不可或缺的一部分,医院生活热水系统常用的储水(热)装置有组合式开式不锈钢保温水箱和闭式承压水罐两大类。

(一) 组合式开式不锈钢保温水箱

组合式开式不锈钢保温水箱(图2-5-1、图2-5-2)是由不锈钢模压板、不锈钢拉杆及相应不锈钢接口焊接拼装而成,是最具有前景的储水(热)装置产品。

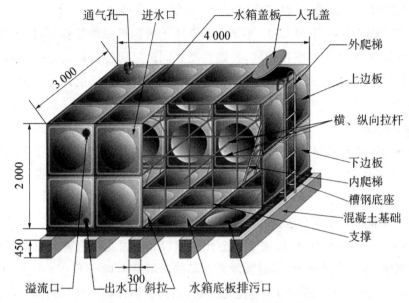

图 2-5-1　组合式不锈钢保温水箱结构图

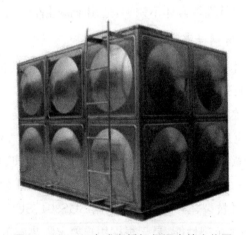

图 2-5-2　组合式不锈钢保温水箱实物图

内胆材质:食品级不锈钢 SUS304-2B,SUS316 和 SUS444。

芯层保温:50 mm 以上整体聚氨酯发泡保温。

外层材质:不锈钢、镀锌板、彩涂板、铝皮。

制造标准:国家建筑标准设计图集 12S101。

1. 内胆材质及选型说明

(1) SUS304 不锈钢:SUS304 不锈钢牌号为 06Cn19Ni10,也称为铬镍奥氏体不锈钢。SUS304 不锈钢具有良好的耐蚀性、耐热性、低温强度和机械性能,冲压弯曲等热加工性好,无热处理硬化现象,无磁性。在低温、室温及高温下均有较高的塑性和韧性,以及较好的冷作成型和焊接性。但室温下的强度较低,晶间腐蚀及应力腐蚀倾向较大,切削加工性较差,是目前应用最广泛的储水(热)装置。

(2) SUS316 不锈钢:SUS316 不锈钢与 304 不锈钢机械性能相近,抗拉强度、屈服强度、伸长率、断面收缩率均相同,物理性能相同。但两种材料成分有区别,Ni、Cr 含量不同,316 不锈钢抗氧化性能优于 304 不锈钢,因 316 不锈钢含有 Mo(钼),因而在海洋和化学产业环境中的抗氯化物点腐蚀能力优于 304 不锈钢。适用于沿海地区作为储水(热)装置。

(3) SUS444 不锈钢:SUS444 不锈钢是一种超低碳氮,含 18% 铬与 2% 钼,高耐蚀的铁素体不锈钢。该钢种一般采用铌或钛进行稳定化,可以避免焊接后的晶间腐蚀。

SUS444 钢种属于高合金铁素体不锈钢,与常用钢种 SUS430 相比:

含铬量高 1.0% 左右,且添加了合金元素钼(Mo),因此该钢种具有良好的耐点蚀、缝隙腐蚀、应力腐蚀能力,其耐蚀能力在某些领域甚至优于 SUS304 和 SUS316。添加了钛(Ti)、铌(Nb)、锆(Zr)等稳定化元素,因此该钢种具有良好的耐晶间腐蚀和耐高温氧化性能。

因此,SUS444 耐腐蚀性铁素体不锈钢,适用于腐蚀性较大的水质储水(热)装置。

2. 组合式开式不锈钢保温水箱特点

(1) 款式新颖、技术一流:由单元矩形成型薄板任意拼装焊接,线形流畅平直,具有鲜明的时代特征与明亮的金属光泽。

(2) 安全卫生、经久耐用:水箱表面光滑,不易附生藻类,水中沉淀物易清洗冲刷,耐高温,可作消防应急水箱。

(3) 安装方便、任意组合:由单元模块拼装焊接而成,易于现场组装作业,不必用大型起重机械,外形及容积可任意组合,容量可从 1~到 3 000 m³ 的范围内任意选择。

(4) 选材优异、防蚀抗裂、防冻保温:可选用 SUS304、SUS316、SUS444 等不锈钢压制,具有独特的耐腐蚀抗裂性能,易于根据用户要求隔热施工。

(5) 制作精良、用途广泛:精密模具液压冲压成型,可广泛用于宾馆、公寓、商场、休闲等场所的冷热水箱,并可用作食品、医疗、环保、化工等行业的储液容器。

(二)闭式承压水罐

1. 材质及参数

规格范围:0.5~50 m³。

工作压力:0.6~1.6 MPa。

材质(常用):罐体可为不锈钢、碳钢衬不锈钢、碳钢衬铜等,其中碳钢有碳钢 Q235B、Q345R 两种,不锈钢材质有 SUS304、SUS316 和 SUS444 三种。

放置形式:立式或卧式(图 2-5-3)。

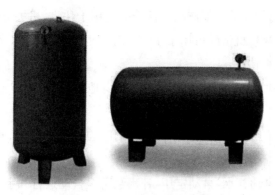

图 2-5-3　承压水罐实物图

2. 性能特点

（1）外形美观，安装方便，可随时增加容量或移动。

（2）设备可承压运行，设备内部的压力与管路压力平衡一致，不影响终端出水压力且能吸收管道中因水压变化而产生的冲击能量，有效保护管道系统，延长管道材料与设备的使用寿命。

（3）设备材质有碳钢衬铜或衬不锈钢结构，可以有效控制设备内水体的有氧腐蚀，防止水质腐化，且设备有排污装置，故清洗方便，所以不会滋生细菌和沙虫、青苔等杂质，绝不生锈，对供水不会产生二次污染。

（4）可以应急储供水，可以即时储存管道中的新鲜水流，在供水故障时为用户提供安全用水保障。

（5）设备具有自动排气阀，它能随时排除管道内的空气，消除管道水锤。

（6）结构简单，运行可靠，使用寿命可达 20 年左右，一次安装，终身受益。

3. 适用范围

（1）工业与民用建筑的生产、生活、洗浴及消防给水系统。

（2）热水供应系统、空调采暖系统中用作落地膨胀水箱。

（3）预防因水压不足、检修等形成的临时性停水；定时供水地区的生产生活用水储存。

二、换热装置的规划与选择

医院生活热水系统常用的换热装置有即热式板式换热器机组、半即热式换热器和半容积式换热器。

（一）即热式板式换热器机组

即热式板式换热器机组是由板式换热器、水泵、变频器、过滤器、阀门、控制柜、仪表及自动控制系统等组成的整体换热设备（图 2-5-4）。换热机组具有标准化、模块化的设计，配置齐全，安装方便，高效节能等特点。换热机组结构紧凑、运行可靠、操作简便直观,是首选的高效节能产品。该产品适用丁住宅、机关、厂矿、医院、宾馆、学校等场合。整体式换热机组既可用于水-水交换,也可用于汽-水交换(图2-5-4)。

板式换热器机组特点:

(1)机组优化设计,布局合理,结构紧凑,占地面积小,节省土建投资,安装维护方便。

(2)换热机组采用高科技控制手段,智能化、自动化程度高,易于操作,可实现无人值守。

(3)换热机组自动补水,自动定压,补水泵可全自动运行和手动控制。

(4)机组设备部件均采用高品质产品,选用高效板式换热器,换热高效快速,节省热能,增容方便,维护简单。整机配置先进、合理,控制完善。

(5)备用循环泵及换热器自动定时切换。循环泵定时切换,循环泵故障自动跨越,主板式换热器与备用板式换热器定时切换,最大限度延长系统使用寿命。

(6)工频与变频自动切换。系统采集温度及压力信号,控制循环泵、补水泵的变频。可自动实现多台循环泵及多台补水泵之间的变频切换及变频与工频的自动切换。

(7)与智能换热机组相比,板式换热机组更简洁直观、人性化的人机界面,操作使用方便。通过配备触摸屏,该系统具有了良好的人机界面,可显示完整的系统运行状态、设备现状及各种热力参数,运行参数集中数显,可就地控制,也可与中央控制室联网,方便用户远程监控。

(8)板式换热机组具有强大的远程通信功能。既可有线也可无线上联上位机,既可实现局域网控制,也可实现无线监控。故障发生时会即时发送无线报警信号到管理员手机上,以便在第一时间对系统进行检修。

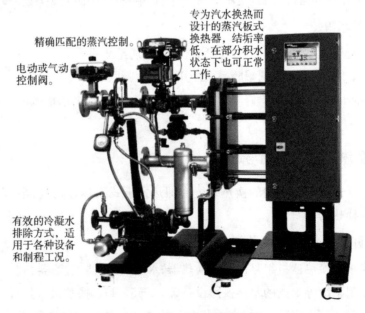

图2-5-4 汽-水板式换热机组

(二) 半即热式换热器

半即热式水加热器是带有超前控制、具有较小储水容积的快速水加热器(图2-5-5)。

热媒由底部进入各并联盘管,冷凝水经立管从底部排出,冷水经底部孔板流入罐内,并有少量冷水经分流管至感温管。冷水经转向器均匀进入罐底并向上流过盘管得到加热,热水由上部出口流出,同时部分热水进入感温管开口端。冷水以与热水用水量成比例的流量由分流管同时进入感温管,感温元件读出感温管内冷、热水的瞬间平均温度,向控制阀发送信号,按需要调节控制阀,以保持所需热水温度。只要配水点有用水需要,感温元件能在出口水温未下降的情况下提前发出信号开启控制阀,即有了预测性。加热时多排螺旋形薄壁铜质盘管自由收缩膨胀并产生颤动,造成局部紊流区,形成紊流加热,增大传热系数,加快换热速度,由于温差作用,盘管不断收缩、膨胀,可使传热面上的水垢自动脱落。

半即热式水加热器具有传热系数大、热效高、体积小、加热速度快、占地面积小、热水储存容量小(仅为半容积式水加热器的1/5)的特点,适用各种机械循环热水供应系统。经常与锅炉或市政蒸汽、热水等热媒结合使用,作为太阳能系统的辅助热源。

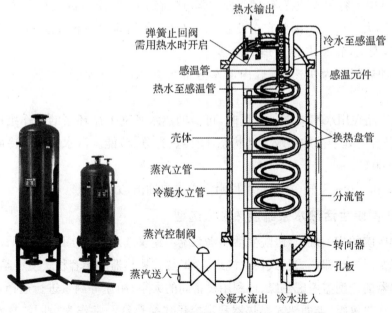

图2-5-5　半即热式水加热器实物及结构图

(三) 半容积式换热器

半容积式水加热器(2-5-6)是带有适量储水和调节容积作用的内藏式容积式水加热器。其形式有两种,即内循环水泵和导流装置。其组成有储热水罐、内藏式快速加热器、内循环泵或导流装置。

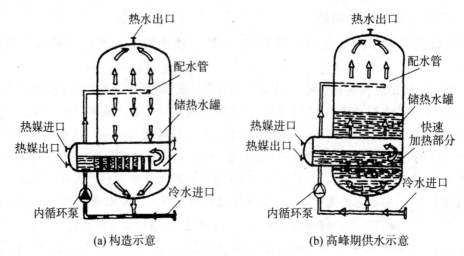

(a) 构造示意　　　　(b) 高峰期供水示意

图 2-5-6　半容积式水加热器

半容积式换热器有以下特点：

(1) 换热部分为改进的快速换热器，传热系数较高，换热量大，相同容积的该产品的换热量相当于传统容积式换热器的 5～8 倍。

(2) 其中半容积式的特点，使得储水部分贮有 10～20 分钟的热水量，被加热水的水头损失不大于 0.2 m，因此它在设置一般自动温控阀的条件下仍能保持供水水压和水温平稳，安全，节水，用水舒适的特点。

(3) 加热部分为快速式，罐内储水全部为热水，无滞水、冷水区，容积利用率达 100%。

(4) 产品在用水率极小或不用时，可借助热水管网上循环泵的工作维持罐内水温，换热部分总处于被加热水流动状态，使换热充分、节能。汽水换热时冷凝水出水温度低于 80℃。

(5) 罐形小、重量轻、换热束可以沿水平方向抽出，方便维修。

（四）医院生活热水系统换热装置选型

根据医院的相关规范，医院生活热水系统不建议选用有滞水区的容积式换热器，根据实际情况选择即热式板式换热机组、半即热式换热器和半容积式换热器。

换热器的选型需考虑热媒、可利用设备间的大小、用途等因素进行选择，同时，即热式板式换热机组、半即热式换热器和半容积式换热器经常作为太阳能热水系统的辅助热源，用于太阳能热水系统的二次加热装置。

三、管材的选择及管路的敷设

（一）管材选型

医院生活热水常用的热水管材应根据医院的投资充裕程度确定，依次采用紫铜管、不锈钢管、塑料管（铝塑复合管、PPR、PEX 等）和热浸锌镀锌钢管。

其中,有条件的建议不采用热浸锌镀锌钢管,室外管路建议不采用塑料管,有坡度要求的建议不采用塑料管(如太阳能循环管)。

(二)敷设

(1)热水管网同给(冷)水管网,有明设和暗设两种敷设方式。

① 铜管、薄壁不锈钢管、衬塑钢管等可根据建筑、工艺要求暗设或明设。

② 塑料热水管宜暗设,明设时立管宜布置在不受撞击处,如不可避免时,应在管外加防紫外线照射、防撞击的保护措施。

③ 热水管道暗设时,其横干管可敷设于地下室、技术设备层、管廊、吊顶或管沟内,其立管可敷设在管道竖井或墙壁竖向管槽内,支管可埋设在地面、楼板面的垫层内,但铜管和聚丁烯管(PB)埋于垫层内宜设保护套。

(2)暗设管道在便于检修地方装设法兰,装设阀门处应留检修门,以利于管道更换和维修。

(3)管沟内敷设的热水管应置于冷水管之上,并且进行保温。

(4)热水管道穿过建筑物的楼板、墙壁和基础处应加套管,穿越屋面及地下室外墙时,应加防水套管,以免管道膨胀时损坏建筑结构和管道设备。当穿过有可能发生积水的房间地面或楼板面时,套管应高出地面 50～100 mm。热水管道在吊顶内穿墙时,可预留孔洞。

(5)上行下给式配水干管的最高点应设排气装置(自动排气阀、带手动放气阀的集气罐和膨胀水箱)。下行上给式配水系统可利用最高配水点放气。下行上给式热水供应系统的最低点应设泄水装置(泄水阀或丝堵等),有可能时也可利用最低配水点泄水。下行上给式热水系统设有循环管道时,其回水立管应在最高配水点以下约0.5 m 处与配水立管连接。上行下给式热水系统只需将循环管道与各立管连接。

(6)热水横管均应保持有不小于 0.003 的坡度,配水横干管应沿水流方向上升,利于管道中的气体向高点聚集,便于排放;回水横管应沿水流方向下降,便于检修时泄水和排除管内污物。这样布管还可保持配、回水管道坡向一致,方便施工安装。

① 热水立管与横管连接时,为避免管道伸缩应力破坏管网,应采用乙字弯的连接方式。

② 室外热水埋地横管一般为管沟内敷设,当不可能时,也可直埋敷设。

(7)直埋管道的安装与敷设还应符合有关直埋供热管道工程技术规程的规定。

(8)热水管道应设固定支架,一般设于伸缩器或自然补偿管道的两侧,其间距长度应满足管段的热伸长量不大于伸缩器所允许的补偿量。固定支架之间宜设导向支架。

(9)为调节平衡热水管网的循环流量和检修时缩小停水范围,在配水、回水干管连接的分干管上,配水立管和回水立管的端点,以及居住建筑和公共建筑中每一用户或单元的热水支管上,均应装设阀门(图 2-5-7)。

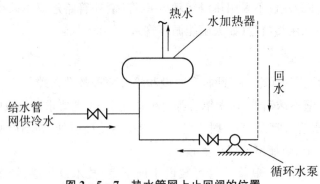

图 2-5-7　热水管网上止回阀的位置

① 水加热器、储水器的冷水供水管上装设止回阀,防止加热设备的升压或冷水管网水压降低时产生倒流,使设备内热水回流至冷水管网产生热污染和安全事故。

② 机械循环系统的第二循环回水管上装设止回阀,防止冷水进入热水系统影响配水点的供水温度。

③ 冷热水混合器的冷、热水供水管上装设止回阀,防止冷、热水通过混合器相互串水而影响其他设备的正常使用。

(10) 为计量热水总用水量,应在水加热设备的冷水供水管上装设冷水表;对成组和个别用水点可在其热水供水支管上装设热水水表。水表应安装在便于观察及维修的地方。

(三) 保温与防腐

(1) 热水供应系统中的水加热设备,储热水器,热水箱,热水供水干、立管,机械循环的回水干、立管,有冰冻可能的自然循环回水干、立管均应保温,其主要目的在于减少介质传送过程中无效的热损失。

(2) 热水供应系统保温材料应符合导热系数小、具有一定的机械强度、重量轻、没有腐蚀性、易于施工成型及可就地取材等要求。

(3) 热水配、回水管,热媒水管常用的保温材料为岩棉、超细玻璃棉、聚氨酯、橡塑保温棉等材料,其保温层厚度可参照表 2-5-1 采用。

表 2-5-1　热水配、回水管、热媒水管保温层厚度

管道直径 DN(mm)	热水配、回水管				热媒水、蒸汽凝结水管	
	15~20	25~50	65~100	>100	≤50	>100
保温层厚度(mm)	20	30	40	50	40	50

(4) 蒸汽管用憎水珍珠岩管壳保温时,其厚度见表 2-5-2。

表 2-5-2　蒸汽管保温层厚度

管道直径 DN(mm)	≤40	50~65	≥80
保温层厚度(mm)	50	60	70

（5）水加热器、开水器等设备采用岩棉制品、聚氨酯、橡塑保温棉等保温时，保温层厚度可为 35 mm。

（6）管道和设备在保温之前应进行防腐蚀处理。

（7）保温材料应与管道或设备的外壁紧密相贴密实，并在保温层外表面做防护层。

（8）如遇管道转弯处，其保温应做伸缩缝，缝内填柔性材料。

四、软水处理系统及设备的选型

针对水质较硬的地区，医院生活热水系统必须加装软水处理系统。医院常用软水处理系统有传统的硅磷晶软水处理系统、离子交换软水处理系统、膜分离软水处理系统、电子除垢仪和强磁水处理器。

1. 硅磷晶软水处理系统

"硅磷晶"是聚磷酸盐和聚硅酸盐组成的微溶性聚合体。在水中聚磷酸能防止 $CaCO_3$ 的晶体生成和凝聚，并对铁离子起封闭作用，对氢氧化铁起分散作用。硅酸盐和磷酸盐更能在管道内表面形成保护膜，隔绝氧气，防止金属腐蚀。长期使用还可以清除系统中原有的氧化铁垢，并使黏附在它上面的碳酸盐类一并脱落。

"硅磷晶"使用非常方便，用户要做的事，就是每隔 3 个月补充一次药剂就够了。在用水的时候，药剂便自动地、适量地加入水中；停水不用时，药剂消耗也同时停止。

2. 离子交换软水处理系统

采用特定的阳离子交换树脂，以钠离子将水中的钙镁离子置换出来，由于钠盐的溶解度很高，所以就避免了随温度的升高而造成水垢生成的情况。这种方法是目前锅炉最常用的标准方式。主要优点是：效果稳定准确，工艺成熟。可以将硬度降至 0。采用这种方式的软化水设备一般也叫作"离子交换器"（由于采用的多为钠离子交换树脂，所以也多称为"钠离子交换器"）。

3. 膜分离软水处理系统

纳滤膜（NF）及反渗透膜（RO）均可以拦截水中的钙镁离子，从而从根本上降低水的硬度。这种方法的特点是：效果明显而稳定，处理后的水适用范围广；但是对进水压力有较高要求，设备投资、运行成本都较高。一般用于纯水制备上，较少用于专门的软化处理。

4. 电子除垢仪

电子除垢仪（图 2-5-8）是在静电阻垢和磁场软化水基础上发展起来的新型物理法水处理技术。利用高频发生器产生高频电磁振荡，形成高频交变电磁场，水分子在电磁场的作用下被激活使之处于高能位状态，电子能位的上升，使水及溶解盐中的正负离子在其流动过程中获得能量，进而流过水处理器的水得到处理。

水流经过水处理器，水中的细菌和藻类的生态环境发生变化，失去生存条件而死亡；水中所含的钙镁离子收到电场引力的作用，排列发生变化，难以去向器壁积累，从而防止水垢生成；对于已经结垢的系统，活性氧将破坏垢分子间的结合力，改变其晶体结垢，使坚硬的老垢变为疏松软垢，乃至碎片、碎屑脱落。达到除垢的目的。

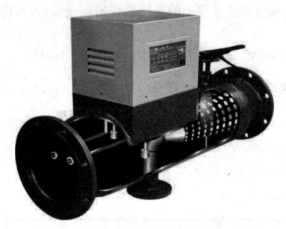

图 2-5-8 电子除垢仪

5. 强磁水处理器

原水经过磁力线切割后，改变了原有水分子的组织结构，当水以≤1.5 m/s的速度流经垂直磁场时，水中原来缔合链状的大分子断裂成单个水分子，水分子偶极矩发生偏转。水中溶解盐类的正负离子(垢分子)被单个水分子包围，使水中的钙、镁等结垢物的针状结晶体改变为粒状结晶体，从而有效的抗氧腐蚀、阻垢、除垢、抑蜡，同时在管壁形成四氧化三铁保护层，起到有效抑制腊形成结块堵塞管道的作用，并增加水的活性，使他们不能交织在一起成为坚硬的水垢附着在器壁或管壁上(图 2-5-9)。

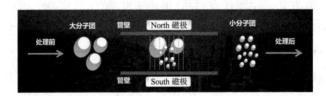

图 2-5-9 水分子示意图

经过强磁水处理器(图 2-5-10)处理完成后，水质成分并没有改变，但水垢及钙、镁离子的物理性质发生变化，从而成为极其微小的颗粒沉淀在底部，随水流排出，从而达到防水垢的作用；对原有的老水垢逐渐剥蚀、软化、松动、龟裂、直到脱落，达到除垢目的，新水垢不再生成。

其设备特点为：① 延长寿命：无须添加任何药剂，节约开支，绿色环保、无污染。对循环水系统设备内壁起到了防腐缓蚀作用，使设备使用寿命延长1倍以上。② 增加产能：大大缩短系统定期检修停机时间，若检修缩短10天就增加10天的产能。③ 节约用电：由于有良好的换热效果，同时管道畅通，维持恒定的流量和压力，并且减少管道流体

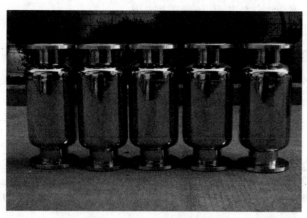

图 2-5-10　强磁水处理器

阻力,降低流体泵送的动力消耗。④ 节约用水:建议在项目运行稳定后,浓缩倍数由小于 2.5 逐渐扩大到小于 4,按照节水 30%～40% 计算,使水的作用发挥到极致,最大限度节约用水。⑤ 降低成本:强磁水处理器,没有运行成本,无须额外能耗。⑥ 绿色环保:强磁水处理器装置绿色、无毒、无污染,有效使用寿命至少 10 年以上,为企业带来巨大的经济效益和环境效益。⑦ 便于管理:使循环水管理数字化、简单化,由原先被动处理变为主动调控,管理水平跃上新台阶。

五、热水机房的规划

采用市政热力管网、锅炉房锅炉热媒、地源热泵机组等作为系统热源时,热水机房一般设置在建筑物主楼地下室;采用太阳能设备、空气源热泵热水机组等作为系统热源时,热水机房一般设置在建筑物主楼屋顶。

第六节　医院生活热水系统相关计算

一、耗热量计算

医院建筑的集中热水供应一般为 24 h 供应热水,系统的设计小时耗热量应按式 2-6-1 计算。

$$Q_h = K_h \frac{mq_r C(t_r - t_1)\rho_r}{T} \qquad (式 2-6-1)$$

式中:Q_h—— 设计小时耗热量(kJ/h);

　　　m—— 用水计算单位数(人数或床位数);

　　　q_r—— 热水用水定额[L/(人·d) 或 L/(床·d)],按本书表 2-2-1 采用;

　　　C—— 水的比热,$C = 4.187[kJ/(kg·℃)]$;

　　　t_r—— 热水温度,$t_r = 60(℃)$;

t_1—— 冷水温度，按本书表 2-2-3 选用；

ρ_r—— 热水密度（kg/L）；

T—— 每日使用时间（h），按本书表 2-2-1 采用；

K_h—— 小时变化系数，可按本书表 2-2-1 采用。

表 2-6-1　医院的热水小时变化系数 K_h

床位数 m	50	75	100	200	300	500
小时变化系数 K_h	4.55	3.78	3.54	2.93	2.60	2.23

注：K_h 应根据热水用水定额高低、使用人（床）数多少取值。当热水用水定额高、使用人（床）数多时取低值，反之取高值，使用人（床）数小于等于下限值及大于等于上限值的，K_h 就取下限值及上限值，中间值可用内插法求得。

具有多个不同使用热水部门的单一建筑或具有多种使用功能的综合性建筑，当其热水由同一热水供应系统供应时，设计小时耗热量可按同一时间内出现用水高峰的主要用水部门的设计小时耗热量加其他用水部门的平均小时耗热量计算。

二、设计小时热水量计算

设计小时热水量可按式 2-6-2 计算。

$$q_{rh} = \frac{Q_h}{(t_r - t_1)C\rho_r} \qquad （式 2-6-2）$$

式中：q_{rh}—— 设计小时热水量（L/h）；

　　　Q_h—— 设计小时耗热量（kJ/h）；

　　　t_r—— 设计热水温度（℃）；

　　　t_1—— 设计冷水温度（℃）。

三、热媒耗量的计算

医院热水系统热媒一般包括饱和蒸汽和高温热水，采用间接加热的方式加热。

（1）蒸汽间接加热的热媒耗量按式 2-6-3 计算。

$$G_{mh} = (1.1 \sim 1.2) \frac{W}{\gamma_h} \qquad （式 2-6-3）$$

式中：G_{mh}—— 蒸汽间接加热热水时的蒸汽耗量（kg/h）；

　　　γ_h—— 蒸汽的汽化热，可查表决定；

　　　W—— 设计小时耗热量（kJ/h）。

（2）高温热水间接加热的热媒耗量按式 2-6-4 计算。

$$G_{ms} = (1.1 \sim 1.2) \frac{Q_h}{C(t_{mc} - t_{mz})} \qquad （式 2-6-4）$$

式中：G_{ms}—— 高温热水间接加热热水时的蒸汽耗量（kJ/h）；

　　　t_{mc}—— 热媒热水供应温度（℃）；

　　　t_{ms}—— 热媒热水回水温度（℃）；

Q_h、C 同上。

四、集中热水供应加热及储热设备的选用与计算

（1）集热器总面积应根据日用水量、当地年平均日太阳辐照量和集热器集热效率等因素按下列公式计算：

① 直接加热供水系统的集热器总面积可按式 2-6-5 计算。

$$A_{jz} = \frac{q_r m C \rho_r (t_r - t_l) f}{J_t \eta_j (1 - \eta_t)} \qquad (式 2-6-5)$$

式中：A_{jz}——直接加热集热器总面积（m^2）；

　　　　q_{rd}——设计日用热水量（L/d），按不高于用水定额中下限取值；

　　　　t_r——热水温度（℃），$t_r = 60$℃；

　　　　t_l——冷水温度（℃），按本书表 2-2-3 采用；

　　　　J_t——集热器采光面上年平均日太阳辐照量 [$kJ/(m^2 \cdot d)$]；

　　　　f——太阳能保证率，根据系统使用期内的太阳辐照量、系统经济性和用户要求等因素综合考虑后确定，取 30%～80%；

　　　　η_j——集热器年平均集热效率，按集热器产品实测数据确定，经验值为 45%～50%；

　　　　η_l——储水箱和管路的热损失率，取 15%～30%。

② 间接加热供水系统的集热器总面积可按式 2-6-6 计算。

$$A_{jj} = A_{jz} \left(1 + \frac{F_R U_L \cdot A_{jz}}{K \cdot F_{jr}} \right) \qquad (式 2-6-6)$$

式中：A_{jj}——间接加热集热器集热总面积（m^2）；

　　　　$F_R U_L$——集热器热损失系数 [$kJ/(m^2 \cdot ℃ \cdot h)$]；

平板型可取 14.4～21.6 $kJ/(m^2 \cdot ℃ \cdot h)$；真空管型可取 3.6～7.2 $kJ/(m^2 \cdot ℃ \cdot h)$，具体数值根据集热器产品的实测结果确定；

　　　　K——水加热器传热系数 [$kJ/(m^2 \cdot ℃ \cdot h)$]；

　　　　F_{jr}——水加热器加热面积（m^2）。

③ 太阳能集热系统储热水箱容积可按式 2-6-7 计算。

$$V_r = q_{rjd} \cdot A_j \qquad (式 2-6-7)$$

式中：V_r——储水箱有效容积（L）；

　　　　A_j——集热器总面积（m^2）；

　　　　q_{rjd}——集热器单位采光面积平均每日产热水量 [$L/(m^2 \cdot d)$]，根据集热器产品的实测结果确定。无条件时，根据当地太阳辐照量、集热器集热性能、集热面积的大小等因素按下列原则确定：直接供水系统 $q_{rjd} = 40 \sim 100 \ L/(m^2 \cdot d)$；间接供水系统 $q_{rjd} = 30 \sim 70 \ L/(m^2 \cdot d)$。

（2）容积式水加热器或储热容积与其相当的水加热器、燃油（气）热水机组应按下式计算：

$$Q_g = Q_h - \frac{\eta V_r}{T}(t_r - t_t)C\rho_r \qquad \text{(式 2-6-8)}$$

式中：Q_g——容积式水加热器的设计小时供热量（kJ/h）；

Q_h——设计小时耗热量（kJ/h）；

η——有效储热容积系数；

容积式水加热器 $\eta=0.7\sim0.8$，

导流型容积式水加热器 $\eta=0.8\sim0.9$；

第一循环系统为自然循环时，卧式储热水罐 $\eta=0.80\sim0.85$，立式储热水罐 $\eta=0.85\sim0.90$；

第一循环系统为机械循环时，卧、立式储热水罐 $\eta=1.0$；

V_r——总储热容积（L）；

T——设计小时耗热量持续时间（h），$T=2\sim4$ h；

t_r——热水温度（℃），按设计水加热器出水温度或储水温度计算；

t_l——冷水温度（℃），按表 2-2-3 采用；

注：当 Q_g 计算值小于平均小时耗热量时，Q_g 应取平均小时耗热量。

（3）半容积式水加热器或储热容积与其相当的水加热器、燃油（气）热水机组的设计小时供热量应按设计小时耗热量计算。

（4）半即热式、快速式水加热器及其他无储热容积的水加热设备的设计小时供热量应按设计秒流量所需耗热量计算。

五、计算示例

南京某医院病房楼配置 600 张床位，采用集中式直接加热太阳能热水系统作为病房楼生活热水的主要热源，80℃高温热水作为生活热水系统的辅助热源，高温热水通过水水换热-半容积式换热器作为辅助热源换热设备。

要求计算：医院病房楼最大小时耗热量、最大小时热水量、高温热水消耗量、配置太阳能系统的太阳能集热器面积、太阳能水箱容积、半容积式换热器设计小时供热量。

通过以上信息和查询相关定额可知：床位数 600 张，用水定额 110 L/（床·d），小时变化系数 2.0，使用时间 24 小时，冷水计算温度 5℃，热水温度 60℃，热媒供应温度 80℃，热媒回水温度 65℃，太阳能辐照量 13.316 MJ/（m²·d）。

计算过程如下：

（1）医院最大小时耗热量按式 2-6-1 计算：

$$Q_h = K_h \frac{mq_rC(t_r - t_i)\rho_r}{T} = 2.0 \times \frac{600 \times 110 \times 4.187 \times (60-5) \times 1}{24}$$

$$= 1\,266\,567.5 \text{ kJ/h}$$

（2）医院最大小时热水量按式 2-6-2 计算：

$$q_{rh} = \frac{Q_h}{C(t_r - t_i)\rho_r} = \frac{1\,266\,567.5}{4.187 \times (60-5) \times 1} = 5\,500(\text{L/h})$$

（3）医院高温热水消耗量按式 2-6-4 计算：

$$G_{ms} = (1.1 \sim 1.2) \frac{Q}{C(t_{mc} - t_{mz})} = 1.2 \times \frac{1\,266\,567.5}{4.187 \times (80 - 65)} = 20\,166(\text{kg/h})$$

（4）太阳能为直接加热系统，医院配置太阳能集热器面积按式 2-6-5 计算：

$$A_{jz} = \frac{q_{rd}C\rho_r(t_r - t_i)f}{J_t\eta_j(1 - \eta_l)} = \frac{66\,000 \times 4.187 \times 1 \times (60 - 5) \times 50\%}{13\,316 \times 0.58 \times (1 - 20\%)} \approx 1\,230(\text{m}^2)$$

（5）医院配置太阳能储热水箱的容积按式 2-6-7 计算：

$$V_r = q_{rjd} \cdot A_{jz} = 60 \times 1\,230 = 6\,150(\text{L})$$

（6）半容积式换热器设计小时供热量

半容积式水加热器或储热容积与的设计小时供热量应按设计小时耗热量计算，为 1 266 567.5 kJ/h。

第七节　医院生活热水系统的管理

一、医院生活热水系统管理的目的

生活热水系统的管理是能源管理体系的一部分，是通过一系列技术手段、措施、标准规范实现对生活热水系统的自动控制和维护保养，通过例行的系统优化、节能监测、能源审计、节能技改和节能考核等措施，不断提高生活热水系统的持续优化和改进的时效性，实现系统预期的降低能源消耗和使用的目标。

医院生活热水系统的管理包括生活热水系统的施工管理和移交后的日常管理。本章节主要阐述医院生活热水系统移交后的管理，包含有日常的维护、保养和故障处理。

二、医院生活热水系统管理组织架构的确立

（一）管理责任单位

医院对生活热水系统进行管理需首先确立管理组织架构，从而实现管理的权责分明。现阶段，中小型医院生活热水系统的管理责任单位一般为医院后勤部门，大型综合性医院生活热水系统的管理责任单位为独立的第三方后勤服务公司。医院后勤部门（第三方后勤服务公司）应设置专门的岗位或人员负责统筹、协调、配合和监督供应商的售后服务。

（二）专业设备供应商的管理

医院生活热水系统所采用的专业设备由专业的供应商进行维保和售后服务。设备供应商在责任部门的管理下，配合院方完成专业设备的维护保养、故障处理、技术培训与指导等售后服务。供应商售后服务包含质保期限内的免费服务和质保期满后的有偿服务。质保期满后建议签订维保服务协议，通过有偿方式由供应商提供全方位高效快捷的售后服务。

三、医院生活热水系统管理的内容

（一）管理范围的界定

专业设备由供应商进行维护保养管理，管道、阀门、水泵等其他设备的维护保养管理由医院后勤部门或第三方后勤服务公司指定专人进行维护保养管理。其中供应商的维护保养服从医院后勤部门或第三方后勤服务公司的管理。

（二）日常巡视制度

建立日常巡视制度，日常巡视由医院后勤部门或第三方后勤服务公司指定的维管人员负责，每天巡视检查热水系统的运行情况。

（三）太阳能系统维保内容

1. 定期巡检内容

（1）系统有无漏水情况，如集热器漏水、水箱溢流、管路阀门漏水等。

（2）控制柜显示信息是否正常，水箱温度、水位，太阳能集热器温度，太阳能管路温度，冷水管路温度等有无故障信息。

（3）太阳能循环泵、供水增压泵、电动阀、电磁阀及其他电气设备运行是否正常。

（4）淋浴喷头出水是否正常。

（5）检查供电、探头连接、信号传递线路，保证接触良好。

2. 常见故障处理

医院太阳能系统常见故障处理见表2-7-1。

表 2-7-1 医院太阳能系统常见故障处理

故障现象	故障可能原因	处理方法
循环泵无法启动	按钮处在停止位	查看水泵按钮，并根据实际情况将旋钮开的1♯或者2♯泵
循环泵不上水	水位过低	提高水箱水位至规定水位，并检查管道是否有漏水
自动补水失败	1. 自来水水压不够 2. 补水电磁阀或者水泵损坏	1. 增加水压 2. 维修或更换电磁阀或水泵
水箱溢流	1. 水位过高 2. 水位传感器损坏或其他连接管道堵塞 3. 上水电磁阀关闭不严或损坏 4. 自来水沿热水管路串入水箱	维修、更换或修正设定值
太阳能水箱水位过低	1. 自来水停水或压力过低 2. 管路堵塞 3. 真空管炸管 4. 系统停电 5. 用热水量过度 6. 水位传感器故障	1. 维修或更换部件 2. 疏通管路 3. 向保温水箱注水 4. 恢复供电

续表

故障现象	故障可能原因	处理方法
太阳能集热器温度过高	1. 自来水停水或压力过低 2. 管路堵塞 3. 真空管炸管 4. 太阳能循环泵故障 5. 白天晴天条件下停电 6. 温度传感器故障	1. 维修或更换部件 2. 疏通管路 3. 恢复供电 4. 恢复供水或增压
太阳能集热器与太阳能水箱温差过高	1. 太阳能循环泵故障 2. 真空管炸管 3. 温度传感器故障	维修或更换部件
太阳能水箱水温过低	1. 空气源热泵该启动但未启动 2. 自来水沿热水管路串入水箱 3. 水箱温度传感器故障 4. 水箱水位传感器故障	1. 启动空气源 2. 维修或更换部件
真空管炸管	1. 在太阳能集热器温度过高的情况下,突然向集热器加入冷水 2. 被异物撞击导致真空管破碎 3. 真空管本身的应力,受热后导致破碎	关闭集热器两端阀门,维修或更换真空管
控制柜漏电跳闸	1. 系统漏电或过载 2. 漏电保护开关损坏	维修或更换部件
电源开关跳闸	系统漏电或过载电源开关损坏	维修或更换部件
温度显示不稳	1. 控制柜接地线松动 2. 传感器屏蔽线接地松动 3. 传感器线缆松动 4. 传感器故障	维修或更换部件
显示屏参数模糊	信号线脱落	将信号线插到主机上

(四)空气源热泵系统维保内容

(1)添加制冷剂:制冷剂是一种冷热传导的介质,在制热系统中起到冷热交换的作用,每套机组添加适量的制冷剂,设定的压力范围为最低 3 kg,最高 15 kg。每年定期添加一次制冷剂,平时每季度检查机组内管路接头和阀门处是否有油污,确保机组制冷剂无渗漏。

(2)冷凝器保养:热泵是以冷凝器放出的热量来供热的制冷系统,冷凝器就是冷却经制冷压缩机压缩后的高温制冷剂蒸汽并使之液化的热交换器,循环水系统内溶于水中的无机盐会在冷凝器换热面管壁上形成水垢,导致热交换效率降低。涤尘安全清洗剂能迅速清除水垢、灰尘、胶状物质和微生物黏泥等污垢,改善热效率转换效果,使换热器、冷凝器安全高效运行。应每年定期对冷凝器进行一次保养。

(3)蒸发器保养:蒸发器是直接从空气中吸取热量的器件,应经常清洗机组蒸发器以保持良好的换热效果,应每年定期对蒸发器进行一次保养。

(4)水箱、管道清洗:水箱、管道在使用一段时间后壁上会产生水垢,需采用克垢药剂进行清洗,此药剂专业针对水箱、管道中的水垢,具有彻底清除的功效,去污度达90%以上。应每年定期对水箱、管道进行一次清洗。

(5)水过滤器清洗:机外安装的水过滤器应定期检查清洗,保证水循环系统内水质清洁,以避免机组因水过滤器脏堵而造成损坏。每月定期清洗一次。

(6)检查机组的电源和电气系统是否牢固,电气元件是否动作异常,如有应及时维修和更换。每季度定期检查一次。

(7)检查水系统的补水水箱的安全阀液位控制器和排气装置工作是否正常,以免空气进入系统造成水循环量减少,从而影响机组的制热量和机组运行的可靠性,每月定期检查一次。

(8)检查水泵水路阀门是否正常工作,水管及水管接头是否渗漏,应每月定期检查一次。

(五)燃气锅炉维保内容

燃气真空锅炉一般是由 PLC 可编程控制器控制燃烧器,按照事先设定好的温度条件或者定时条件,能够实现自动点火、切换大小火、停火操作,无须专人操作。即便如此,锅炉设备必要的维护保养却不可缺少,以下是我们根据以往经验总结的一些燃气锅炉维护保养的规则:

(1)维护保养设备时必须在停机断电状态,严禁在设备运行期间擦拭、维护保养设备,严禁用水清洗设备部件,严禁使用湿抹布擦拭火焰观察口玻璃。

(2)每天必须认真彻底地擦拭燃烧器组件外壳、锅炉本体、火焰观察口、循环系统管路、循环水泵、热交换器等表面的积尘,确保设备干净整洁。

(3)每周至少清扫一次风门挡板、清洁一次燃气过滤器滤网,以保持燃烧器进风口的清洁,避免供气阀组件及供气管道堵塞,确保燃烧器能正常检漏、点火工作。

(4)清洁过滤器滤网后必须将过滤器压盖螺栓进行均匀紧固,并使用燃气报警仪进行检测,严禁发生燃气泄漏。

(5)燃气热水锅炉操作人员在机组运行期间应经常巡视检查机房内各设备、仪表的运行状况,及时规范填写相关记录。

(6)每年至少一次清灰,对烟气流通部位的集灰进行清理。用螺钉旋具拆开锅炉前后端外包板(以燃烧机所在端为前端,对应端为后端),再打开前后烟室的门,然后将清灰刷伸进烟管内依次反复冲刷每一根烟管,再将烟管及烟室的烟污彻底清除干净。装烟室盖板时应注意密封严实,压螺帽时要受力均匀,避免烟室泄漏。

(7)水过滤器每两个月拆下用水清洗一次。

(8)各种阀门、管接头、法兰垫圈发现泄漏要及时检修,保持机房清洁。

(9)擦洗操作面板时应先切断电源,用抹布蘸酒精擦拭。

(10)长期停炉(超过一个月)时,炉内压力应在压力表指针接近 -0.2 MPa 处,超过时应开启真空泵抽真空。锅炉人员应定期检查。短期停炉(一个月内)时加强人工监护即可。

（六）水泵的维护保养内容

（1）每半年应对水泵进行一次清洁、保养。

（2）检查水泵轴承是否灵活，如有阻滞现象，则应加注润滑油；如有异常摩擦声响，则应更换同型号规格轴承。

（3）转动水泵轴，如果有卡住、碰撞现象，则应拆换同规格水泵叶轮；如果轴承损坏严重，则应更换同规格水泵轴承。

（4）清洁水泵外表。

（5）如水泵脱漆或锈蚀严重，则应彻底铲除脱落层油漆，重新刷上油漆。

（6）闸阀、止回阀、浮球阀、液位控制器应定期进行维修保养。

（七）闸阀维修保养

（1）检查密封胶垫处是否漏水，如漏水则应更换密封胶垫。

（2）检查压黄油麻绳处是否漏水，如漏水则应重新加压黄油麻绳。

（3）对闸阀阀杆加黄油润滑。

（4）对锈蚀严重的闸阀（明装）应在彻底铲除底漆后再重新油漆。

（八）止回阀维修保养

（1）检查止回阀弹簧弹力是否足够，如太软则应更换同规格弹簧。

（2）检查止回阀油漆是否脱落，如脱落严重则应处理后重新油漆。

四、医院生活热水系统智能化管理

引入先进的互联网技术，与生活热水系统的设备实现互联，形成能源监测系统，对生活热水系统进行监测，从而实现生活热水系统控制和管理的一体化和智慧化，实现对系统运行过程的持续监测，为整个生活热水系统的优化和改进提供技术依据（图 2-7-1、图 2-7-2）。

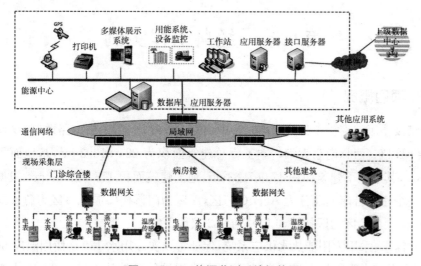

图 2-7-1 能源监测系统拓扑图

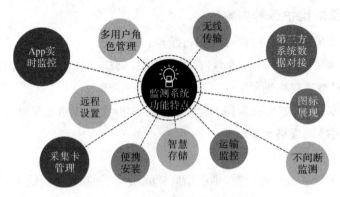

图 2-7-2 能源监测系统特点

能源监测平台是对医院整体能源利用情况的监测,生活热水系统是其中的一个重要组成部分。能源监测平台可以帮助医院实现如下目标:

1. 帮助设备充分发挥效益

提供全面的能源数量与质量、负载设备和用能过程的实时监测手段;提供基于全面实时数据的能耗与能效分析工具;借此建立对所有节能设备和节能措施的前后比对数据及运行条件管理。

2. 保障节能设备持续有效

实时跟进节能设备的能耗数据,随着环境因素改变更改运行参数;建立单个设备的管理档案,维护和维修方便;提供各项数据,对节能效果进行科学合理评价,并提出针对性改善建议。

3. 持续改善用能设施能效

对全设施用能设备能耗与能效参数实时监测;随时发现用能环节的无效用能盲点,持续改善。

第八节 经典工程实例

一、项目概况

南京鼓楼医院南扩工程位于南京市中山路 321 号,坐落于中山路西侧、汉口路以北、天津路以东,西临南京大学。本工程总建筑面积为 224 813.3 m²,基地面积约为 37 900 m²,其中地下建筑面积 47 067.63 m²,地上建筑面积 177 745.67 m²,根据建筑功能将整个建筑自南向北分为 A、B、C 三区,A 区为门诊楼(5 层)、B 区为急诊及住院部大楼(14 层)、C 区为医技楼(6 层),均设 2 层地下室。

用户需求:采用太阳能热水供应系统,保证每天实际用水 120 t、使用温度 60℃热水(阴雨雪天或太阳能辐射量不足时,采用蒸汽锅炉辅助加热),满足 3 000 人左右的洗浴需求。

二、太阳能系统安装方案

集热器的摆放方式直接影响到系统的采光效率和整体的美观性。

由于医院屋顶现有设备众多,除冷凝塔、空调主机、线缆桥架、消防管道、风机盘管等设备布满屋顶外,还建有专门急救病人的屋顶直升机停机坪,屋顶几乎没有合适的空间摆放太阳能集热器,现场施工十分复杂。所以项目总体设计和产品选型显得尤为重要。通过实地勘查最终选择了"高空廊架对称屋檐式"布局方案,有效避开了现有的诸多设备,整套太阳能宛如巨大的蓝色天窗平铺在屋顶上,雄伟壮观,既充分利用太阳能集热,又起到了隔热作用,同时实现了太阳能与建筑的良好结合。

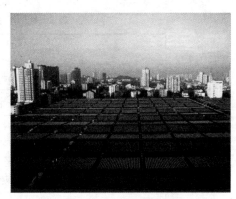

图 2-8-1 南京鼓楼医院
太阳能集热器安装完成效果图

为了杜绝太阳能反射光源的污染而影响直升机的起降,在产品生产过程中,对太阳能集热器高强度铝合金联箱,采用了汽车喷涂烤漆工艺,喷涂了一层灰色的烤漆,既有效防止铝合金的氧化,又杜绝了光污染带来的安全隐患。

整套系统由东西两个片区共计 470 组真空管集热器、120 m³ 储热水箱、循环泵、供水泵、变频控制柜组成。总集热面为:1 760 m³、日产水量:120 m³/d、供水温度 60℃。

三、系统运行原理

本工程的系统原理图见图 2-8-2。

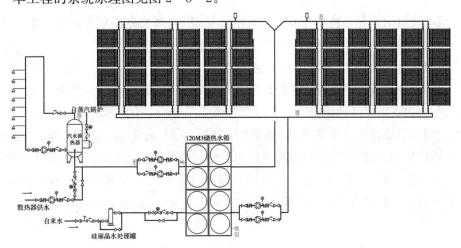

图 2-8-2 系统运行原理图

四、工程完工运行及能效测评情况

2012 年 8 月，南京鼓楼医院太阳能热水工程通过了江苏省可再生能源建筑应用示范项目测试，被评为江苏省建筑节能重点示范推广项目；2014 年 10 月，本太阳能工程与南京鼓楼医院南扩项目一道被中华人民共和国住房和城乡建设部授予：中国建筑工程质量最高奖——鲁班奖。

根据测评报告，系统的节能效益参数如下：

表 2－8－1　系统节能效益参数表

测评指标	测评结果
太阳能面积(m^2)	1 760
全年太阳能给保证率(％)	54.72
全年常规能源替代量(吨标煤)	258.84
项目费效比(元/kWh)	0.13
二氧化碳减排量(吨/年)	639.32
二氧化硫减排量(吨/年)	5.18
烟尘减排量(吨/年)	2.59
年节约费用(万元/年)	66.80
静态回收期(年)	5.9
设备 15 年寿命周期总节约费用(万元)	1 002

通过表 2－8－1 分析可知：系统的经济效益和节能效益符合系统的设计要求，效果十分明显。

五、经验总结

该项目由南京北方赛尔环境工程有限公司(原南京北方赛尔太阳能工程技术有限公司)设计施工，于 2012 年 6 月底完工并交付使用。

本项目运行七年来，系统运行稳定、安全、高效，符合并达到了当初的设计预期，是太阳能节能减排技术在医疗系统应用的一次新的尝试，从系统规模和技术应用来说，也是国内太阳能节能减排技术在医疗系统应用中的一个典型示范性工程。

大型太阳能系统是由集热器、钢结构、管道、泵阀、传感器、水处理器、智能控制器、线缆桥架、辅助加热等多种设备有机组合的综合性系统设备，从图纸设计、产品选型、材料选择、施工工艺、安装调试、运行管理到后期的售后服务，每一个环节都必须得到有效的保障，只有这样才能确保系统的有效性、稳定性、安全性和长久性。

参考文献

[1]梁铭会.中国医院建设指南[M].北京:研究出版社,2015.

[2]孙帮聪.太阳能医院[M].北京:中国文化出版社,2016.

[3]中国市政工程西南设计研究院.给水排水设计手册[G].北京:中国建筑工业出版社,2000.

[4]核工业第二研究设计院.给水排水设计手册(第二册):建筑给水排水[G].中国建筑工业出版社,2001.

[5]建筑给水排水设计规范 GB 50015—2003[S].北京:中国计划出版社,2009.

[6]综合医院建筑设计规范 GB 51039—2004[S].北京:中国计划出版社,2004.

[7]医院卫生设备安装 09S303[S].北京:中国建筑标准设计研究院,2009.

[8]节水型生活用水器具标准 CJ164—2002[S].北京:中国标准出版社,2002.

[9]全国用建筑工程设计技术措施节能专篇:给排水部分[S].北京:中国建筑标准设计研究院,2007.

[10]建筑给水排水及采暖工程施工质量验收规范 GB 50242—2002[S].北京:中国建筑工业出版社,2002.

[11]给水排水管道工程施工及验收规范 GB 50268—2008[S].北京:中国建筑工业出版社,2009.

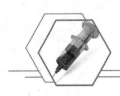

第三章　生活开水系统

医院生活开水主要有白开水与直饮水。现代社会，随着生活水平的提高，人们对于饮水健康的认知和意识逐渐增强。医院是人员密集的公共场所，饮用水的清洁与卫生，涉及医院工作人员、住院患者、门诊等公共场所的公众健康与运行安全，因此在规划设计中，必须加以重视，严格管理。医院在建设规划与设计中，应综合考虑门诊、住院患者、工作人员的开水供应需求，在供应模式、供水标准、设备选型、运行管理等各个环节，严格执行相关的国家标准，以确保安全。

第一节　生活开水供应模式与水质标准

一、开水系统的供应模式分类

医院开水系统的供应与组织，应根据医院的规模、建筑功能灵活组织，一般情况下有以下四种模式：

1. 分散供应模式

当医院规模不大，建筑比较分散时，为节省设备投资与运行费用，医院在规划时应在住院部的配餐间、门诊各区域及辅助科室分散设立开水供水器，并定时开放，保证患者与来访者的需要。

2. 集中式供应模式

单独的专科医院住院部与门诊为一体时，可在住院部楼顶层设置蒸汽开水供应设备，定时开放，保障供应；但这种模式，只适用于医院规模较小，住院、门诊比较集中时使用，当医院规模较大，护理单元多，门急诊高度分散时，由于供水路径长，会造成水的浪费。

3. 混合供应模式

当医院规模较大，建筑是高层群组式时，宜将集中供应与分散供应结合起来，既有集中的区域，也有分散的区域，一般情况下，住院楼以集中供应为宜，门诊及其他保障区域，以分散供应为宜，在特定区域设置电开水锅炉，全时开放或定时开放。一般情况下是早、中、晚各一次。集中供应区域可统一管理，分散管理区域应在电开水炉前端设置定时控制开关，自动管理。

4. 直饮水模式

全院设置直饮水机房，通过管道将经过净化处理后的净水送至供应末端的饮水器或水龙头,提高了供应效率,确保了饮水安全。

二、生活开水定额、水温及水质要求

1. 开水设计定额

开水系统的定额设计,应根据住院部、门诊区域需要设置开水炉或直饮水供应系统。通常情况下,病人、医务人员、工作人员按 3 L/(人·班)计,每楼层每个护理单元均应设置 70 L 电加热开水器,一般 70 L 即可满足供应要求。每个电加热开水器外部均应设置防护箱体,仅可由医护人员开启后使用。如开水供应采用分时供应时,应加装分时控制开关,以节省电源与水源。

根据规范设定的医院生活开水定额。饮用水定额及小时变化系数,根据建筑物的性质和地区的条件,应按表 3-1-1 确定。

表 3-1-1 饮水定额及小时变化系数

建筑物名称	单位	饮水定额(L)	K_h
病房	每病床每日	2~3	1.5
门急诊病人	每人每日	1~2	1.5
医务人员	每人每日	1~2	1.5
医院后勤职工	每人每日	1~2	1.5

注:定额引自 GB 50015—2003(2009 版)《建筑给水排水设计规范》5.7.1,表 5.7.1。

2. 生活开水水温要求

开水:应将热水烧至 100℃,并持续 3 分钟。计算温度按 100℃计。直饮水:采用城市自来水经处理、消毒、净化后可直接饮用。水温一般在 10~30℃。

3. 医院生活开水水质要求

医院生活开水的水质应符合《生活饮用水卫生标准》(GB 5749—2006)、《饮用净水水质标准》(CJ 94—2005)的要求。

三、生活开水供给方式的选择与要求

当医院采用以管道直饮水系统为主要供应方式时,应就近设置饮水器或水龙头。并须满足下列要求:

(1)管道直饮水的水源应符合《生活开水卫生标准》(GB 5749—2006)、《生活开水水质卫生规范》和《饮用净水水质标准》(CJ 94—2005)的要求。

(2)管道直饮水水处理工艺为:一级砂滤+二~三级膜过滤(最后一级 0.20~0.45 的膜)+紫外线和 O_3 联合消毒+蓄水箱+变频供水泵。

(3)管道直饮水的供应须设置循环供水系统,管道流速不应小于 0.6 m/s,回水经膜滤和消毒后再用;管网末端盲管的最大长度不宜超过 0.5 m;管道直饮水蓄水箱的有效容积不宜小于最大日用水量的 1.2 倍;应设水质分析室,直饮水水质分析每班应不少于 2 次。

当医院采用蒸汽间接加热时蒸汽开水炉宜集中设置,开水通过管道输送到护理单元和科室。采用电开水器时,可每层或每个护理单元、每个科室设置电开水器。这两种开水供应方式,均应在自来水进开水器前应设置机械过滤器。医院开水系统也可采用桶装水饮水机,就近设置饮水机。生活开水设备和龙头应设置在卫生条件良好通风的房间或场所,不应设置在卫生间或盥洗间内。

第二节 医院生活开水的制备和供应

一、直饮水的制备及供应

医院生活开水来源一般为直饮水。直饮水也称为活化水、健康活水,采用碘触酶技术和分离膜装置等进行过滤,杀死其中的病毒和细菌并过滤掉自来水中异色、异味、余氯、臭氧硫化氢、细菌、病毒、重金属。阻挡悬浮颗粒,改善水质,同时保留对人体有益的微量元素,并用离子交换体软化水质。最后通过高能量生化陶瓷的作用将水体能量化、矿化,达到完全符合世界卫生组织公布的直接饮用健康水的标准。

(一)直饮水制备工艺

直饮水的制备流程一般为自来水→储水箱→石英砂过滤器→活性炭过滤器→软化器→精密过滤器→反渗透膜过滤主机→紫外线和 O_3 联合消毒→蓄水箱(图 3 - 2 - 1)。

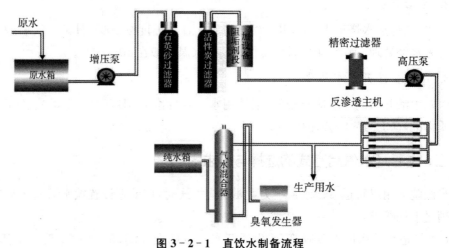

图 3 - 2 - 1 直饮水制备流程

(二)直饮水部件及功能简介

1. 石英砂过滤器

石英砂过滤器是一种高效过滤设备,利用石英砂作为过滤介质,在一定的压力下,把浊度较高的水通过一定厚度的粒状或非粒状的石英砂过滤,有效地除去水中的悬浮物、有机物、胶质颗粒、微生物、氯、臭味及部分重金属离子等,最终达到降低水浊度、净化水质的效果。

2. 活性炭过滤器

活性炭过滤器是一种较常用的水处理设备,作为水处理脱盐系统前处理能够吸附前级过滤中无法去除的余氯,可有效保证后级设备的使用寿命,提高出水水质,防止污染,特别是防止后级反渗透膜、离子交换树脂等的游离态余氯中毒污染。同时还吸附从前级泄漏过来的小分子有机物等污染性物质,对水中异味、胶体及色素、重金属离子等有较明显的吸附去除作用,还具有降低化学需氧量(COD)的作用。可以进一步降低 RO 进水的反渗透膜污染指数(SDI)值,保证 SDI<5,TOC<2.0×10^{-6}。

3. 软化器

软化器即为钠离子交换器,由盛装树脂的容器、树脂、阀或调解器以及控制系统组成。离子交换器外壳一般采用硬聚氯乙烯(PVC)、硬聚氯乙烯复合玻璃钢(PVC-FRP)、有机玻璃(PMMA)、有机玻璃复合透明玻璃钢(PMMA-FRP)、钢衬胶(JR)、不锈钢衬胶等材质。主要用于锅炉、热电站、化工、轻工、纺织、医药、生物、电子、原子能及纯水处理的前道处理,工业生产所需进行硬水软化、去离子水制备的场合。软化器运行过程为运行→再生(反洗、吸盐、置换、正洗)→运行。

4. 精密过滤器

精密过滤器又称作保安过滤器,筒体外壳一般采用不锈钢材质制造,内部采用 PP 熔喷、线烧、折叠、钛滤芯、活性炭滤芯等管状滤芯作为过滤元件,根据不同的过滤介质及设计工艺选择不同的过滤元件,以达到出水水质的要求。该设备用于各种悬浮液的固液分离,适用范围广,可用于医药、食品、化工、环保、水处理等工业领域。

5. RO 反渗透膜过滤主机

RO 反渗透膜过滤机是一种通过国际流行的反渗透等办法,对原水进行过滤处理(物理法)后不添加任何化合物而生产出可供人类直接饮用的纯净水机器(也称为终端净水设备)。采用水质符合国家标准的市政自来水为原水,通过 2 个活性炭滤芯(1 个颗粒活性炭主 1 个烧结活性炭)、1 个 PP 溶喷滤芯对原水进行预过滤,再对预过滤水施加压力令其通过孔径大小为 0.000 1 μm 的反渗透膜,最后通过材质为果壳(椰壳)的载银活性炭(又名小 T33)调节水的酸碱度(使制出的纯净水口感变得甘甜醇美)而生产出纯净水。该装置产水优质、安全运行、稳定可靠、操作简单,可以有效去除水中钙、镁、细菌、有机物、无机物、金属离子和放射性物质等。该装置适用于家庭、宾馆、酒店、医院等场所饮用净水使用。

(三) 直饮水供应方式

直饮水供水系统一般由供水水泵、循环水泵、供水管网、回水管网、制水设备等组成。为保证直饮水供水系统的正常工作,并有效避免水质二次污染,直饮水系统必须设循环管道,并应保证干管和立管中饮水的有效循环。其目的是防止管网中长时间滞流的饮水在管道接头、阀门等局部不光滑处由于细菌繁殖或微粒集聚等因素而产生水质污染。循环系统把系统中各种污染物及时去掉,控制水质的下降,同时又缩短了水在配水管网中的停留时间(规定循环管网内水的停留时间不宜超过 6 小时),借以抑制水中微生物的繁殖。

直饮水管道系统设置一般应满足的要求

(1) 系统应设计成环状,循环管路应为同程式,进行循环消毒以保证足够的水量和水压以及合格的水质。

(2) 设计循环系统运行时不得影响配水系统的正常工作压力和饮水龙头的出流率。

(3) 直饮水在供配水系统中各个部分的停留时间不应超过 4~6 小时,供配水管路中不应产生滞水现象。

(4) 各处的直饮水龙头的自由水头应尽量相近,且不宜小于 0.03 MPa。

(5) 直饮水管网系统应独立设置,不得与非直饮水管网相连。

(6) 配水管网循环立管上、下端头部位设球阀,管网中应设置检修门,在管网最远端设排水阀门,管道最高处设置排气阀。排气阀处应有滤菌、防尘装置,排气阀处不得有死水存留现象,排水口应有防污染措施。

(7) 医院直饮水管道建议采用铜管和不锈钢管。

需要特别注意的是,目前很多医院采用净水/开水一体机,提供制备过的开水和常温直饮水。为保证正常供水量,饮水机厂家一般采用将制备过的直饮水存储在机器自带的小型储水罐中,当罐体内的水存储超出一定时间后,水体内的细菌会快速大量繁殖,造成直饮水的细菌超标。因此在采购此类设备时,需要详细了解厂家技术方案和解决办法,在使用中要对水质长期进行检测监控,以保证饮用水的安全。

二、开水的制备及供应

开水的制备及供应主要有分散式开水制备及供应系统、集中式开水制备及供应、混合式开水制备及供应系统。

(一)分散式开水制备及供应系统

分散式开水制备及供应大部分是在医院建筑每层设置 1 个开水间,用于满足该建筑层的开水需求。在办公室设置饮水机也属于比较典型的分散式开水制备及供应系统。分散式开水制备一般选用电开水器。

电开水器是目前比较方便的一种开水制备设备,随着技术的发展。电开水器也经历了由传统电开水器到沸腾式电开水器、步进式电开水器、即热式电开水器、电磁开水器的逐步升级的过程,具体各类开水器优缺点对比见表 3-2-1。

1. 传统开水器(图 3-2-2)

传统开水器是最普通和常见的开水器,采用储水式加热(浮球控制式)。已经有数十年的历史,因其结构简单,价格便宜,在市场上也有相当大的用户群,由于只有一个冷热水混合水箱,视功率大小,首沸时间需要40～75分钟,且无保温层,需反复加热保温,当取用部分开水后,浮球随着水位下降而打开阀门,此时冷水进入开水箱与原来的开水混合,而出现混合水(阴阳水),这时又需要等待20～40分钟加热后,方可取用。传统的浮球阀控制水位,浮球长期在水中浸泡容易结垢腐烂,不灵敏、造成失控、开水向外溢,容易造成事故,不安全。

随着饮用水市场对健康、安全、节能方面的要求日益提高,此类开水器的市场占有率逐渐所限,也将慢慢淡出历史舞台,因此医院应谨慎选用此类型热水器。

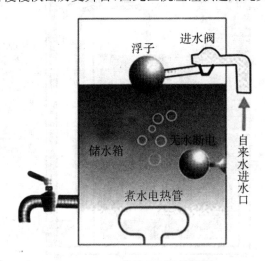

图 3 - 2 - 2 传统电开水器结构

2. 沸腾式开水器(图3-2-3)

沸腾式开水器是避免阴阳水产生的开水器,其原理主要是把生水和开水分隔开,有两个箱体,一个箱体里装有电热管,负责烧水,另一个箱体则负责储存开水,这样能有效避免生水与开水的混合,彻底解决了"阴阳水"问题。首沸时间需5～6分钟,之后连续供水。由于水温比一般开水器高,在水垢大的地区对维护要求比较高,需及时清理水垢,否则容易导致失灵。严格地说,沸腾式开

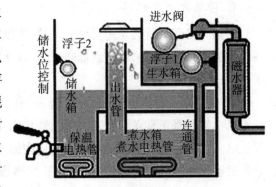

图 3 - 2 - 3 沸腾式电开水器结构

水器是市场上供应纯100℃开水最主流的机型,也是国内大部分大学和医院常选用的机型。在医院工程中,市政供水水质较好、水垢小的地区可以采用。

3. 步进式开水器(图3-2-4)

步进式开水器是一种新型节能开水器,属于第三代节能型开水器,保证真正冷热

水分离又保证一次沸腾的健康开水器,不产生"阴阳水",电能控制确保仅一次沸腾,从而彻底避免重复加热。利用温度探头控制加热和进水,利用水位探针控制高低水位。采用逐层步进分层加热技术,取水后可逐层进水逐层加热,完全杜绝千滚水、阴阳水。具有断水、溢水、进水异常及故障的自动检测功能。其缺点是水温最高只能到99℃,不能真正沸腾,而且由于单箱结构,并不能彻底杀灭所有细菌。

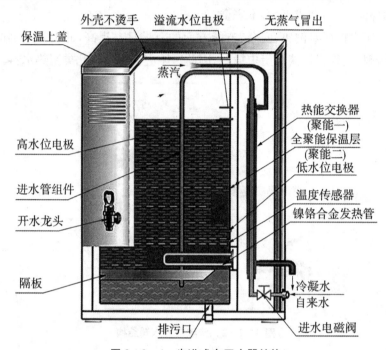

图3-2-4 步进式电开水器结构

4. 即热式电开水器

即热式电开水器是采用管道式加热,实现水流过即开,能源源不断地提供恒定温度开水的饮水设备。采用最新加热方式,在水流经加热部位时瞬时沸腾,即用即开即喝,保证不开不出水。

在与RO膜反渗透技术完全结合后,有效避免了"冷热混合水、高碱水、千沸水、残留水",实现真正意义开水、柔软水、新鲜水、健康水。不喝水时开水器停止工作,比较省电。因为靠大功率加热小容积容器内的水,加热部件每开一次水龙头启动一次,频繁启动易导其寿命缩短;同时因被加热管路狭小弯曲,极易积聚水垢,导致质量事故。

即热式开水器节能、环保、无生水、通过多层过滤和RO膜反渗透,饮用水的口感大幅提高,在医院项目建设中建议采用,但要做好设备使用过程的维护保养。

5. 数码电磁开水器

电磁开水器是一种利用电磁感应原理,将电能转换为磁热能的加热器,高速度变化的电流通过线圈会产生高速度的磁场,当磁场内部的磁力线通过金属容器时产生无数的小涡流,使金属容器内的水自行高速发热,然后再将加热容器内的水输出达到饮用的目的。由于目前电磁开水器价格昂贵,日常维护费用高,技术尚未成熟,使用中维修频繁,以及存在电磁辐射保护等问题,目前使用不是很广泛。

表 3-2-1 集中式开水器对比表

比较项目	对比类别	普通开水器	沸腾式开水器	步进式开水器	即开式开水器	电磁开水器
卫生健康性	沸腾次数	重复多次沸腾	通过蒸汽膨胀出水,多次沸腾	逐层加热技术,一次沸腾	一次沸腾立即出水	通过蒸汽膨胀出水,多次沸腾
	生水混合	有生熟水混合	无生水	无生水	无生水	无生水
	出水温度	机械控制,出水温度 80℃左右	出水温度 96～99℃以上	出水温度 96～99℃	水压或流量大时水温不足	出水温度 96～99℃
运行费用	电费	始终通电,无保温层,费电	始终通电,费电	电脑控制,定时加热,有保温层,省电	不用水不耗电,省电	始终通电,费电
	水费	利用自来水,便宜	利用自来水,便宜	利用自来水,便宜	利用自来水,便宜	利用自来水,便宜
安全性	防电、水、火	无漏电保护、无溢流保护、无防震防火装置	无漏电保护、无溢流保护、无防震防火	自带漏电保护、溢流漏水保护,防火防震	无漏电保护、无防震,瞬间电流大,功率高,占用配电资源	无漏电保护、无溢流保护、无防震防火装置
便捷性	快捷程度	整箱水烧开后才可饮用	较快	逐层沸腾,连续取开水	不能储存开水,用水高峰时不能满足	较快
	维护管理	需专人管理	双加热管(加热保温)结构,故障率翻倍,需专人管理	电脑控制,无须管理,故障自检并液晶显示	需专人管理,加热装置在北方易被水垢堵塞	双加热管(加热保温)结构,故障率翻倍,有电磁辐射
性能稳定性	性能稳定性	故障频繁,逐渐被淘汰	稳定	稳定	较稳定,加热管易因水垢堵塞而爆管	新技术,不够稳定

(二)集中式开水制备供应系统

集中开水供应是在开水间集中制备开水,人们用容器取水饮用。这种方式适合于医院、机关、学校等建筑,设开水点的开水间宜靠近锅炉房、食堂等有热源的地方。每个集中开水间的服务半径范围一般不宜大于 250 m。

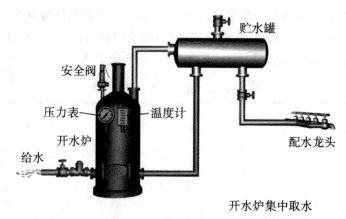

图 3-2-5 集中制备开水

对于建设标准要求较高的建筑物,可采用集中制备开水用管道输送到各开水供应点,如图 3-2-5 所示。为保证各开水供应点的水温,系统采用机械循环方式,该系统要求水加热器出水水温不小于 105℃,回水温度为 100℃。该系统加热设备可采用水加热器间接加热,也可选用燃油开水炉或电加热开水炉直接加热。加热设备可设于底层,采用下行上给的全循环方式,如图 3-2-6(a)所示;也可设于顶层采用上行下给的全循环方式,如图 3-2-6(b)所示。

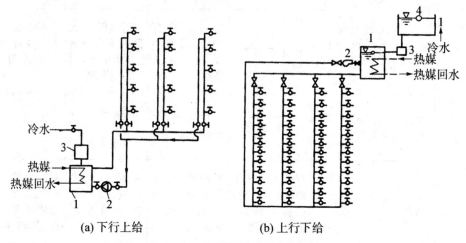

(a) 下行上给   (b) 上行下给

图 3-2-6 管道输送开水全循环方式

(三)混合式开水制备及供应系统

混合式开水制备及供应系统是根据实际情况,采用集中和分散相结合来满足开水需求的系统。系统规划和依据按照集中和分散的标准执行。

第三节 医院生活开水的相关计算

一、最大时生活开水量的计算

设计最大时生活开水量按式 3 - 3 - 1 计算。

$$q_{Emax} = K_K \frac{mq_E}{T} \qquad \text{(式 3 - 3 - 1)}$$

式中：q_{Emax}——设计最大时生活开水量(L/h)；

　　　K_K——小时变化系数,按表 5 - 1 - 6 选用；

　　　q_E——生活开水定额,L/(人·d)或 L/(床·d),按表 5 - 1 - 6 选用；

　　　m——用水计算单位数、人数或床位数；

　　　T——供应生活开水时间(h)。

二、直饮水管路设计秒流量的计算

管路秒流量按式 3 - 3 - 2 计算。

$$q_g = q_0 m \qquad \text{(式 3 - 3 - 2)}$$

式中：q_g——计算管段的设计秒流量(L/s)；

　　　q_0——饮水水嘴额定流量,取 0.04 L/s；

　　　m——计算管段上同时使用饮水水嘴的个数。

(1) 当管道中的水嘴数量在 12 个以下时,m 值可以采用表 3 - 3 - 1 的经验值。

表 3 - 3 - 1　水嘴数量在 12 个以下时 m 取值表

水嘴数量 n	1	2	3	4~8	9~12
使用数量 m	1	2	3	3	4

(2) 当管道中的水嘴数量多于 12 个时,m 值按式 3 - 3 - 3 计算。

$$\sum_{k=0}^{m} p^k (1-p)^{n-k} \geqslant 0.99 \qquad \text{(式 3 - 3 - 3)}$$

式中：k——表示 1 ~ m 个饮水水嘴数；

　　　n——饮水水嘴总数(个)；

　　　p——饮水水嘴使用概率。

$$p = \frac{\alpha q_h}{1\,800 n q_0} \qquad \text{(式 3 - 3 - 4)}$$

式中：α——经验系数,一般为 0.6 ~ 0.9；

　　　q_h——设计小时流量(L/h)；

　　　n——饮水水嘴总数(个)；

　　　q_0——饮水水嘴额定流量(L/s)。

为简化计算,设计时可以直接从水嘴设置数量 12 个以上时水嘴同时使用数量表查出计算管段上同时使用饮水水嘴的个数 m 值。

三、直饮水循环流量的计算

直饮水循环流量按式 3-3-5 计算。

$$q_x = \frac{V}{T_1} \qquad (式 3-3-5)$$

式中:q_x—— 循环流量(L/s);

V—— 为闭合循环回路上供水系统这部分的总容积,包括贮存设备的容积;

T_1—— 为饮用净水允许的管网停留时间,可取 4 ~ 6 小时。

第四节 医院生活开水的管理

医院生活开水直接关系着病人、家属、医护人员和职工的饮水安全和身体健康状况,因此,医院生活开水的管理需要考虑饮水的安全、健康、充足供应、节能等因素。

一、直饮水系统的管理

直饮水设备中的过滤系统主要有精密滤芯、活性炭滤芯、反渗透膜等。它们都是有相对寿命周期的,精密滤芯和活性炭滤芯实际上是对反渗透膜的保护,如果它们失效,那么反渗透膜的负荷就加重,寿命缩短。如果继续开机的话,那产生的纯水水质就下降,最终结果是加大了超纯水设备的使用成本。

所以在超纯水设备的使用中要注意以下事项:

(1)精密滤芯主要是过滤水中的泥沙和大颗粒的物质,新的滤芯是白色,时间长了会变成咖啡色,原因是滤芯过滤的泥沙沉积在表面上。这说明这个滤芯已经不能用了,需要尽快更换滤芯。

(2)活性炭滤芯主要是可以去除水中的异味、余氯等有机物,一般情况下,活性炭要一年更换一次,因为从活性炭表面是看不出变化的。

(3)反渗透膜是超纯水设备中非常重要的组件,反渗透膜的寿命一般是 2~3 年,到期应及时更换膜组件。

二、开水系统的管理

(一)注意事项

(1)开水器使用期间,如发现水箱漏水或溢水,应立即断电,并迅速与当地经销商联系处理。

(2)使用过程中发生故障,应立即断电,待修好后再恢复使用。

(3)清洁、维护和停用时,应拔下电源插头或关闭电源开关,以确保安全。

（4）清洗工作应在停电和开水冷却后进行。

（5）本机在使用过程中请勿让儿童玩耍开水龙头，以免造成烫伤。

（二）保养方法

（1）定期清洗内胆，长期使用时，因水中含有的微量杂质和矿物质长期沉淀结垢，如不定期清洗的话，会影响出水水质以及设备使用寿命，最好选择家装净水器或优质的可以脱水垢加热管的开水器，提高用电效率。

（2）每年应有不少于一次的定期检查，对安全性能以及其他一些隐患进行仔细的检测和排除。

（3）长期不使用时要关闭电源，将内胆的贮水排空，具体方法参照产品说明书。

（4）为确保开水器的正常使用，确保开水器的整洁干净和卫生，需定期更换滤芯。

（三）使用注意事项

（1）由于出水温度比较高，打水时注意烫伤。

（2）注意全自动开水器的外部整洁，定期检查电线老化、龟裂问题，及时予以更换，确保用电安全。

（3）选择好的步进式开水器，可以达到用电安全、饮水安全的双重保障。

（4）出现问题及时联系专业的售后人员。

参考文献

[1]梁铭会.中国医院建设指南[M].北京:研究出版社,2015.

[2]孙帮聪.太阳能医院[M].北京:中国文化出版社,2016.

[3]中国市政工程西南设计研究院.给水排水设计手册[G].北京:中国建筑工业出版社,2000.

[4]核工业第二研究设计院.给水排水设计手册.第二册:建筑给水排水[G].中国建筑工业出版社,2001.

[5]建筑给水排水设计规范 GB 50015—2003[S].北京:中国计划出版社,2009.

[6]综合医院建筑设计规范 GB51039—2004[S].北京:中国计划出版社,2004.

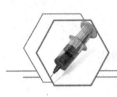

第四章　空调水系统

　　医院空调水系统一般由三大部分组成,即冷热源系统、管路系统及末端。管路系统包括输送空调冷、热水管路、冷却水管路、冷凝水管路及补充水管路,每种管路系统应根据项目的特点采取不同的方式。管道系统的材质选择及建成后的运维管理对空调系统的使用效果也有着重要的影响,因此作为医院建设、管理人员,在项目设计、建设初期,应当仔细研判、合理选择,促使空调系统达到经济、高效、节能的运行状态。

第一节　空调水系统规划

一、空调水系统的形式

(一)开式和闭式

空调冷水系统有开式水系统和闭式水系统,空调热水系统只有闭式水系统。

1. 开式水系统

开式水系统中有水箱,水系统与大气相通。特点是系统与大气相通,水中含氧量高,管路与设备易腐蚀;除克服系统流动阻力外,还需克服系统静水压头,水泵电耗大。

2. 闭式水系统

闭式水系统仅在系统最高点设膨胀水箱,水系统不与大气接触。优点是管路系统不易产生污垢和腐蚀,仅需克服系统流动阻力,水泵电耗小。

(二)两管制、三管制和四管制

1. 两管制水系统

两管制有一根供水管和一根回水管,夏季供冷冻水,冬季供热水。特点是系统简单,投资省;系统不能同时供冷供热,只能按不同时间分别运行。《工业建筑供暖通风与空气调节设计规范》(GB 50019—2015)规定:全年运行的空气调节系统,仅要求按季节进行供冷与供热转换时,应采用两管制水系统。

2. 三管制水系统

三管制有两根供水管(一根供冷水和一根供热水)和一根回水管。特点是能同时供冷、供热;但有冷、热混合损失;管路较复杂,投资高于两管制。

3. 四管制水系统

四管制有两根供水管、两根回水管,形成冷、热水两套独立系统。特点是能同时

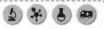

供冷、供热；无冷、热混合损失；管路系统复杂，占用空间大，初始投资高。《公共建筑节能设计标准》(GB 50189—2015)规定：全年运行过程中，供冷和供热工况频繁交替转换或需同时使用的空气调节系统，宜采用四管制水系统。

（三）同程式和异程式

1. 同程式水系统

同程式各并联环路的管路长度基本相等，也就是说各并联环路中水的流程基本相同。特点是系统各并联环路的阻力易平衡，水力稳定性好，流量分配均匀；管路复杂，管路长，投资大。

2. 异程式水系统

异程式各并联环路的管路长度不等，也就是说并联环路中水的流程各不相同。特点是管路布置简单，投资比同程式低；并联环路之间阻力不易平衡，易引起流量分配不均。

（四）定流量与变流量

1. 定流量水系统

循环水量保持恒定，负荷变化时，通过改变风量（如风机盘管的三挡风速）或改变供回水温度进行调节（如用供回水支管上的三通阀调节通过风机盘管的冷冻水量）。它具有如下特点：系统简单，操作方便；负荷变化时，输送水量不变，输送能耗大；不需复杂的自控设备。

2. 变流量水系统

变流量是指供回水温度保持定值，负荷变化时，通过改变供水量进行调节。它具有如下特点：随负荷的减小，输送能耗降低；水泵容量小，电耗相应减少；系统复杂，需配备一定的自控装置。

（五）单级泵与双级泵

1. 单级泵水系统

单级泵冷、热源侧和负荷侧只用一组循环泵。它的特点是系统简单，投资省；不能调节水泵流量，输送能耗大。

2. 双级泵水系统

双级泵则是在冷、热源侧和负荷侧分别设置循环水泵。它的特点是能实现负荷侧水泵变流量运行，可降低输送能耗，并能适应供水分区不同压降的需要，系统总压力低；比单级泵系统复杂，初投资较高。

二、空调水系统的划分与分区

空调水系统通常有两种分区方式，即按水系统管道和设备的承压能力分区及按空调负荷特性分区,但空调水系统的分区还应与空调风系统的划分结合起来考虑。

(一)按承压能力分区

在高层建筑中,空调冷冻水大都采用闭式系统,水系统的竖向分区范围取决于管道和设备的承压能力。目前,国产冷水机组的蒸发器和冷凝器水侧的工作压力一般为 1.0 MPa。

低压管道的公称压力小于或等于 2.5 MPa,中压管道的公称压力为 4.0~6.4 MPa;低压阀门的公称压力为 1.6 MPa,中压阀门的公称压力为 2.5~6.4 MPa。

1. 竖向分区的原则

(1)建筑物高度(包括地下室)小于或等于 100 m 时,水系统的静压不大于 1.0 MPa,水系统可不分区。

(2)建筑物高度大于 100 m 时,水系统的静压大于 1.0 MPa,水系统应进行竖向分区。高区宜采用加强型或特加强型冷水机组,低区采用普通型冷水机组。

(3)对超高层建筑物,冷水机组可集中设置不分区,低区由冷水机组直接供冷,高区由板式换热器换热后的二次冷水供冷。高区的冷热源设备,如板式换热器、循环水泵可布置在中间技术层或顶层。

2. 冷水机组布置方式

(1)冷水机组布置在地下室。在竖向上分为两个区,低区采用普通型冷水机组供冷水,高区采用加强型冷水机组供冷水(图 4-1-1)。

(2)冷水机组布置在塔楼中部的技术层或避难层。在竖向上分为两个区,分别向高区和低区供冷水。高区的冷水机组设置在循环水泵的吸入口侧,低区的冷水机组设置在循环水泵的压出口侧(图 4-1-2)。

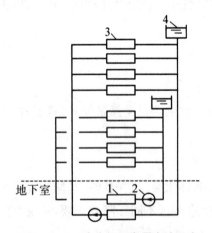

图 4-1-1 冷水机组布置在地下室
1—冷水机组;2—循环水泵;3—末端装置;4—膨胀水箱

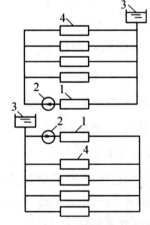

图 4-1-2 冷水机组布置在塔楼中部的技术层
1—冷水机组;2—循环水泵;3—膨胀水箱;4—末端装置

(3)冷水机组与板式换热器联合供冷。冷水机组布置在地下室,板式换热器布置在中间技术层。低区由冷水机组直接供冷水,高区由板式换热器换热后的二次冷水供冷。板式换热器是高、低区的分界设备,分段承受水的静压(图4-1-3)。

(4) 冷水机组分设在中间技术层和地下室。竖向分两个区,分段承受水的静压,如图4-1-4所示。高区可以设水冷机组,也可以设风冷机组,风冷机组一般应设置在屋顶上。

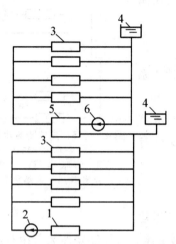

图4-1-3　冷水机组与板式换热器联合供冷
1—冷水机组;2—循环水泵;3—末端装置;
4—膨胀水箱;5—板式换热器;6—高区循环水泵

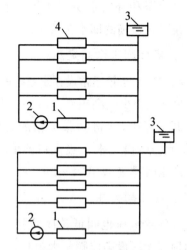

图4-1-4　冷水机组
分设在中间技术层和地下室
1—冷水机组;2—循环水泵;3—膨胀
水箱;4—末端装置

(二) 按空调负荷特性分区

按空调负荷特性分区应考虑使用特性和固有特性。

1. 按空调负荷的使用特性分区

现代医院建设的规模越来越大,使用功能越来越复杂。候诊大厅、病房、手术室、ICU等所占面积的比例越来越大,各区使用功能、使用时间有很大的差异。因此,水系统分区时,应考虑建筑物各区在使用功能和使用时间上的差异,将使用功能和使用时间相同或相近的划分在一个区。这样,各系统独立运行,便于运行管理,空调房间不用时,系统停止运行,可节省运行费用。

2. 按空调负荷的固有特性分区

空调负荷的固有特性是指空调房间的朝向和内外区。例如,由于太阳辐射不同,在过渡季节里,可能会出现南向的房间需要供冷,而北向的房间又可能需要供热的情况。而东西向的房间由于出现最大负荷值的时间不同,在同一时刻也会有不同的要求。同样,建筑物内外区的负荷特性也不同,建筑物内区的负荷与室外气温的关系不大,可能需要全年供冷,而建筑物外区的负荷随室外气温的变化而变化,有时可能需要供冷,有时可能需要供热。因此,空调水系统分区时,应充分考虑建筑的朝向和内外区的固有特性。

三、空调水系统的定压

空调水系统的定压是为了保证空调系统停止和运行状态下,水系统中均不会发生倒空和汽化所采取的技术措施。常用的定压装置有高位膨胀水箱定压、气压罐定压和补给水泵定压等。定压点一般设在循环水泵吸入口前的回水干管上。

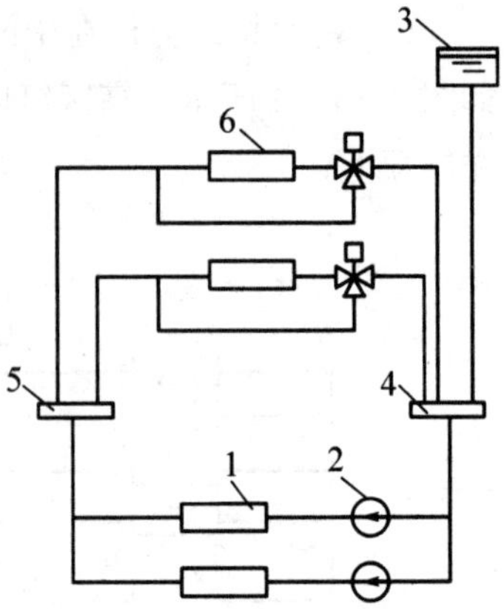

1. 高位膨胀水箱定压

高位膨胀水箱通常设在水系统的最高处,且比水系统的最高点至少应高出 0.5 m(一般取 1.0~1.5 m)。在空调工程中,常将膨胀水箱的膨胀管接到集水器上,集水器就设在水泵吸入口前的回水管中,这样有利于注水时排气,如图 4-1-5 所示。

图 4-1-5 高位膨胀水箱定压
1—冷水机组;2—循环水泵;3—膨胀水箱;4—集水器;5—分水器;6—末端装置

2. 气压罐定压

气压罐定压也叫低位闭式膨胀水箱定压。当建筑物顶部无法设高位膨胀水箱时,可采用气压罐定压。气压罐定压装置由补给水泵、补气罐、气压罐、软水箱、各种阀门和控制仪表等组成。气压罐定压装置不仅能解决空调水系统水的膨胀问题,还有自动补水、自动排气、自动泄水和自动过压保护等功能,如图 4-1-6 所示。

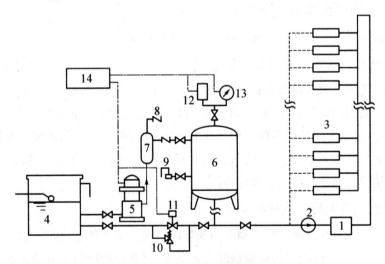

图 4-1-6 气压罐定压
1—冷水机组;2—循环水泵;3—末端装置;4—软水箱;5—补给水泵;6—气压罐;7—补气罐;8—吸气阀;9—自动排气阀;10—安全阀;11—泄水电磁阀;12—压力控制器;13—电接点压力表;14—电控柜

3. 补给水泵定压

补给水泵定压方式如图 4-1-7 所示。补给水泵定压点设在循环水泵吸入口前的回水管上。补给水泵的启停由装在定压点附近的电接点压力表或其他形式的压力控制器控制。电接点压力表的上下触点的压力应根据定压点的压力确定,补水点压力波动范围一般为30～50 Pa,波动范围小,触点开关动作频繁、易损坏,且影响水泵的使用寿命。定压点的安全阀的开启压力宜为接点处的工作压力加上50 kPa 的余量。

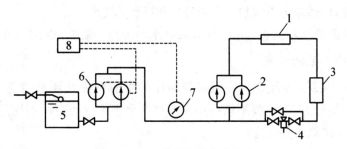

图4-1-7 补给水泵定压方式

1—冷水机组;2—循环水泵;3—末端装置;4—除污器;5—软水箱;6—补给水泵;7—电接点压力表;8—电控柜

四、空调冷冻水系统设计

(一)冷水泵的设置

目前,空调工程中的冷水供、回水温度一般分别为7℃、12℃,温差为5℃,热水供、回水温度一般分别为60℃、50℃,温差为10℃,冬季供、回水温差约为夏季供、回水温差的2倍。南方地区冬季空调热负荷比夏季空调冷负荷小;北方寒冷地区冬季空调热负荷比夏季空调冷负荷大。另外,冬季常用的汽-水换热器或水-水换热器的阻力远比冷水机组蒸发器的阻力小。因此,只有在夏季负荷与冬季负荷之比为0.5时,夏季的冷冻水量与冬季的热水量才会相等,此时冬、夏季才可以共用一组循环水泵。

当冬季热水流量远小于夏季冷水流量时,若冬、夏季共用一组循环水泵时,冬季可投入部分循环水泵运行。但此时,为保证用户系统的流量,需关小水泵出口阀门,阀门节流后,管路特性曲线上移,工作点由 A 点移到 A' 点,水泵扬程增加,如图4-1-8所示。如果保持水泵扬程不变,则需增加流量,即小温差、大流量运行。在

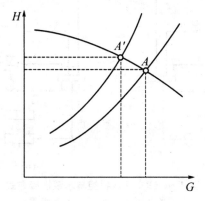

图4-1-8 水泵特性曲线

H—水泵扬程;G—水泵流量

这种情况下,无论水泵采用何种运行方式,都会造成冬季运行电能的浪费,因此应分别设置冷、热水泵。

对于小型空调工程,在两管制水系统中,可用冷冻水泵作冬季的热水泵,但此时需校核供热工况下水泵是否工作在高效区,并确定水泵合适的运行台数。必要时可调节水泵转速,以适应冬季供热工况对流量和扬程的要求。

对于分区两管制和四管制水系统,冷、热水均为独立系统,冷、热水泵分别设置。

1. 一次冷水泵的设置

冷水泵(一次泵)的台数及流量应与制冷机组的台数及要求的流量相对应,即"一机一泵"的运行方式,一般不设备用泵。对于全年运行的空调系统是否设置备用泵,设计规范中未做硬性规定。

2. 二次冷水泵的设置

二次冷水泵的设置,应根据冷水系统的大小、各并联环路压力损失的差异程度、使用条件和调节要求等,通过技术、经济比较确定。二次泵一般不设备用泵,但不宜少于两台,这样在小流量运行时可以轮换运行,以便检修。二次泵宜设置变频调速装置。

(二)冷水机组与冷水泵之间的连接方式

1. 单元制连接

单元制连接也叫"一机一泵"对应连接,如图4-1-9(a)所示。特点是各台冷水机组相互独立,水力稳定性好;机组与水泵同时启停,系统控制与运行管理方便;接管相对较多,施工安装难度较大。

2. 母管制连接

如图4-1-9(b)所示,这种连接方式是将多台冷水机组与多台冷水泵通过母管进行连接。特点是在机组或水泵检修时,交叉组合互为备用;接管方便,机房布置简洁。

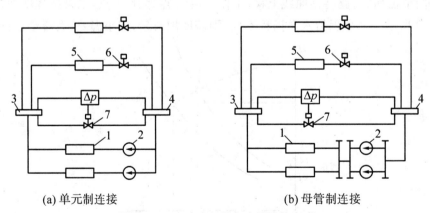

(a) 单元制连接 　　　　　　　(b) 母管制连接

图4-1-9 冷水机组与水泵连接方式

1—冷水机组;2—循环水泵;3—分水器;4—集水器;5—空调机或风机盘管;
6—二通阀;7—旁通调节阀

3. 冷水机组与冷水泵的位置

图 4-1-9 中的冷水机组设置在冷水泵的出口侧,这种布置方式的优点是冷水机组和水泵运行稳定,但这种连接方式仅适用于建筑高度不高的多层建筑。对于高层建筑空调水系统,由于静水压大,为减少冷水机组蒸发器的承压,应将冷水机组设在冷水泵的吸入口前端。

(三)冷水泵选型

1. 闭式循环一次泵系统

循环水泵的流量应为所对应的冷水机组的设计冷水流量。循环水泵的扬程应为冷水机组蒸发器的阻力、管路系统阻力、末端设备表冷器(或冷却盘管)的阻力之和。

2. 闭式循环二次泵系统

一次泵的流量应为所对应的冷水机组的设计冷水流量;二次泵的流量应为按所在空调区域的最大负荷计算出的流量。一次泵的扬程应为冷水机组蒸发器的阻力、一次管路系统的阻力之和。二次泵的扬程应为二次管路系统阻力、末端设备表冷器(或冷却盘管)的阻力之和。

3. 设有蓄冷池的开式一次泵系统

一次泵的流量应为对应冷水机组要求的冷水流量。一次泵的扬程应为冷水机组蒸发器的阻力、管路系统的阻力、末端设备表冷器(或冷却盘管)的阻力、从蓄冷池最低水位到末端设备表冷器(或冷却盘管)之间的高差之和。

五、空调热水系统设计

在全年运行的空调系统中,空调热水系统的设计也是十分重要的。

(一)空调热水系统的形式

(1)冷水泵兼热水泵的两管制系统:是指冷、热水共用一套两管制管路系统,冬、夏季合用一组循环水泵。

(2)冷、热水泵分设的两管制系统:是指冷、热水共用一套两管制管路系统,冬、夏季分设冷、热水泵。

(3)冷、热水管路分设的四管制系统:分别设置冷、热水泵,冷、热水为两套独立的供、回水系统。四管制系统管路复杂,初投资高,占用建筑空间多,目前国内很少采用。

(4)高低温热水与冷水混合系统:在寒冷地区,为防止新风机组(或空调机组)在冬季发生冻裂故障,新风机组(或空调机组)与风机盘管分设独立的热水系统。新风机组(或空调机组)采用 95℃/70℃ 的热水,风机盘管采用 60℃/50℃ 的热水。空调机组(或新风机组)分设冷、热水系统,风机盘管共用冷、热水系统。

（二）空调热水系统设计

1. 热水系统与冷水系统连接方式的选择

根据工程实际情况，参照上述热水系统形式，经技术、经济比较确定合适的系统形式。

2. 换热器的选择

采用城市热网或区域锅炉房供热的空调系统应设置换热器。

（1）换热器的类型：按介质可分为汽-水换热器和水-水换热器；按结构可分为管式换热器和板式换热器；按换热方式可分为表面式换热器和混合式换热器。

（2）换热器的选型：换热器应选择换热效率高、结构紧凑、便于维护管理、使用寿命长的产品。换热器的传热面积应根据设计热负荷和介质的参数确定。

在工程设计中，换热器的选择应根据工程实际情况进行选型。产品样本中一般给出换热器的传热面积和设计参数。当设计参数与样本不符时，应进行校核计算。

3. 热水泵的选择

热水泵的台数应根据供热系统的规模和运行调节方式来确定，但不应少于2台。在寒冷和严寒地区，为保证安全可靠供热，当热水泵少于3台时，应设备用泵，以免水泵故障检修时流量减少过多而影响供热。有条件时热水泵也可以采用变频控制。

第二节　空调冷却水系统规划

一、空调冷却水系统的形式

空调冷却水系统向冷水机组的冷凝器提供冷却水，用于冷却制冷剂。空调冷却水系统按供水方式可分为循环式冷却水系统和直流式冷却水系统。

（一）循环式冷却水系统

在循环式冷却水系统中，经冷凝器升温后的冷却水，经冷却塔或喷水池冷却降温后再送回冷凝器循环使用。这样只需补充少量的新鲜水，可节约水资源。

1. 喷水池冷却水系统

将经冷凝器升温后的冷却水在水池上部喷入大气中，利用水蒸发吸热的原理，使少量的水蒸发，大部分的水得到冷却。特点是系统简单，但占地面积大。

2. 自然通风冷却塔冷却水系统

将经冷凝器升温后的冷却水喷入冷却塔，靠自然通风方式，空气和水在冷却塔内对流换热，使冷却水得到冷却，然后再送回冷凝器循环使用。特点是自然通风冷却效果差，适合于小型空调系统。

3. 机械通风冷却塔冷却水系统

将经冷凝器升温后的冷却水喷入冷却塔,在风机的作用下,空气与冷却水进行强迫对流换热,使冷却水得到冷却,然后送回冷凝器循环使用。特点是强迫对流换热,冷却效果好。冷却塔的极限出水温度比当地空气的湿球温度高 3.5~5℃。该系统是目前空调系统中应用最广的冷却水系统。

(二)直流式冷却水系统

在直流式冷却水系统中,经冷凝器升温后的冷却水直接排出,不重复利用。该系统适用于水源充足的地方,如江河湖泊附近。

二、冷却水系统设计

(一)冷却水泵与冷水机组的连接方式

1. 单元制连接

如图 4-2-1 所示,冷却水泵与冷水机组"一机一泵"对应连接。这种连接方式的特点与冷冻水泵与冷水机组"一机一泵"对应连接的特点相同。

2. 母管制连接

如图 4-2-2 所示,将多台冷水机组与多台冷却水泵通过母管进行连接。这种连接方式的特点与冷水机组与冷冻水泵母管连接方式的特点相同。

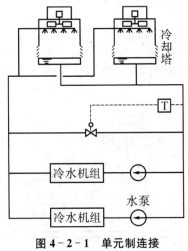

图 4-2-1 单元制连接

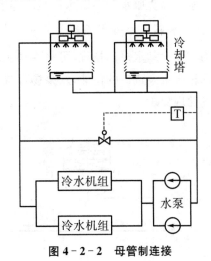

图 4-2-2 母管制连接

(二)冷却塔的连接方式

1. 冷却塔自带盛水盘

在冷却塔下方不另设水池时,冷却塔应自带盛水盘,盛水盘应有一定的盛水量,并设有自动控制的补给水管、溢水管和排污管。

2. 多台冷却塔并联运行

多台冷却塔并联运动时,为防止并联管路的阻力不等,水量分配不均匀,以致水池发生溢水现象,各进水管上应设阀门以调节进水量。用与进水管直径相同的均压管（平衡管）将各冷却塔的盛水盘（底池）相连。为使各冷却塔的出水量均衡,出水干管应采用比进水管大两号的集水管,并用45°弯管与冷却塔的各出水管连接,如图4-2-3所示。

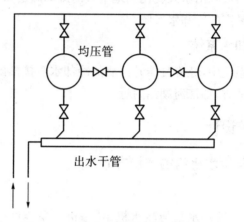

图4-2-3　多台冷却塔并联运行管路连接

3. 下水箱式冷却水系统

当冷却水量较大时,为便于补水,在制冷机房内应设置冷却水箱,如图4-2-4所示,特点是冷却水泵从水箱吸水,水箱容积大,供水稳定,不会发生水泵气蚀现象;但冷却水泵需克服水箱最低水位至冷却塔布水器的高差,水泵电耗大。

4. 上水箱式冷却水系统

为减少冷却水泵的扬程,可将冷却水箱设在屋面上,如图4-2-5所示,特点是利用水箱至水泵进口的位能,水泵扬程减少,节省运行电耗;冷却水泵内充满水,不会发生气蚀现象。

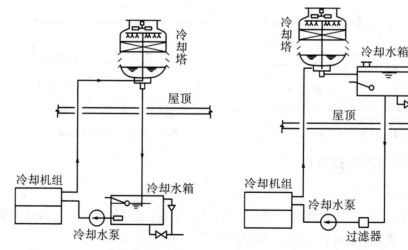

图4-2-4　下水箱式冷却水系统　　　　图4-2-5　上水箱式冷却水系统

（三）冷却水泵的选择

1. 冷却水泵的流量

冷却水泵是以"一机一泵"方式配置的,它的流量应按冷水机组要求的冷却水量,再考虑 5%～15% 的余量计算。

2. 冷却水泵的扬程

冷却水泵的扬程,应按冷凝器阻力、管路系统的阻力、冷却塔布水装置的喷嘴雾化压头和冷却塔集水盘到冷却塔布水装置之间的高差之和,再考虑 5%～15% 的余量计算。

（四）冷却塔的选择

1. 类型划分

(1) 按外形可分为圆形和方形。

(2) 按介质流动方向可分为逆流和横流。

(3) 按通风方式可分为自然通风、机械通风和喷射式通风。

(4) 按冷却水是否与大气相通可分为开式和闭式。

(5) 按换热方式可分为对流式和蒸发式。

(6) 按冷却水进、出口温差可分为标准型、中温型和高温型(工业用)。

(7) 按噪声等级可分为普通型、低噪声型和超低噪声型。

(8) 按盛水盘深度可分为标准型和深水型。

2. 冷却水量的计算

冷却水量取决于冷水机组冷凝器的散热量和冷却水的供、回水温差。

3. 冷却塔的选型

在实际工程中,应根据当地空气湿球温度、冷却度、冷却幅高(或进水温度)及处理水量,按厂家产品样本提供的冷却塔热工性能曲线或冷却塔进水量表进行冷却塔选型。

冷却塔的冷却效果主要取决于空气的湿球温度,冷却塔是按既定空气湿球温度(一般为 28℃)设计的,产品技术资料提供的是既定空气湿球温度下的数据。如果工程设计条件与产品技术要求不符,应对产品的技术数据进行修正。

冷却塔选型时应注意如下问题:

(1) 噪声要求:周围环境对噪声要求严格时,应选低噪声冷却塔;夜间也运行时,环境温度低,可选变速风机冷却塔,夜间可低速运行。

(2) 美观要求:对美观要求较高时,宜选方形塔,但投资较高,并要求塔体颜色与主体建筑协调。

(3) 通风条件:具有良好的通风条件,合理组织冷却塔的气流。

(4) 飘水问题:防止飘水对周围环境的影响。

(5) 防冻问题:寒冷地区应考虑冬季防冻。

五、冷却水系统的补水量

在运行过程中,冷却水系统会有各种损失,如由于受到大气温度等因素的影响而产生蒸发损失,由于风的作用形成飘水(风吹)损失以及冷却池基础的渗漏损失和排污损失(冷却水长期循环后浓缩,为保证水质,排除一部分浓度大的水,补充一部分新鲜水,形成的水量损失称为排污损失)。一般情况下,采用电动制冷机组时,冷却水系统的补水量取冷却水量的1‰~2‰;采用溴化锂吸收式制冷机组时,冷却水系统的补水量取冷却水量的2‰~2.5‰。

第三节 空调冷凝水系统规划

一、冷凝水系统的形式

空调冷凝水系统一般采用开式重力非满管流系统。冷凝水可以集中排放,也可以就地排放。有条件的应优先考虑就地排放。就地排放时排水管道短,且漏水的可能性小,但排水点多,有可能影响室内美观与空间使用。冷凝水集中排放系统如图4-3-1所示。

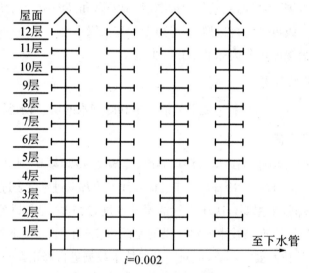

图4-3-1 冷凝水集中排放系统

二、冷凝水系统的设计

空调冷凝水系统设计是空调工程设计中的一个重要组成部分。在实际工程设计中,往往由于对冷凝水系统设计重视不够或考虑不周,经常发生漏水事故,造成建筑装修及室内物品损坏。

1. 管材的选择

为避免管道腐蚀,冷凝水管宜采用聚氯乙烯塑料管或镀锌钢管,不宜采用焊接钢管。当采用镀锌钢管时,为防止冷凝水管表面二次结露,应设置保温层。

2. 管径的确定

凝结水管的管径应按凝水流量和凝水管最小坡度确定。一般情况下,1 kW 冷负荷最大凝水量可按 0.4~0.8 kg 估算。

三、冷凝水系统设计要点

(1)保证凝水管道有足够的坡度。凝结水管敷设必须沿凝结水流向设坡,其支管坡度不宜小于 0.01,干管坡度不宜小于 0.005,且不允许有积水部位。

(2)当凝结水的集水盘位于机组内的正压区时,宜设水封。当凝结水的集水盘位于机组内的负压区时,为避免凝结水倒吸,集水盘出口处必须设水封。水封高度应比集水盘处的负压(水柱高)大 50% 左右,水封出口与大气相通。

(3)冷凝水管的立管顶部应设通大气的透气管,以便于排空气,使立管内排水畅通。

(4)凝结水系统为开式系统,管内为非满管流,总是处于干、湿交替状态,易产生一些黏性物质,为防止凝结水管堵塞,凝结水的水平干管端应设扫除口。在凝结水系统设计时,必须考虑定期冲洗的可能性。

(5)当凝结水排入污水系统时,应有空气隔断措施。凝结水管不得与室内密闭雨水系统直接连接,以防臭味和雨水从空气处理机组的冷凝水集水盘外溢。

第四节 空调补给水系统规划

空调系统在运行过程中,由于各种原因可能有渗漏水发生,为保证系统的正常运行,因此需及时向系统补水。补给水系统一般由补给水箱、补给水泵和阀门及仪表等组成。在采用补给水泵定压的空调水系统中,补给水泵的作用一是补水(补充系统的渗漏水),二是定压(保持系统补水点的压力在给定范围内波动)。

一、补水点的选择

空调水系统的补水点宜设置在冷冻水泵的吸入端,冷冻水泵吸入端压力低,需要的补给水泵扬程低,可节省初投资和运行费用。当补水压力低于补水点压力时,应设置补给水泵。这时的补水点也是定压点。在高位膨胀水箱定压、气压罐定压的空调水系统中,补给水泵的作用只是补水(补充系统的渗漏水),这时补水点和定压点可不在同一位置。

二、补水量的确定

空调水系统的补水量取决于系统的渗漏水量。系统的渗漏水量与系统的规模、施工安装质量和运行管理水平有关。系统正常补水率不宜大于系统容量的补给水泵的流量，应等于系统正常补水量与事故补水量之和，一般取正常补水量的 4 倍。

三、补给水泵的扬程

补给水泵应按流量和扬程查厂家水泵产品样本进行选择。补给水泵应选择水泵特性曲线(H-G)为陡降型的水泵，这样在压力调节阀开启度变化时，补水量变化灵敏。由于补给水泵连续运行，且事故补水情况较少，因此应尽量使补水泵在正常补水时处于高效区运行，以节省运行电耗。在闭式系统中，补给水泵宜选 2 台，系统正常时 1 台运行，系统发生事故时，两台运行。在开式系统中，补给水泵宜设 3 台 3 三台以上，其中 1 台备用。

第五节　空调水系统管材的选择

一、管材选择的基本原则

在空调水系统中，常用的管材有无缝钢管、焊接钢管、镀锌钢管等。冷、热水系统一般采用焊接钢管和无缝钢管。当公称直径 DN<50 mm 时，采用普通焊接钢管；当 50 mm≤DN<250 mm 时，采用无缝钢管；当 DN≥250 mm 时，采用螺旋焊接钢管。对于高压系统应采用无缝钢管，冷凝水管可采用镀锌钢管和塑料管，不宜采用焊接钢管。

二、外包钢增强不锈钢管应用介绍

外包钢增强不锈钢管是可以应用在空调水系统领域的一种新型管材，这种管材使用食品级 304 不锈钢管，在外表面包覆传统、成熟、价格低廉的碳钢管，具有较高的机械强度，经过适当的专利工艺复合在一起。外包钢增强不锈钢管同时克服了普通镀锌管内壁粗糙、易结垢、耐蚀性能差和薄壁不锈钢管强度低、安装烦琐、价格高的缺点，还具有以下几个方面的优势：

1. 降低管道结垢可能性

外包钢增强不锈钢管使用不锈钢管作为内管，壁厚为 0.25～0.7 mm，因此实际通径和国标中规定的镀锌钢管通径相符合，经过适当的工艺复合后，内壁较原始表面更加光滑，耐蚀性能得到提高。后期加工都经过打磨抛光处理，循环水中的盐类结晶在析出的过程中不易在不锈钢表面形成原始的结晶胚，抑制其晶核作用，有效降低沉积黏着的倾向。同时由于不锈钢在循环冷却水循环过程中不会生锈，消除了水中的铁渣锈粒或腐蚀产物引起的晶核作用,进一步降低了管道表面结垢的可能性。

2. 减少微生物滋生

使用外包钢增强不锈钢管作为空调管道,由于管道内壁光滑,阻力系数小,水流通畅,微生物无法相互黏结并附着在材料表面形成生物膜,能够有效地避免微生物的附着,减少循环水中的微生物滋生,在循环过程中能够把外界的新鲜空气带入循环水中,保证循环水的水质不受微生物的影响。

3. 提高管道耐腐蚀性

不锈钢中含有大量的铬元素是不锈钢"不锈"的主要原因。铬元素会在不锈钢表面形成一层致密的氧化膜,紧密地附着在不锈钢表面,阻止基体的进一步氧化。当这层氧化膜被损坏时,暴露出来的不锈钢表面会继续钝化,进行自我修复,重新形成一层致密的氧化物"钝化膜",继续起到保护作用。

4. 连接方式

沿用传统、成熟、可靠的连接方式,与镀锌钢管以及钢塑管相同。安装时,根据使用环境以及管径大小选择合适的连接方式。可供选择的连接方式有丝扣螺纹、沟槽卡箍、法兰和焊接,针对性强,选择范围广。

第六节　空调水系统的水处理

空调水系统分为冷却水和冷冻水两个系统。水是一种良好的冷却介质,比较廉价。但即使经过自来水厂等处理的水仍不同程度地含有溶解固体、气体及各种悬浮物。这些溶解固体、气体及悬浮物等会引起诸如沉积物、腐蚀、微生物(藻类、菌泥)繁殖等问题,而这些问题的存在会给水系统的安全运行带来危害。

一、空调水系统水质问题

中央空调的水系统在运行过程中,会有各种物质沉积在换热器的传热表面,这些物质称为沉积物,它们主要由水垢、黏泥、腐蚀产物和生物沉积物构成。

1. 水垢

冷却水系统是开放式的循环系统,随着水分的蒸发浓缩,水中溶解的盐类的浓度增高,一些盐因过饱和而析出,而某些盐则因通过换热器传热表面时受热分解。这些水垢都是由无机盐组成,结晶致密,比较坚硬,故又称无机垢。它们通常牢固地附着在换热器表面或管壁,不易被水冲掉。

冷冻水系统一般为封闭式系统,冷冻水在封闭系统中循环,水分不蒸发,不浓缩,不存在溶解盐的过饱和问题,水温也很低。因此,冷冻水系统的水垢比较少。

2. 污垢

污垢一般是由颗粒细小的泥沙、尘土、不溶性盐类的泥状物、胶状氢氧化物、杂质碎屑腐蚀产物、油垢、菌藻的尸体及黏性分泌物等组成。

当防腐措施不当时,换热器的换热表面经常会有腐蚀物附着。其外壳坚硬,但内部疏松多孔,而且分布不均,它们常与水垢、微生物黏泥等一起沉积在传热表面。这种锈瘤状腐蚀产物形成的沉积物,除了影响传热外,更严重的是助长某些细菌的繁殖,最终导致换热表面腐蚀穿孔而泄漏。

3. 腐蚀

在空调的水系统中,大多数的设备是金属制造的,碳钢、铜和镀锌管等设备长期使用冷却水会发生腐蚀穿孔。

二、空调水系统水质危害

空调水系统中存在的污垢、腐蚀及微生物的繁殖会给水系统的安全运行带来如下严重危害:① 降低了换热效果;② 使循坏水量减少;③ 降低了水处理药剂的使用效果;④ 加速了腐蚀;⑤ 缩短了设备的使用寿命;⑥ 增加了运行成本。

三、空调水系统清洗内容介绍

中央空调系统是一个整体,其清洗作业一定要全面,要注意的是:

(1) 风冷式冷(热)水机组:主要清洗冷凝器(翅)片和冷冻采暖水侧。

(2) 水冷式冷水机组:主要清洗冷冻水、冷却水水侧。

(3) 冷却塔:主要清洗布水槽、填料、集水盘和冷却水侧。

(4) 新风预处理器(箱):主要清洗蒸发器(翅)片、器(箱)内和冷冻、采暖水侧。

(5) 空调箱:主要清洗蒸发器(翅)片、箱内和冷冻、采暖水侧。

(6) 风机盘管:主要清洗、消毒部位是蒸发器(翅)片、凝结水盘和冷冻、采暖水侧。

(7) 水管:主要清洗其内壁,但是该工作一定是结合中央空调系统的水质处理和水质保养同时进行的。

(8) 冷凝器:主要清洗换热水管的内壁以及冷却水侧。

(9) 蒸发器:主要清洗换热水管以及冷冻水侧。

四、空调水系统的清洗方法简介

1. 物理清洗

物理清洗只能将循环水系统分成如设备、管道等几个部分清洗。主要清洗方法有用钢丝刷拉刷、用专用刮刀滚刮、高压水射流清洗等,并且这些方法主要适用于水冷冷凝器和管壳式蒸发器。

物理清洗的优点是可以省去药剂清洗时的药剂费用,避免了化学清洗后的清洗废液带来的排放问题,不易引起被清洗设备的腐蚀。物理清洗的缺点是一部分物理清洗方法需要在水系统中停止运行后才能进行清洗操作,较费工,有些方法容易引起设备表面的损伤。

2. 化学清洗

化学清洗是通过化学药剂的作用,使被清洗设备中的沉淀物溶解、疏松、脱落或剥离的一种方法,化学清洗也常与物理清洗配合使用。

化学清洗的优点是沉积物等能够被彻底清除,清洗效果好,可以进行不停机清洗以保证制冷(或供热)的正常进行,清洗操作比较简单。化学清洗的缺点是易对金属产生腐蚀,产生清洗废液易造成二次污染,清洗费用相对较高。

参考文献

[1]邬守春.民用建筑暖通空调施工图设计实用读本[M].北京:中国建筑工业出版社,2013.

[2]郭树林,孙英男.建筑消防工程设计手册[M].北京:中国建筑工业出版社,2012.

[3]《民用建筑供暖通风与空气调节设计规范》编制组.民用建筑供暖通风与空气调节设计规范宣贯辅导教材[M].北京:中国建筑工业出版社,2012.

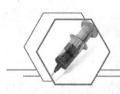

第五章　消防用水系统

据统计,全世界火灾造成的经济损失约占社会总产值 0.2%,而其中建筑火灾约占火灾总数的 75%,经济损失更是占总数的 86%,可见建筑火灾应是我们防范的重点。医疗建筑由于其使用性质、建筑结构和高度的不同,具有其特殊的消防用水形式。区别于一般的以水为介质的消防给水系统,气体灭火、干粉灭火等非水灭火系统在医疗建筑重点部位有大量的使用。考虑到部分医疗建筑对比较特殊区域的消防设施设置得不恰当,在大型医疗设备、贵重仪器和强弱电区域均采用水系统可能造成单位隐患。本章节在介绍医疗建筑中所采用的常规的水消防灭火系统的基础上,重点介绍医疗建筑中采用非水介质的灭火形式。

第一节　医疗建筑的分类及建筑消防用水设施

一、医疗建筑按使用性质分类

民用建筑根据使用功能和建筑高度的分类见表 5-1-1。

表 5-1-1　民用建筑的分类

名称	高层民用建筑		单、多层民用建筑
	一类	二类	
住宅建筑	建筑高度大于 54 m 的住宅建筑(包括设置商业服务网点的住宅建筑)	建筑高度大于 27 m 但不大于 54 m 的住宅建筑(包括设置商业服务网点的住宅建筑)	建筑高度不大于 27 m 的住宅建筑(包括设置商业服务网点的住宅建筑)
公共建筑	1. 建筑高度大于 50 m 的公共建筑 2. 建筑高度 24 m 以上任一楼层建筑面积大于 1 000 m² 的商店、展览、电信、邮政、财贸金融建筑和其他多种功能组合的建筑 3. 医疗建筑、重要公共建筑 4. 省级及以上的广播电视和防灾指挥调度建筑、网局级和省级电力调度 5. 藏书超过 100 万册的图书馆、书库	除住宅建筑和一类高层公共建筑外的其他高层民用建筑	1. 建筑高度大于 24 m 的单层公共建筑 2. 建筑高度不大于 24 m 的其他民用建筑

注:表中未列入的建筑,其类别应根据本表类比确定。

如上表所述,绝大多数现今建设的医疗建筑被划分为一类高层建筑,在消防用水系统的设计和建设过程中要参照相关标准和规范进行设计和建造。

二、医疗建筑消防水设施的作用与分类

建筑消防设施是指依照国家、行业或者地方消防技术标准的要求，在建筑物、构筑物中设置火灾报警、灭火、人员疏散、防火分隔、灭火救援行动等防范和扑救建筑火灾的设备设施的总称。建筑消防设施的设计、安装以国家有关消防法律、法规和技术规范为依据，由于建筑消防安全包括防火、灭火、疏散、救援等多个方面，建筑消防设施也有与之相匹配的多种类别与功能。消防用水系统的合理建设是在保证发生火灾时第一时间对不同程度的火灾进行控制和消除，是消防设施重要且不可缺少的一项内容。

现代医疗建筑消防设施种类多、功能全，医疗建筑中常用的建筑消防水设施按其使用功能可分为以下 4 类：

1. 消防给水设施

消防给水设施是建筑消防给水系统的重要组成部分，其主要功能是为建筑消防给水系统储存并提供足够的消防水量和水压，确保消防给水系统供水安全。消防给水设施通常包括消防供水管道、消防水池、消防水箱、消防水泵、消防稳（增）压设备、消防水泵接合器等。

2. 自动喷水灭火系统

自动喷水灭火系统是由洒水喷头、报警阀组、水流报警装置（水流指示器、压力开关）等组件以及管道、供水设施组成，并能在火灾发生时响应并实施喷水的自动灭火系统。依照采用的喷头分为两类：采用闭式洒水喷头的为闭式系统，包括湿式系统、干式系统、预作用系统、简易自动喷水系统等；采用开式洒水喷头的为开式系统，包括雨淋系统、水幕系统等。

3. 气体灭火系统

气体灭火系统是指平时灭火剂以液体、液化气体或气体状态存储于压力容器内，灭火时以气体（包括蒸气、气雾）状态喷射灭火介质的灭火系统。该系统能在防护区空间内形成各方向均一的气体浓度，而且至少能保持该灭火浓度达到规范规定的浸渍时间，实现扑灭该防护区的空间、立体火灾。气体灭火系统按灭火系统的结构特点可分为管网灭火系统和无管网灭火系统；按防护区的特征和灭火方式可分为全淹没灭火系统和局部应用灭火系统；按一套灭火剂储存装置保护的防护区的多少可分为单元独立系统和组合分配系统。医疗建筑中 MR、DSA、DR 等大型医疗设备区域采用较多。

4. 干粉灭火系统

干粉灭火系统由启动装置、氮气瓶组、减压阀、干粉罐、干粉喷头、干粉枪、干粉炮、电控柜、阀门和管系等零部件组成，一般为火灾自动探测系统与干粉灭火系统联动。系统利用氮气瓶组内的高压氮气经减压阀减压后，使氮气进入干粉罐，其中一部分被送到罐的底部，起到松散干粉灭火剂的作用。随着罐内压力的升高，使部分干粉灭火剂随氮气进入出粉管被送到干粉固定喷嘴或干粉枪、干粉炮的出口阀门处。当

干粉固定喷嘴或干粉枪、干粉炮的出口阀门处的压力到达一定值后,打开阀门(或者定压爆破膜片自动爆破),将压力能迅速转化为速度能,这样高速的气粉流便从固定喷嘴(或干粉枪、干粉炮的喷嘴)中喷出,射向火源,切割火焰,破坏燃烧链,起到迅速扑灭或抑制火灾的作用。医疗建筑中高低压变电所、信息机房等区域较多采用干粉灭火系统。

第二节　医疗建筑室内外消防给水系统

医疗建筑消防给水系统是指为建筑消防服务的以消火栓为给水点、以水为主要灭火剂的消防给水系统。它由消火栓、给水管道、供水设施等组成。消防水源(消防水池)、消防水泵、消防增(稳)压设施(消防气压罐)、消防水箱、水泵接合器和消防给水管网做简要介绍。

1. 消防水泵

消防水泵是通过叶轮的旋转将能量传递给水,从而增加了水的动能、压强,并将其输送到灭火设备处,以满足各种灭火设备的水量、水压要求,它是消防给水系统的心脏。目前消防给水系统中使用的水泵多为离心泵,因为该类水泵具有适应范围广、型号多、供水连续、可随意调节流量等优点。所选消防泵的产品应符合国家标准《消防泵》(GB 6245—2006),并通过国家消防装备质量监督检验中心的检测。

选择消防水泵的主要依据是流量、扬程及其变化规律。通常可按以下要求选定:

(1) 水泵的出水量应满足消防水量的要求。

(2) 水泵的扬程应在满足消防流量的条件下,保证最不利点消火栓的水压要求。

(3) 最好是选用 Q-H 特性曲线平缓的水泵。

(4) 消防水泵一般均不应少于 2 台,1 台工作,其余备用。单台泵的流量应按消防流量选择,同一建筑物尽量选用同型号水泵,以便于管理。

2. 消防供水管道

(1) 室外消防给水管道:室外消防给水管道布置要求如下:

① 室外消防给水管网应布置成环状,当室外消防用水量小于等于 15 L/s 时,可布置成枝状。

② 向环状管网输水的进水管不应少于 2 条,当其中 1 条发生故障时,其余的进水管应能满足消防用水总量的供给要求。

③ 环状管道应采用阀门分成若干独立段,每段内室外消火栓的数量不宜超过 5 个。

④ 室外消防给水管道的直径不应小于 DN100,有条件时,应不小于 150 mm。

⑤ 室外消防给水管道设置的其他要求应符合现行国家标准《室外给水设计规范》(GB 50013—2016)的有关规定。

室外消防给水管道管材和敷设要求如下:

敷设在室外的消防给水管道可按下列要求选择:当工作压力小于或等于 0.60 MPa

时,室外埋地的消防给水管宜采用内搪水泥砂浆的给水铸铁管;当工作压力大于 0.60 MPa 时,宜采用给水球墨铸铁管或内外壁经防腐处理的钢管。室外消防给水管道在布置成环状的同时应合理设置阀门。阀门宜采用明杆,设置的位置可用以控制两路水源,能保证管网中某一管段维修或发生故障时其余管段仍能保证消防用水量和水压的要求。当敷设室内消防给水系统和室外消防给水系统管道合并设置的稳高压消防给水系统管道时,应注意:

① 应根据土质和管道荷载的情况,合理确定管道基础的做法。

② 管径大于或等于 150 mm 的管道,在弯头、三通和堵头的位置应设置钢筋混凝土支墩。

③ 当管道交叉时,其他压力管道应避让稳高压消防给水系统的管道。

④ 在管道的积气部位应设置自动排气阀。排气阀的管径不应小于 15 mm。

(2)室内消防给水管道:室内消防给水管道是室内消火栓系统的重要组成部分,为确保供水安全可靠,其布置时应满足一定的要求:

① 单层、多层医疗建筑消防用水与其他用水合用的室内管道,当其他用水达到最大小时流量时,应仍能保证供应全部消防用水量;高层民用建筑室内消防给水系统管道应与生活、生产给水系统分开独立设置。

② 除有特殊规定外,建筑物的室内消防给水管道应布置成环状,且至少应有两条进水管与室外环状管网相连接,当其中的一条进水管发生故障时,其余的进水管应仍能供应全部消防用水量。

③ 室内消防给水管道应采用阀门分成若干独立段。多层民用建筑内阀门的布置应保证管道检修时关闭的消防竖管不超过一根,但设置的竖管超过三根时,可关闭两根。高层建筑内阀门的布置,应保证管道检修时关闭停用的消防给水竖管不超过一根;当高层民用建筑内消防给水竖管超过四根时,可关闭不相邻的两根。阀门应保持常开,并有明显的启闭标志和信号。

④ 一般情况下,消防给水竖管的布置应保证同层相邻两个消火栓的水枪充实水柱同时到达被保护范围内的任何部位,每根竖管的直径应根据通过的流量经计算确定,高层民用建筑内每根消防给水竖管的直径不应小于 100 mm。

⑤ 室内消火栓给水管网与自动喷水灭火系统(局部应用系统除外)的管网应分开设置。如有困难,应在报警阀前分开设置。

⑥ 室内消火栓给水管材通常采用热镀锌钢管,根据工作压力的情况,可以是有缝钢管也可是无缝钢管。

3. 消防水泵接合器

水泵接合器是供消防车向消防给水管网输送消防用水的预留接口。它既可用以补充消防水量,也可用于提高消防给水管网的水压。在火灾情况下,当建筑物内消防水泵发生故障或室内消防用水不足时,消防车从室外取水通过水泵接合器将水送到室内消防给水管网,供灭火使用。

(1) 设置要求

① 根据条文要求,高层民用建筑、设有消防给水的住宅、超过五层的其他多层民用建筑、超过 2 层或建筑面积大于 1 000 m² 的地下或半地下建筑(室)、室内消火栓设计流量大于 10 L/s 平战结合的人防工程、高层工业建筑和超过四层的多层工业建筑、城市交通隧道、自动喷水灭火系统、水喷雾灭火系统、泡沫灭火系统和固定消防炮灭火系统等水灭火系统,均应设置消防水泵接合器。当今绝大多数医疗建筑均需要设置消防水泵接合器。

② 水泵接合器的数量应根据室内消防用水量和每个水泵接合器 10~15 L/s 的流量经计算确定;消防给水为竖向分区供水时,在消防车供水压力范围内的分区,应分别设置水泵接合器。当建筑高度超过消防车供水高度时,消防给水应在设备层等方便操作的地点设置手抬泵或移动泵接力供水的吸水和加压接口。

③ 水泵接合器有地上式、地下式和墙壁式三种,以适应各种建筑物的需要。其设置应方便连接消防车水泵;距水泵接合器 15~40 m 范围内,应设置室外消火栓或消防水池。

(2) 组成:水泵接合器是由阀门、安全阀、止回阀、栓口放水阀以及连接弯管等组成。在室外从水泵接合器栓口放水时,安全阀起到保护系统的作用,以防补水的压力超过系统的额定压力;水泵接合器设止回阀,以防止系统的给水从水泵接合器流出;为考虑安全阀和止回阀的检修需要,还应设置阀门。放水阀具有泄水的作用,用于防冻时使用。故水泵接合器的组件排列次序应合理,从水泵接合器给水的方向,依次是止回阀、安全阀、阀门。

4. 增压稳压设备

对于采用临时高压消防给水系统的高层或多层医疗建筑,当消防水箱设置高度不能满足系统最不利点灭火设备所需的水压要求时,应设置增压稳压设备。增压稳压设备一般由隔膜式气压罐、稳压泵、管道附件及控制装置组成。

(1) 稳压泵:是指在消防给水系统中用于稳定平时最不利点水压的给水泵。稳压泵通常是选用小流量、高扬程的水泵。消防稳压泵也应设置备用泵,通常可按一用一备选用。

① 稳压泵流量的确定:稳压泵的设计流量不应小于消防给水系统管网的正常泄漏量和系统自动启动流量。消防给水系统管网的正常泄漏量应根据管道材质、接口形式等确定,当没有管网泄漏量数据时,稳压泵的设计流量宜按消防给水设计流量的 1%~3% 计,且不宜小于 1 L/s。

② 稳压泵扬程的确定:在稳高压消防给水系统中,消防稳压泵的扬程应大于消防泵的扬程。设计可参考下列控制方法确定扬程:在稳高压消防给水系统中,消防稳压泵启动的压力值、消防稳压泵的停止压力值和联动消防泵启动压力值的差值应不小于 0.05 MPa。当设有高位消防水箱时,其设定值均应大于高位消防水箱底到最不利点的高程差。

(2) 气压罐

① 气压罐工作压力：气压罐最小设计工作压力应满足系统最不利点灭火设备所需的水压要求。

② 气压罐容积：气压罐容积包括四部分，即消防储存水容积、缓冲水容积、稳压调节水容积和压缩空气容积。

③ 消防储存水容积：消火栓给水系统的气压罐消防储存水容积应满足火灾初期供两支水枪工作 30 s 的消防用水量要求，即 $V_x = 2 \times 5 \times 30 = 300(L)$；自动喷水灭火系统的储存水容积应满足火灾初期提供 5 个喷头工作 30 s 的消防用水量要求，即 $V_x = 5 \times 1 \times 30 = 150(L)$；当消火栓系统与自动喷水灭火系统合用气压罐时，其容积应为 300＋150＝450(L)。

5. 消防水池和消防水箱

(1) 消防水池：在市政给水管道、进水管道或天然水源不能满足消防用水量，以及当市政给水管道为枝状或只有一条进水管的情况下，室内外消防用水量之和大于 25 L/s 的建(构)筑物应设消防水池。不同建(构)筑物设置的消防水池，其有效容量应根据国家相关消防技术标准经计算确定。

① 当室外给水管网能保证室外消防用水量时，消防水池的有效容量应满足在火灾延续时间内建(构)筑物室内消防用水量要求。

② 当室外给水管网不能保证室外消防用水量时，消防水池的有效容量应满足在火灾延续时间内建(构)筑物室内消防用水量和室外消防用水不足部分之和的要求。

③ 在火灾情况下能保证连续补水时，消防水池的容量可以减去火灾延续时间内补充的水量，消防水池的补水时间不宜超过 48 小时。消防水池的总蓄水有效容积大于 500 m³，宜设两格能独立使用的消防水池；当大于 1 000 m³ 时，应设置能独立使用的两座消防水池。

④ 对于消防水池，当消防用水与其他用水合用时，应有保证消防用水不被他用的技术措施。

(2) 消防水池容积计算：水池的容积分为有效容积(储水容积)和无效容积(附加容积)，其总容积为有效容积与无效容积之和。

① 消防水池的有效容积为：

$$V_a = (Q_p - Q_b) \times t \qquad (式 5-2-1)$$

式中：V_a——消防水池的有效容积(m^3)；

Q_p——消火栓、自动喷水灭火系统的设计流量(m^3/h)；

Q_b——在火灾延续设计内可连续补充的流量(m^3/h)；

t——火灾延续时间(h)，火灾延续时间指消防车到达火场后开始出水时起至火灾被基本扑灭的时间段。

当建筑群共用消防水池时，消防水池的容积应按消防用水量最大的一幢建筑物用水量计算确定。

② 消防水池的补水：在火灾情况下，有两条引入管且能保证连续补水时，消防水池方可减去火灾延续时间内的补充水量。消防水池的补水时间不宜超过 48 小时。但当消防水池有效总容积大于 2 000 m^3 时，补水时间不应大于 96 小时。

③ 储存有室外消防用水的供消防车取水的消防水池，应设供消防车取水的取水口或取水井，其保护半径不应大于 150 m，凡在保护半径范围的建筑物的消防用水都可储存在该水池内。其水深应保证消防车的消防水泵吸水高度不超过 6 m；取水口或取水井与被保护建筑物（水泵房除外）的外墙距离不宜小于 15 m，与甲乙丙类液体储罐的距离不宜小于 40 m，与液化石油气储罐的距离不宜小于 60 m（如采取防止辐射热的保护措施时，可减为 40 m）。

（3）消防水箱：采用临时高压给水系统的建筑物，应设置高位消防水箱。设置消防水箱的目的，一是提供系统启动初期的消防用水量和水压，在消防泵出现故障的紧急情况下应急供水，确保喷头开放后立即喷水，及时控制初期火灾，并为外援灭火争取时间；二是利用高位差为系统提供准工作状态下所需的水压，以达到管道内充水并保持一定压力的目的。设置常高压给水系统并能保证最不利点消火栓和自动喷水灭火系统等的水量和水压的建筑物，或设置干式消防竖管的建筑物，可不设置消防水箱。

临时高压消防给水系统的高位消防水箱的有效容积应满足初期火灾消防用水量的要求，根据规范要求，其具体设置要求如下：

① 一类高层公共建筑不应小于 36 m^3，但当建筑高度大于 100 m 时不应小于 50 m^3，当建筑高度大于 150 m 时不应小于 100 m^3。

② 多层公共建筑、二类高层公共建筑和一类高层住宅不应小于 18 m^3，当一类高层住宅建筑高度超过 100 m 时不应小于 36 m^3。

第三节　医疗建筑室外消防栓系统

室外消火栓系统的任务是通过室外消火栓为消防车等消防设备提供消防用水，或通过进户管为室内消防给水设备提供消防用水。室外消防给水系统应满足火灾扑救时各种消防用水设备对水量、水压、水质的基本要求。

一、系统组成与工作原理

室外消火栓给水系统通常是指室外消防给水系统，它是设置在建筑物外墙外的消防给水系统，主要承担城市、集镇、居住区或工矿企业等室外部分的消防给水任务的工程设施。

室外消火栓给水系统由消防水源、消防供水设备、室外消防给水管网和室外消火栓灭火设施组成。室外消防给水管网包括进水管、干管和相应的配件、附件。室外消火栓灭火设施包括室外消火栓、水带、水枪等。

1. 常高压消防给水系统

常高压消防给水系统管网内经常保持足够的压力和消防用水量。当火灾发生后,现场的人员可从设置在附近的消火栓箱内取出水带和水枪,将水带与消火栓栓口连接,接上水枪,打开消火栓的阀门,直接出水灭火。

2. 临时高压消防给水系统

在临时高压消防给水系统中,系统设有消防泵,平时管网内压力较低。当火灾发生后,现场的人员可从设置在附近的消火栓箱内取出水带和水枪,将水带与消火栓栓口连接,接上水枪,打开消火栓的阀门,通知水泵房启动消防泵,使管网内的压力达到高压给水系统的水压要求,从而使得消火栓可投入使用。

3. 低压消防给水系统

低压消防给水系统管网内的压力较低,当火灾发生后,消防队员打开最近的室外消火栓,将消防车与室外消火栓连接,从室外管网内吸水加入消防车内,然后再利用消防车直接加压灭火,或者消防车通过水泵接合器向室内管网内加压供水。

二、系统设置要求

民用建筑应设室外消火栓,根据相关要求,与医疗建筑相关的设置要求如下:

(1) 室外消火栓的间距不应大于 120 m。

(2) 室外消火栓的保护半径不应大于 150 m,在市政消火栓保护半径 150 m 以内,当室外消防用水量小于等于 15 L/s 时,可不设置室外消火栓。

(3) 室外消火栓的数量应按其保护半径和室外消防用水量等综合计算确定,每个室外消火栓的用水量应按 10~15 L/s 计算,与保护对象的距离在 5~40 m 范围内的市政消火栓可计入室外消火栓的数量内。

(4) 室外消火栓宜采用地上式消火栓。地上式消火栓应有 1 个 DN150 或 DN100 和 2 个 DN65 的栓口。采用室外地下式消火栓时,应有 DN100 和 DN65 的栓口各1个。寒冷地区设置的室外消火栓应有防冻措施。

(5) 消火栓距路边不应大于 2 m,距房屋外墙不宜小于 5 m。

(6) 建筑的室外消火栓、阀门、消防水泵接合器等设置地点应设置相应的永久性固定标识。

(7) 寒冷地区设置市政消火栓、室外消火栓确有困难的,可设置水鹤等为消防车加水的设施,其保护范围可根据需要确定。

第四节　医疗建筑室内消防栓系统

消火栓给水系统是建筑物应用最广泛的一种消防设施。其既可以供火灾现场人员使用消火栓箱内的消防水喉、水枪扑救初期火灾,也可供消防队员扑救建筑物的大火。室内消火栓实际上是室内消防给水管网向火场供水的带有专用接口的阀门,其进水端与消防管道相连,出水端与水带相连。

根据规范要求,高层民用建筑应设置室内消火栓。对于低层和多层建筑,建筑体积大于 5 000 m³ 的病房楼、门诊楼等需要设置室内消火栓给水系统。

一、系统工作原理与系统组成

室内消火栓给水系统的工作原理与系统的给水方式有关,通常建筑消防给水系统采用的是临时高压消防给水系统。

1. 系统工作原理

在临时高压消防给水系统中,系统设有消防泵和高位消防水箱。当火灾发生后,现场的人员可打开消火栓箱,将水带与消火栓栓口连接,打开消火栓的阀门,按下消火栓箱内的启动按钮,从而消火栓可投入使用。消火栓按钮不宜作为直接启动消防水泵的开关,但可作为发生报警信号的开关或启动干式消火栓系统的快速启闭装置等。在供水初期,由于消火栓泵的启动有一定的时间,其初期供水由高位消防水箱来供水(储存 10 分钟的消防水量)。对于消火栓泵的启动,还可由消防泵现场或启动消防控制中心启动,消火栓泵一旦启动后不得自动停泵,其停泵只能由现场手动控制。

2. 系统组成

室内消火栓给水系统是由消防给水基础设施、消防给水管网、室内消火栓设备、报警控制设备及系统附件等组成,如图 5-4-1 所示。

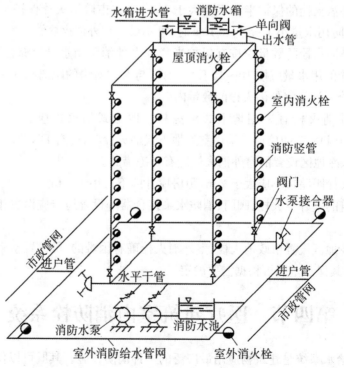

图 5-4-1 消火栓给水系统组成示意图

消防给水基础设施包括市政管网、室外消防给水管网、室外消火栓、消防水池、消防水泵、消防水箱、增压稳压设备、水泵接合器等。该设施的主要任务是为系统储存并提供灭火用水。给水管网包括进水管、水平干管、消防竖管等,其任务是向室内消火栓设备输送灭火用水。室内消火栓包括水带、水枪、水喉等,是供人员灭火使用的主要工具。系统附件包括各种阀门、屋顶消火栓等。报警控制设备用于启动消防水泵。

二、系统类型和设置要求

1. 系统类型

室内消火栓系统按建筑类型不同可分为低层建筑消火栓给水系统和高层建筑消火栓给水系统。同时,根据低层建筑和高层建筑给水方式不同又可再进行细分。给水方式是指建筑物消火栓给水系统的供水方案。

(1)低层建筑消火栓给水系统及给水方式:低层建筑消火栓给水系统是指设置在低层建筑物内的消火栓给水系统。低层建筑发生火灾,既可利用其室内消火栓设备,接出水带、水枪灭火,又可利用消防车从室外水源抽水直接灭火,使其得到有效外援。

低层建筑室内消火栓给水系统的给水方式分为以下三种类型:

① 直接给水方式:直接给水方式无加压水泵和水箱,室内消防用水直接由室外消防给水管网提供(图5-4-2),其构造简单,投资省,可充分利用外网水压,节省能源。但由于内部无储存水量,外网一旦停水,则内部立即断水,可靠性差。当室外给水管网所供水量和水压在全天任何时候均能满足系统最不利点消火栓设备所需水量和水压时,可采用这种供水方式。

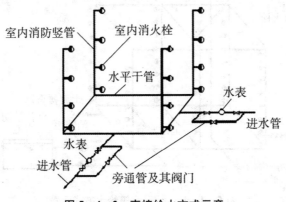

图5-4-2 直接给水方式示意

采用这种给水方式,当生产、生活、消防合用管网时,其进水管上设置的水表应考虑消防流量,当只有一条进水管时,可在水表节点处设置旁通管。

② 设有消防水箱的给水方式:如图5-4-3所示,该室内给水管网与室外管网直接相接,利用外网压力供水,同时设高位消防水箱调节流量和压力,其供水较可靠,投资节省,可充分利用外网压力,但须设置高位水箱,增加了建筑的荷载。当全天内大

部分时间室外管网的压力能够满足要求,在用水高峰时室外管网的压力较低,满足不了室内消火栓的压力要求时,可采用这种给水方式。

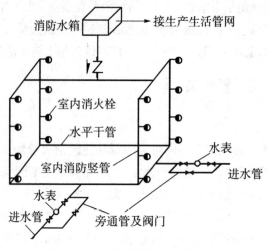

图5-4-3 设有消防水箱给水方式

③ 设有水泵和消防水箱给水方式:同时设有消防水箱和水泵的给水方式是最常用的给水方式(图5-4-4)。系统中的消防用水平时由屋顶水箱提供,生活水泵定时向水箱补水,火灾时可启动消防水泵向系统供水。当室外消防给水管网的水压经常不能满足室内消火栓给水系统所需水压时,宜采用这种给水方式。当室外管网不许消防水泵直接吸水时,应设消防水池。

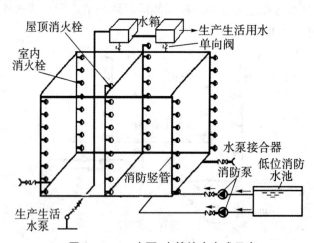

图5-4-4 水泵-水箱给水方式示意

屋顶水箱应储存10分钟的消防用水量,其设置高度应满足室内最不利点消火栓的水压,水泵启动后,消防用水不应进入消防水箱。

(2) 高层建筑消火栓给水系统及给水方式:设置在高层建筑物内的消火栓给水系统称为高层建筑消火栓给水系统。高层建筑一旦发生火灾,火势猛,蔓延快,救援及疏散困难,极易造成人员伤亡和重大经济损失。因此,高层建筑必须依靠建筑物内设置的消防设施进行自救。高层建筑的室内消火栓给水系统应采用独立的消防给水系统。

① 不分区消防给水方式：整栋大楼采用一个区供水，系统简单，设备少。当高层建筑最低消火栓栓口处的静水压力不大于 1.0 MPa 时，可采用这种给水方式。

② 分区消防给水方式：在消防给水系统中，由于配水管道的工作压力要求，系统可有不同的给水方式。系统给水方式划分的原则可根据管材、设备等确定。我国的消防规范规定，当高层建筑最低消火栓栓口处的静水压力大于 1.0 MPa 时，应采取分区给水方式。

2. 设置要求

室内消火栓应均匀布置，对室内消火栓的最大间距经计算确定，此外充实水柱同时到达的水枪支数和最大间距的 2 个要求也需同时满足。

室内消火栓的设置应符合下列要求：

(1) 设置室内消火栓的建筑，包括设备层在内的各层均应设置消火栓。

(2) 室内消火栓的布置应满足同一平面有 2 支消防水枪的 2 股充实水柱同时达到任何部位的要求，但建筑高度≤24.0 m 且体积≤5 000 m³ 的多层仓库、建筑高度≤54 m 且每单元设置一部疏散楼梯的住宅，可采用 1 支消防水枪的 1 股充实水柱到达室内任何部位。

(3) 室内消火栓应设在明显、易于取用的地点。栓口离地面的高度为 1.1 m，其出水方向宜向下或与设置消火栓的墙面成 90°角。

(4) 建筑高度≤24 m 时，且体积≤5 000 m³ 的库房，可采用 1 支水枪的充实水柱到达室内任何部位。

(5) 冷库的室内消火栓应设在常温穿堂或楼梯间内。

(6) 设有室内消火栓的建筑，如为平屋顶时，宜在平屋面顶上设置试验和检查用的消火栓。

(7) 消防电梯前室应设室内消火栓。

(8) 室内消火栓宜按直线距离计算其布置间距，并应符合下列规定：

① 消火栓按 2 支消防水枪的 2 股充实水柱布置的建筑物，消火栓的布置间距不应大于 30 m。

② 消火栓按 1 支消防水枪的 1 股充实水柱布置的建筑物，消火栓的布置间距不应大于 50m。

(9) 单层和多层建筑室内消火栓的间距不应超过 50 m。同一建筑物内应采用统一规格的消火栓、水枪和水带。每根水带的长度不应超过 25 m。

(10) 对于高位消防水箱不能满足最不利点消火栓水压要求的建筑，应在每个室内消火栓处设置直接启动消防水泵的按钮，并应有保护设施。

(11) 消火栓应采用同一型号规格。消火栓的栓口直径应为 65 mm，水带长度不应超过 25 m，水枪喷嘴口径不应小于 19 mm。

（12）高层建筑的屋顶应设有一个装有压力显示装置的检查用的消火栓，采暖地区可设在顶层出口处或水箱间内。

（13）屋顶直升机停机坪和超高层建筑避难层、避难区应设置室内消火栓。

3. 消防软管卷盘设置

消防软管卷盘由小口径消火栓、输水缠绕软管、小口径水枪等组成。与室内消火栓相比，具有操作简便、机动灵活等优点。

消防软管卷盘的设置应符合下列要求：

（1）栓口直径应为 25 mm，配备的胶带内径不应小于 19 mm，长度不应超过 30 m，水喉喷嘴口径不应小于 6 mm。

（2）旅馆、办公楼、商业楼、综合楼内等的消防软管卷盘应设在走道内，且布置时应保证有 1 股水柱能达到室内任何部位。

（3）剧院、会堂吊顶内的消防软管卷盘应设在马道入口处，以方便工作人员使用。

第五节　医疗建筑自动喷水灭火系统

自动喷水灭火系统是由洒水喷头、报警阀组、水流报警装置（水流指示器或压力开关）等组件以及管道、供水设施组成，并能在发生火灾时喷水的自动灭火系统。自动喷水灭火系统在保护人身和财产安全方面具有安全可靠、经济实用、灭火成功率高等优点，广泛应用于医疗建筑。

一、系统的分类与组成

自动喷水灭火系统根据所使用喷头的形式，分为闭式自动喷水灭火系统和开式自动喷水灭火系统两大类；根据系统的用途和配置状况，自动喷水灭火系统又分为湿式系统、干式系统、雨淋系统、水幕系统、自动喷水-泡沫联用系统等。自动喷水灭火系统的分类见图 5-5-1。

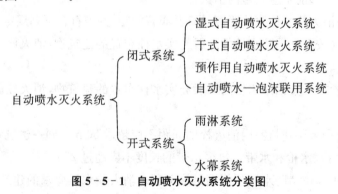

图 5-5-1　自动喷水灭火系统分类图

1. 湿式自动喷水灭火系统

湿式自动喷水灭火系统（以下简称"湿式系统"）由闭式喷头、湿式报警阀组、水流指示器或压力开关、供水与配水管道以及供水设施等组成,在准工作状态时管道内充满用于启动系统的有压水。湿式系统的组成如图5-5-2所示。

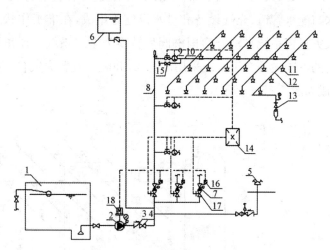

图5-5-2 湿式系统示意图

1—消防水池;2—水泵;3—止回阀;4—闸阀;5—水泵接合器;6—消防水箱;7—湿式报警阀组;8—配水干管;9—水流指示器;10—配水管;11—闭式喷头;12—配水支管;13—末端试水装置;14—报警控制器;15—泄水阀;16—压力开关;17—信号阀;18—驱动电机

2. 干式自动喷水灭火系统

干式自动喷水灭火系统(以下简称"干式系统")由闭式喷头、干式报警阀组、水流指示器或压力开关、供水与配水管道、充气设备以及供水设施等组成,在准工作状态时配水管道内充满用于启动系统的有压气体。干式系统的启动原理与湿式系统相似,只是将传输喷头开放信号的介质,由有压水改为有压气体。干式系统的组成如图5-5-3所示。

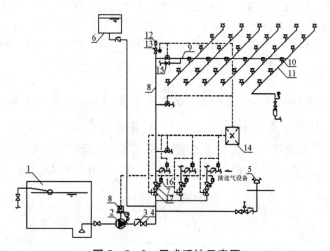

图5-5-3 干式系统示意图

1—消防水池;2—水泵;3—止回阀;4—闸阀;5—水泵接合器;6—消防水箱;7—干式报警阀组;8—配水干管;9—配水管;10—闭式喷头;11—配水支管;12—排气阀;13—电动阀;14—报警控制器;15—泄水阀;16—压力开关;17—信号阀;18—驱动电机

127

3. 预作用自动喷水灭火系统

预作用自动喷水灭火系统(以下简称"预作用系统")由闭式喷头、雨淋阀组、水流报警装置、供水与配水管道、充气设备和供水设施等组成,在准工作状态时配水管道内不充水,由火灾报警系统自动开启雨淋阀后转换为湿式系统。预作用系统与湿式系统、干式系统的不同之处在于系统采用雨淋阀,并配套设置火灾自动报警系统。预作用系统的组成如图5-5-4所示。

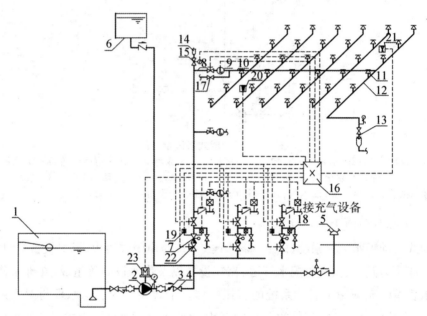

图5-5-4 预作用系统示意图

1—消防水池;2—水泵;3—止回阀;4—闸阀;5—水泵接合器;6—消防水箱;7—预作用报警阀组;8—配水干管;9—水流指示器;10—配水管;11—闭式喷头;12—配水支管;13—末端试水装置;14—排气阀;15—电动阀;16—报警控制器;17—泄水阀;18—压力开关;19—电磁阀;20—感温探测器;21—感烟探测器;22—信号阀;23—驱动电机

4. 雨淋系统

雨淋系统由开式喷头、雨淋阀组、水流报警装置、供水与配水管道以及供水设施等组成,与前几种系统的不同之处在于,雨淋系统采用开式喷头,由雨淋阀控制喷水范围,由配套的火灾自动报警系统或传动管系统启动雨淋阀。雨淋系统有电动系统和液动或气动系统两种常用的自动控制方式。雨淋系统的组成如图5-5-5和图5-5-6所示。

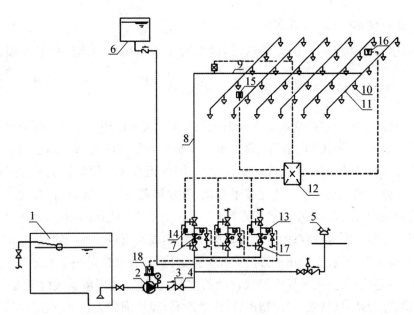

图 5-5-5　电动雨淋系统示意图

1—消防水池;2—水泵;3—止回阀;4—闸阀;5—水泵接合器;6—消防水箱;7—雨淋报警阀组;8—配水干管;9—配水管;10—闭式喷头;11—配水支管;12—报警控制器;13—压力开关;14—电磁阀;15—感温探测器;16—感烟探测器;17—信号阀;18—驱动电机

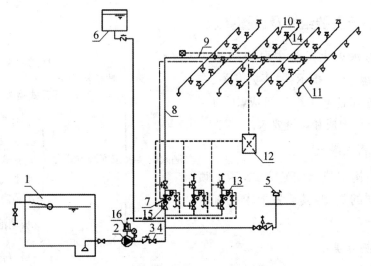

图 5-5-6　液动雨淋系统示意图

1—消防水池;2—水泵;3—止回阀;4—闸阀;5—水泵接合器;6—消防水箱;7—雨淋报警阀组;8—配水干管;9—配水管;10—闭式喷头;11—配水支管;12—报警控制器;13—压力开关;14—闭式喷头;15—信号阀;16—驱动电机

5.水幕系统

水幕系统由开式洒水喷头或水幕喷头、雨淋报警阀组或感温雨淋阀、供水与配水管道、控制阀以及水流报警装置(水流指示器或压力开关)等组成,与前几种系统不同的是,水幕系统不具备直接灭火的能力,是用于挡烟阻火和冷却分隔物的防火系统。

6. 自动喷水-泡沫联用系统

配置供给泡沫混合液的设备后,组成既可喷水又可以喷泡沫的自动喷水灭火系统。

7. 水炮系统

微型自动扫描射水高空水炮灭火系统设置在大空间的中庭区域,每个高空水炮保护半径30 m,负责中庭的消防功能。高空水炮具有很多现代科技功能:自动定位火源,定点并跟踪灭火;采用红-紫外复合探测、图像识别火焰探测器三种方式确认火灾,采用图像探测识别定位一体化技术手段,有效屏蔽各种干扰源,具有火灾探测速度快、火源识别、定位准确度高的优点,具有360°全方位火灾探测功能,探测灵敏度可调;采用激光器指示定位点;内置信号采集装置,实现水流指示器功能;控制俯仰角和水平回转角动作功能;支持正下方的火源探测定位识别;支持对一个工况下多处火源的探测识别定位;根据火源规模形状自动调整射流区域,实现覆盖式射流灭火;具有自动巡检、探测及时、高效、定位精确、灭火效率高、保护面积大、响应速度快等诸多优点;具有火灾探测功能、可视功能,可以查看现场情况,同时实现识别多处火源并精准定位无间隙连续灭火,自动根据火焰规模进行扫描灭火,解决"灯下黑",灭火无死角,集防火、防盗、监控、自动灭火于一体,节省节资源,降低了成本,提高了效率。

二、系统主要组件及设置要求

自动喷水灭火系统主要由洒水喷头、报警阀组、水流指示器、压力开关、末端试水装置和管网等组件组成,下面主要介绍其结构组成和设置要求。

(一)洒水喷头

根据结构组成和安装方式,洒水喷头分为不同的类型,其设置要求也有所区别(图5-5-7)。

1. 喷头分类

闭式喷头具有释放机构,由玻璃泡、易熔合金热敏感元件、密封件等零件组

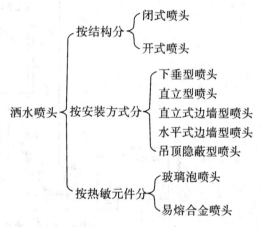

图5-5-7 洒水喷头分类图

成。平时闭式喷头的出水口由释放机构封闭,达到公称动作温度时,玻璃泡破裂或易熔合金热敏感元件熔化,释放机构自动脱落,喷头开启喷水。闭式喷头具有定温探测器和定温阀及布水器的作用。开式喷头(包括水幕喷头)没有释放机构,喷口呈常开状态。

根据喷头的热敏性能指标,喷头分为早期抑制快速响应(ESFR)喷头、快速响应喷头和标准响应喷头。早期抑制快速响应(ESFR)喷头的响应时间指数为$RTI \leqslant 28(m \cdot s)^{0.5}$,快速响应喷头的响应时间指数为$RTI \leqslant 50(m \cdot s)^{0.5}$,标准响应喷头的

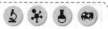

响应时间指数为 RTI≥80(m・s)$^{0.5}$。

2. 喷头选型与设置要求

(1) 根据相关规范要求,对于医院、疗养院的病房及治疗区域,老年、少儿、残疾人的集体活动场所,宜采用快速响应喷头。

(2) 喷头布置:同一根配水支管上喷头的间距及相邻配水支管的间距应根据系统的喷水强度、喷头的流量系数和工作压力确定,并应符合表 5-5-1 的要求。

表 5-5-1　同一根配水支管上喷头的间距及相邻配水支管的间距

喷水强度 [L/(min・m²)]	正方形布置的 边长(m)	矩形或平行四边形 布置的长边边长(m)	一只喷头的 最大保护面积(m²)	喷头与端墙的 最大距离(m)
4	4.4	4.5	20.0	2.2
6	3.6	4.0	12.5	1.8
8	3.4	3.6	11.5	1.7
≥12	3.0	3.6	9.0	1.5

同一场所内的喷头应布置在同一个平面上,并应贴近顶板安装,使闭式喷头处于有利于接触火灾烟气的位置。直立型、下垂型标准喷头溅水盘与顶板的距离不应小于 75 mm 且不应大于 150 mm。

当在梁或其他障碍物的下方布置喷头时,喷头与顶板之间的距离不得大于 300 mm。梁和障碍物及密肋梁板下布置的喷头,溅水盘与梁等障碍物及密肋梁板底面的距离不得小于 25 mm 且不得大于 100 mm。

在梁间布置的喷头,在符合喷头与梁等障碍物之间距离规定的前提下,喷头溅水盘与顶板的距离不应大于 550 mm,以避免洒水遭受阻挡。仍不能达到上述要求时应在梁底面下方增设喷头。

净空高度不超过 8 m 的场所,间距不超过 4 m×4 m 的十字梁,可在梁间布置 1 只喷头,其保护范围内的喷水强度应采取提高喷头工作压力或采用大流量喷头的方法予以保证。

边墙型喷头的最大保护跨度和间距应符合表 5-5-2 的规定。

表 5-5-2　边墙型标准喷头的最大保护跨度和间距(m)

设置场所火灾危险等级	轻危险级	中危险级 I 级
配水支管上喷头的最大间距	3.6	3.0
单排喷头的最大保护跨度	3.6	3.0
两排相对喷头的最大保护跨度	7.2	6.0

注:1. 两排相对喷头应交错布置;2. 室内跨度大于两排相对喷头的最大保护跨度时,应在两排相对喷头中间增设一排喷头。

边墙型喷头的两侧 1 m 和前方 2 m 范围内,以及顶板或吊顶下不得有阻挡喷水的障碍物。边墙型标准喷头溅水盘与顶板的距离应符合表 5-5-3 的规定。

表 5-5-3　边墙型标准喷头布置要求（mm）

边墙型喷头形式	溅水盘与顶板的距离	溅水盘与背墙的距离
直立式	100～150	50～100
水平式	150～300	可小于100

早期抑制快速响应（ESFR）喷头的布置应符合表 5-5-4 的要求。

表 5-5-4　ESFR 喷头溅水盘与顶板的距离（mm）

喷头安装方式	直立型		下垂型	
	不应小于	不应大于	不应小于	不应大于
溅水盘与顶板的距离	100	150	150	360

（二）报警阀组

自动喷水灭火系统根据不同的系统，选用不同的报警阀组。

1. 报警阀组分类及其组成

报警阀组分为湿式报警阀组、干式报警阀组、雨淋报警阀组和预作用报警装置。

（1）报警阀组的组成：湿式报警阀是湿式系统的专用阀门，是只允许水流入系统并在规定压力、流量下驱动配套部件报警的一种单向阀。湿式报警阀组主要结构为止回阀，开启条件与入口压力及出口流量有关，与延迟器、水力警铃、压力开关、控制阀等组成报警阀组，如图 5-5-8 所示。

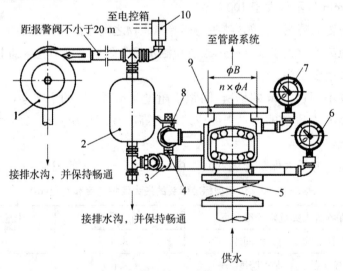

图 5-5-8　湿式报警阀组

1—水力警铃；2—延迟器；3—过滤器；4—试验球阀；5—水源控制阀；6—进水侧压力表；
7—出水侧压力表；8—排水球阀；9—报警阀；10—压力开关

（2）干式报警阀组的组成：干式报警阀组主要由干式报警阀、水力警铃、压力开关、空压机、安全阀、控制阀等组成，如图 5-5-9 所示。报警阀的阀瓣将阀门分成两部分，出口侧与系统管路相连，内充压缩空气，进口侧与水源相连，配水管道中的气压抵住阀瓣，使配水管道始终保持干管状态，通过两侧气压和水压的压力变化控制阀瓣的封闭和开启。喷头开启后,干式报警阀自动开启,其后续的一系列动作类似于湿式报警阀组。

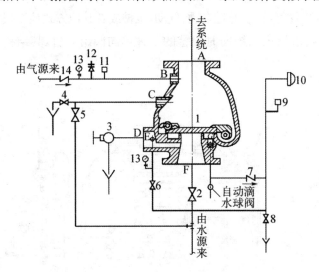

图 5 - 5 - 9　干式报警阀组

A—报警阀出口;B—充气口;C—注水排水口;D—主排水口;E—试警铃口;F—供水口; G—信号报警口;1—报警阀;2—水源控制阀;3—主排水阀;4—排水阀;5—注水阀;6—试警铃 阀;7—止回阀;8—小孔阀;9—压力开关;10—警铃;11—低压压力开关;12—安全阀;13—压力 表;14—止回阀

(3)雨淋报警阀组的组成:雨淋报警阀是通过电动、机械或其他方法开启,使水 能够自动流入喷水灭火系统同时报警的一种单向阀,按照其结构可分为隔膜式、推杆 式、活塞式、蝶阀式。雨淋报警阀广泛应用于雨淋系统、水幕系统、水雾系统、泡沫系 统等各类开式自动喷水灭火系统中。雨淋报警阀组的组成见图 5 - 5 - 10。

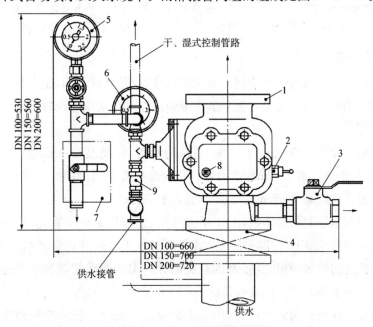

图 5 - 5 - 10　雨淋报警阀组

1—雨淋阀;2—自动滴水阀;3—排水球阀;4—供水控制阀;5—隔膜室压力表;6—供水压力 表;7—紧急手动控制装置;8—阀瓣复位轴;9—节流阀

预作用报警装置的组成:预作用报警装置由预作用报警阀组、控制盘、气压维持装置和空气供给装置等组成,通过电动、气动、机械或者其他方式控制报警阀组开启,使水能够单向流入喷水灭火系统同时报警的一种单向阀组装置,其结构如图5-5-11所示。

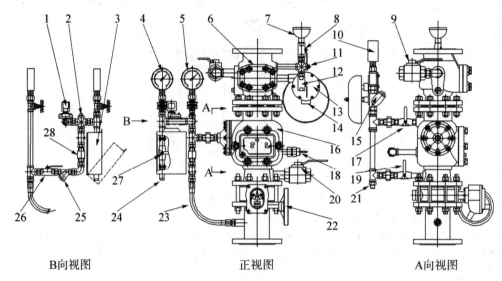

图5-5-11　预作用报警装置示意图

1—启动电磁阀;2—远程引导启动方式接口;3—紧急启动盒;4—隔膜室压力表;5—补水压力表;6—隔离单向阀;7—底水漏斗;8—加底水阀;9—试验排水阀;10—压力开关;11—压缩空气接口;12—排多余底水阀;13—水力警铃;14—警铃排水口;15—报警通道过滤器;16—雨淋报警阀;17—报警试验阀;18—滴水阀;19—报警试验阀;20—排水阀;21—报警试验排水口;22—进水蝶阀;23—补水软管;24—紧急启动排水口;25—补水通道过滤器;26—补水阀;27—紧急启动阀;28—补水隔离单向阀

2. 报警阀组设置要求

自动喷水灭火系统应根据不同的系统形式设置相应的报警阀组。保护室内钢屋架等建筑构件的闭式系统应设置独立的报警阀组。水幕系统应设置独立的报警阀组或感温雨淋阀。

报警阀组宜设在安全及易于操作、检修的地点,环境温度不低于4℃且不高于70℃,距地面的距离宜为1.2 m。水力警铃应设置在有人值班的地点附近,其与报警阀连接的管道直径应为20 mm,总长度不宜大于20 m。

一个报警阀组控制的喷头数,对于湿式系统、预作用系统不宜超过800只,对于干式系统不宜超过500只。串联接入湿式系统配水干管的其他自动喷水灭火系统,应分别设置独立的报警阀组,其控制的喷头数计入湿式阀组控制的喷头总数。每个报警阀组供水的最高和最低位置喷头的高程差不宜大于50 m。

控制阀安装在报警阀的入口处,用于系统检修时关闭系统。控制阀应保持常开位置,保证系统时刻处于警戒状态。使用信号阀时,其启闭状态的信号反馈到消防控制中心。使用常规阀门时,必须用锁具锁定阀板位置。

（三）水流指示器

1. 水流指示器的组成

水流指示器是用于自动喷水灭火系统中将水流信号转换成电信号的一种水流报警装置，一般用于湿式、干式、预作用、循环启闭式、自动喷水—泡沫联用系统中。水流指示器的叶片与水流方向垂直，喷头开启后引起管道中的水流动，当浆片或膜片感知水流的作用力时带动传动轴动作，接通延时线路，延时器开始计时。到达延时设定时间后叶片仍向水流方向偏转无法回位，电触点闭合输出信号。当水流停止时，叶片和动作杆复位，触点断开，信号消除。水流指示器的结构见图 5-5-12。

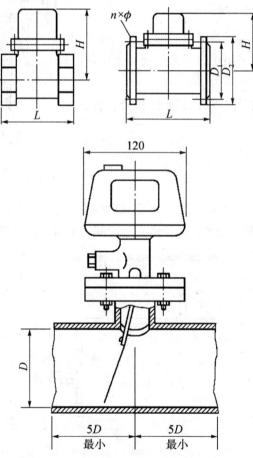

图 5-5-12　螺纹式和法兰式水流指示器

2. 水流指示器设置要求

水流指示器的功能是及时报告发生火灾的部位。设置闭式自动喷水灭火系统的建筑内，每个防火分区和每个楼层均应设置水流指示器。当水流指示器前端设置控制阀时，应采用信号阀。

仓库内顶板下喷头与货架内喷头应分别设置水流指示器。

（四）压力开关

1. 压力开关组成

压力开关是一种压力传感器,是自动喷水灭火系统中的一个部件,其作用是将系统的压力信号转化为电信号,报警阀开启后,报警管道充水,压力开关受到水压的作用后接通电触点,输出报警阀开启及启动供水泵的信号,报警阀关闭时电触点断开。压力开关构造见图 5-5-13。

2. 压力开关设置要求

压力开关安装在延迟器出口后的报警管道上。自动喷水灭火系统应采用压力开关控制稳压泵,并应能调节启停稳压泵的压力。

雨淋系统和防火分隔水幕,其水流报警装置宜采用压力开关。

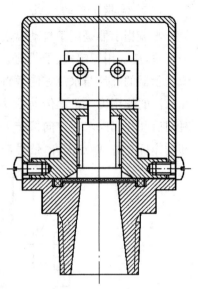

图 5-5-13　压力开关

（五）末端试水装置

1. 装置组成

末端试水装置由试水阀、压力表以及试水接头等组成,其作用是检验系统的可靠性,测试干式系统和预作用系统的管道充水时间。末端试水装置构造见图 5-5-14。

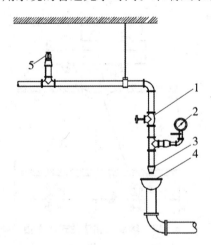

图 5-5-14　末端试水装置

1—截止阀;2—压力表;3—试水接头;4—排水漏斗;5—最不利点处喷头

2. 设置要求

每个报警阀组控制的最不利点喷头处应设置末端试水装置,其他防火分区和楼层应设置直径为 25 mm 的试水阀。

末端试水装置和试水阀应设在便于操作的部位,且应有足够排水能力的排水设施。

末端试水装置应由试水阀、压力表以及试水接头组成。末端试水装置出水口的流量系数 K 应与系统同楼层或同防火分区选用的喷头相等。末端试水装置的出水应采取孔口出流的方式排入排水管道。

(六) 管道

配水管道应采用内外壁热镀锌钢管或铜管、涂覆钢管和不锈钢管,其工作压力不应大于 1.20 MPa。系统管道的连接应采用沟槽式连接件(卡箍)或丝扣、法兰连接。配水管两侧每根配水支管控制的标准喷头数,轻、中危险级场所不应超过 8 只。同时在吊顶上下安装喷头的配水支管,上下侧均不超过 8 只。严重危险级和仓库危险级场所不应超过 6 只。短立管及末端试水装置的连接管,其管径不应小于 25 mm。

第六节　气体灭火系统

气体灭火系统是以一种或多种气体作为灭火介质,通过这些气体在整个防护区内或保护对象周围的局部区域建立起灭火浓度实现灭火。气体灭火系统具有灭火效率高、灭火速度快、保护对象无污损等优点。气体灭火系统是根据灭火介质而命名的,目前医疗建筑比较常用的气体灭火系统有二氧化碳灭火系统、七氟丙烷灭火系统。

一、系统分类和组成

气体灭火系统一般由灭火剂储存装置、启动分配装置、输送释放装置、监控装置等组成。为满足各种保护对象的需要,最大限度地降低火灾损失,可充装不同种类的灭火剂,采用不同的增压方式。

(一) 系统分类

1. 按使用的灭火剂分类

(1) 二氧化碳灭火系统:二氧化碳灭火系统是以二氧化碳作为灭火介质的气体灭火系统。二氧化碳是一种惰性气体,对燃烧具有良好的窒息和冷却作用。

二氧化碳灭火系统按灭火剂储存压力不同可分为高压系统(指灭火剂在常温下储存的系统)和低压系统(指将灭火剂在 $-20 \sim -18\,℃$ 低温下储存的系统)两种应用形式。计算管网起点压力(绝对压力)时,高压系统应取 5.17 MPa,低压系统应取 2.07 MPa。

高压储存容器中二氧化碳的温度与储存地点的环境温度有关。因此,容器必须能够承受最高预期温度所产生的压力。储存容器中的压力还受二氧化碳灭火剂充装密度的影响。因此,要注意控制在最高储存温度下的充装密度,充装密度过大,会在环境温度升高时因液体膨胀造成保护膜片破裂而自动释放灭火剂。

低压系统储存容器内二氧化碳灭火剂温度利用保温和制冷手段被控制在$-18\sim$ $-20℃$之间。典型的低压储存装置是压力容器外包一个密封的金属壳,壳内有隔热材料,在储存容器一端安装一个标准的制冷装置,它的冷却蛇管装于储存容器内。

(2)七氟丙烷灭火系统:七氟丙烷灭火剂属于卤代烷灭火剂系列,具有灭火能力强、灭火剂性能稳定的特点。与卤代烷1301和卤代烷1211灭火剂相比,七氟丙烷灭火剂的臭氧层损耗能力(ODP)为0,全球温室效应潜能值(GWP)很小,不会破坏大气环境。但七氟丙烷灭火剂及其分解产物对人有毒性危害,使用时应引起重视。

2. 按系统的结构特点分类

(1)无管网灭火系统:无管网灭火系统是指按一定的应用条件,将灭火剂储存装置和喷放组件等预先设计、组装成套且具有联动控制功能的灭火系统,又称预制灭火系统。该系统又分为柜式气体灭火装置和悬挂式气体灭火装置两种类型,其适用于较小的、无特殊要求的防护区。

(2)管网灭火系统:管网灭火系统是指按一定的应用条件进行计算,将灭火剂从储存装置经由干管、支管输送至喷放组件实施喷放的灭火系统。

3. 按应用方式分类

(1)全淹没灭火系统:全淹没灭火系统是指在规定的时间内,向防护区喷射一定浓度的气体灭火剂,并使其均匀地充满整个防护区的灭火系统。全淹没灭火系统的喷头均匀布置在防护区的顶部,火灾发生时,喷射的灭火剂与空气的混合气体迅速在此空间内建立有效扑灭火灾的灭火浓度,并将灭火剂浓度保持一段所需要的时间,即通过灭火剂气体将封闭空间淹没实施灭火。

(2)局部应用灭火系统:局部应用灭火系统指在规定的时间内向保护对象以设计喷射率直接喷射气体,在保护对象周围形成局部高浓度,并持续一定时间的灭火系统。局部应用灭火系统的喷头均匀布置在保护对象的四周,火灾发生时,将灭火剂直接而集中地喷射到保护对象上,使其笼罩整个保护对象外表面,即在保护对象周围局部范围内达到较高的灭火剂气体浓度实施灭火。

4. 按加压方式分类

(1)自压式气体灭火系统:指灭火剂无须加压而是依靠自身饱和蒸气压力进行输送的灭火系统。

(2)内储压式气体灭火系统:指灭火剂在瓶组内用惰性气体进行加压储存,系统动作时灭火剂靠瓶组内的充压气体进行输送的灭火系统。

(3)外储压式气体灭火系统:指系统动作时灭火剂由专设的充压气体瓶组按设计压力对其进行充压的灭火系统。

(二)系统的组成

1. 高压二氧化碳灭火系统、内储压式七氟丙烷灭火系统

高压二氧化碳灭火系统、内储压式七氟丙烷灭火系统由灭火剂瓶组、驱动气体瓶组(可选)、单向阀、选择阀、驱动装置、集流管、连接管、喷头、信号反馈装置、安全泄放装置、控制盘、检漏装置、管道管件及吊钩支架等组成(见图5-6-1)。

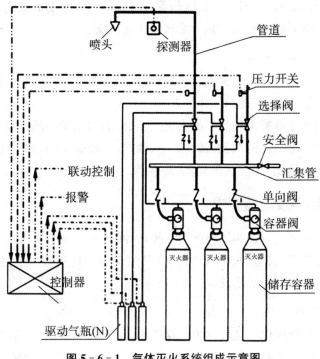

图5-6-1 气体灭火系统组成示意图

2. 外储压式七氟丙烷灭火系统

外储压式七氟丙烷灭火系统由灭火剂瓶组、加压气体瓶组、驱动气体瓶组(可选)、单向阀、选择阀、减压装置、驱动装置、集流管、连接管、喷头、信号反馈装置、安全泄放装置、控制盘、检漏装置、管道管件及吊钩支架等组成。

3. 无管网灭火系统

(1) 柜式气体灭火装置:该装置一般由灭火剂瓶组、驱动气体瓶组(可选)、容器阀、减压装置(针对惰性气体灭火装置)、驱动装置、集流管(只限多瓶组)、连接管、喷头、信号反馈装置、安全泄放装置、控制盘、检漏装置、管道管件等组成。

(2) 悬挂式气体灭火装置:该装置由灭火剂储存容器、启动释放组件、悬挂支架等组成。

二、系统适用范围

气体灭火系统的灭火剂种类、灭火机理不同,其适用的范围也各不相同,下面分别进行介绍。

1. 二氧化碳灭火系统

二氧化碳灭火系统可用于扑救灭火前可切断气源的气体火灾,液体火灾或石蜡、沥青等可熔化的固体火灾,固体表面火灾及棉毛、织物、纸张等部分固体深位火灾,电气火灾。

该系统不得用于扑救硝化纤维、火药等含氧化剂的化学制品火灾,钾、钠、镁、钛、锆等活泼金属火灾,氢化钾、氢化钠等金属氢化物火灾。

2. 七氟丙烷灭火系统

七氟丙烷灭火系统适于扑救电气火灾,液体表面火灾或可熔化的固体火灾,固体表面火灾,灭火前可切断气源的气体火灾。

本系统不得用于扑救下列物质的火灾:含氧化剂的化学制品及混合物,如硝化纤维、硝酸钠等;活泼金属,如钾、钠、镁、钛、锆、铀等;金属氢化物,如氢化钾、氢化钠等;能自行分解的化学物质,如过氧化氢、联胺等。

三、系统组件及设置要求

二氧化碳灭火系统一般为管网灭火系统,管网灭火系统由灭火剂储存装置、容器阀、选择阀、压力开关、安全阀、喷嘴、管道及其附件等组件组成。下面主要介绍二氧化碳灭火系统组件及其设置要求。

1. 灭火剂储存装置

目前我国二氧化碳储存装置均为储存压力 5.17 MPa 规格,储存装置为无缝钢质容器,它由容器阀、连接软管、钢瓶组成,耐压值为 22.05 MPa。二氧化碳高压系统储存装置规格有 32 L、40 L、45 L、50 L、82.5 L。

高压系统的储存装置应符合下列规定:储存容器的工作压力不应小于 15 MPa,储存容器或容器阀上应设泄压装置,其泄压动作压力应为 19(±0.95)MPa;储存容器中二氧化碳的充装系数应按国家现行《气瓶安全监察规程》执行;储存装置的环境温度应为 0~49℃。

低压系统的储存装置应符合下列规定:储存容器的设计压力不应小于 2.5 MPa,并应采取良好的绝热措施。储存容器上至少应设置两套安全泄压装置,其泄压动作压力应为 2.38 MPa±0.12 MPa;储存装置的高压报警压力设定值应为 2.2 MPa,低压报警压力设定值应为 1.8 MPa;储存容器中二氧化碳的装置系数应按国家现行《压力容器安全技术监察规程》执行;容器阀应能在喷出要求的二氧化碳量后自动关闭;储存装置应远离热源,其位置应便于再充装,其环境温度宜为 -23~49℃;储存容器中充装的二氧化碳应符合现行国家标准《二氧化碳灭火剂》的规定;储存装置应设称重检漏装置。当储存容器中充装的一氧化碳量损失 10% 时,应及时补充。储存装置的布置应方便检查和维护,并应避免阳光直射。

储存装置宜设在专用的储存容器间内。局部应用灭火系统的储存装置可设置在固定的安全围栏内。专用的储存容器间的设置应符合下列规定:应靠近防护区,出口应直接通向室外或疏散走道;耐火等级不应低于二级;室内应保持干燥和良好通风;设在地下的储存容器间应设机械排风装置,排风口应通向室外。

2. 容器阀

容器阀按其结构形式,可分为差动式和膜片式两种。容器阀的启动方式一般有手动启动、气启动、电磁启动和电爆启动等方式。与之对应的启动装置有手动启动器、拉索启动器、气启动器、电磁启动器、电爆启动器。

3. 选择阀

在多个保护区域的组合分配系统中,每个防护区或保护对象在集流管上的排气支管上应设置与该区域对应的选择阀。选择阀的位置宜靠近储存容器,并应便于手动操作,方便检查维护。选择阀上应设有标明防护区的铭牌。

选择阀可采用电动、气动或机械操作方式。选择阀的工作压力,高压系统不应小于 12 MPa,低压系统不应小于 2.5 MPa。

系统启动时,选择阀应在容器阀动作之前或同时打开。

4. 喷头

二氧化碳灭火系统的喷头安装在管网的末端,用于向防护区喷洒灭火剂。喷头是用来控制灭火剂的流速和喷射方向的组件。全淹没灭火系统的喷头布置应使防护区内二氧化碳分布均匀,喷头应接近天花板或屋顶安装。

设置在粉尘或喷漆作业等场所的喷头,应增设不影响喷射效果的防尘罩。

5. 压力开关

压力开关可以将压力信号转换成电气信号,一般设置在选择阀前后,以判断各部位的动作正确与否。

6. 安全阀

安全阀一般设置在储存容器的容器阀上及组合分配系统中的集流管部分。在组合分配系统的集流管部分,由于选择阀平时处于关闭状态,在容器阀的出口处至选择阀的进口端之间形成了一个封闭的空间,因而在此空间内容易形成一个危险的高压区。为了防止储存器发生误喷射,应在集流管末端设置一个安全阀或泄压装置,当压力值超过规定值时,安全阀自动开启泄压以保证管网系统的安全。

7. 管道

高压系统管道及其附件应能承受最高环境温度下二氧化碳的储存压力,低压系统管道及其附件应能承受 4.0 MPa 的压力,管道应符合现行国家标准《输送流体用无缝钢管》(GB/T 8163—2018)的规定,并应进行内外表面镀锌防腐处理。在对镀锌层有腐蚀的环境中,管道可采用不锈钢管、铜管或其他抗腐蚀的材料。挠性连接的软管必须能承受系统的工作压力和温度,并宜采用不锈钢软管。低压系统的管网中应采取防膨胀收缩措施。在可能发生爆炸的场所,管网应吊挂安装并采取防晃措施。管道可采用螺纹连接、法兰连接或焊接。公称直径≤80 mm 的管道宜采用螺纹连接,公称直径＞80 mm 的管道宜采用法兰连接。管网中阀门之间的封闭管段应设置泄压装置,其泄压动作压力,高压系统应为(15±0.75)MPa,低压系统应为(2.38±0.12)MPa。

8. 事故排风

在建筑消防系统设计中,一套完整的气体灭火系统需要设置气体灭火后的事故排风系统将灭火后的气体排至室外。七氟丙烷气体灭火后的事故排风系统排风量一般采用换气次数法计算,换气次数为 5～6 次,如果工程中无法自然补风还需设置相应的机械补风系统进行补风,补风量约为排风量的 80%。由于七氟丙烷的密度比空气密度大,一般在合适的位置设置下部排风口进行排风。事故排风系统可与平时通风系统合用或单独设置。

第七节　干粉灭火系统

干粉灭火系统是由干粉供应源通过输送管道连接到固定的喷嘴上,通过喷嘴喷放干粉的灭火系统。《中国消耗臭氧层物质逐步淘汰国家方案》已将干粉灭火系统的应用技术列为卤代烷系统替代技术的重要组成部分。

一、系统的组成和分类

干粉灭火系统根据其灭火方式、保护情况、驱动气体储存方式等不同可分为 10 余种类型,本节主要介绍系统的组成及其分类。

(一)干粉灭火系统的组成

干粉灭火系统在组成上与气体灭火系统类似。干粉灭火系统由干粉灭火设备和自动控制两大部分组成。前者由干粉储罐、动力气瓶、减压阀、输粉管道以及喷嘴等组成,后者由火灾探测器、启动瓶、报警控制器等组成,见图 5 - 7 - 1。

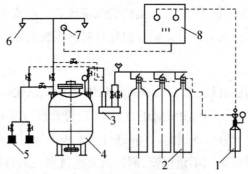

图 5 - 7 - 1　干粉灭火系统组成示意图

1—启动气体瓶组;2—高压驱动气体瓶组;3—减压器;4—干粉罐;5—干粉枪及卷盘;6—喷嘴;7—火灾探测器;8—控制装置

（二）干粉灭火系统的分类

1. 按灭火方式分类

（1）全淹没式干粉灭火系统：指将干粉灭火剂释放到整个防护区，通过在防护区空间建立起灭火浓度来实施灭火的系统形式。该系统的特点是对防护区提供整体保护，适用于较小的封闭空间、火灾燃烧表面不易确定且不会复燃的场合，如油泵房等场合。

（2）局部应用式干粉灭火系统：指通过喷嘴直接向火焰或燃烧表面喷射灭火剂实施灭火的系统。当不宜在整个房间建立灭火浓度或仅保护某一局部范围、某一设备、室外火灾危险场所等时，可选择局部应用式干粉灭火系统，例如用于保护甲、乙、丙类液体的敞顶罐或槽，不怕粉末污染的电气设备以及其他场所等。

（3）手持软管干粉灭火系统：手持软管干粉灭火系统具有固定的干粉供给源，并配备一条或数条输送干粉灭火剂的软管及喷枪，火灾时通过人来操作实施灭火。

2. 按设计情况分类

（1）设计型干粉灭火系统：指根据保护对象的具体情况，通过设计计算确定的系统形式。该系统中的所有参数都需经设计确定，并按要求选择各部件设备型号。一般较大的保护场所或有特殊要求的场所宜采用设计系统。

（2）预制型干粉灭火系统：指由工厂生产的系列成套干粉灭火设备，系统的规格是通过对保护对象做灭火试验后预先设计好的，即所有设计参数都已确定，使用时只需选型，不必进行复杂的设计计算。对于保护对象不很大且无特殊要求的场合，一般选择预制系统。

3. 按系统保护情况分类

（1）组合分配系统：当一个区域有几个保护对象且每个保护对象发生火灾后又不会蔓延时，可选用组合分配系统，即用一套系统同时保护多个保护对象。

（2）单元独立系统：若火灾的蔓延情况不能预测，则每个保护对象应单独设置一套系统保护，即单元独立系统。

4. 按驱动气体储存方式分类

（1）储气式干粉灭火系统：指将驱动气体（氮气或二氧化碳气体）单独储存在储气瓶中，灭火使用时，再将驱动气体充入干粉储罐，进而携带驱动干粉喷射实施灭火。干粉灭火系统大多数采用的是该种系统形式。

（2）储压式干粉灭火系统：指将驱动气体与干粉灭火剂同储于一个容器，灭火时直接启动干粉储罐。这种系统结构比储气系统简单，但要求驱动气体不能泄漏。

（3）燃气式干粉灭火系统：指驱动气体不采用压缩气体，而是在火灾时点燃燃气发生器内的固体燃料，通过生成的燃气压力来驱动干粉喷射实施灭火。

二、系统组件及设置要求

1. 系统组件

储存装置宜由干粉储存容器、容器阀、安全泄压装置、驱动气体储瓶、瓶头阀、集流管、减压阀、压力报警及控制装置等组成,并应符合下列规定:

(1) 干粉储存容器应符合国家现行标准《压力容器安全技术监察规程》的规定,驱动气体储瓶及其充装系数应符合国家现行标准《气瓶安全监察规程》的规定。

(2) 干粉储存容器设计压力可取 1.6 MPa 或 2.5 MPa 压力级,其干粉灭火剂的装量系数不应大于 0.85,其增压时间不应大于 30 s。

(3) 安全泄压装置的动作压力及额定排放量应按现行国家标准《干粉灭火系统部件通用技术条件》(GB 16668—2010)执行。

(4) 干粉储存容器应满足驱动气体系数、干粉储存量、输出容器阀出口干粉输送速率和压力的要求。

(5) 驱动气体应选用惰性气体,宜选用氮气。二氧化碳含水率不应大于 0.015% (质量分数),其他气体含水率不得大于 0.006%(质量分数);驱动压力不得大于干粉储存容器的最高工作压力。

(6) 储存装置的布置应方便检查和维护,并宜避免阳光直射。其环境温度应为 $-20\sim50℃$。

(7) 储存装置宜设在专用的储存装置间内。专用储存装置间的设置应符合下列规定:① 应靠近防护区,出口应直接通向室外或疏散通道;② 耐火等级不应低于二级;③ 宜保持干燥和良好通风,并应设应急照明。

(8) 当采取防湿、防冻、防火等措施后,局部应用灭火系统的储存装置可设置在固定的安全围栏内。

2. 系统设置要求选择阀和喷头

(1) 气体管道连接也必须牢固,每安装一段管道就应吹扫一次,保证管内干净。在减压阀前要经过滤网。

(2) 干粉灭火剂须按规定的品种和数量灌装,最好在晴天灌装,避免在阴雨天操作,并应一次装完,立即密封。

(3) 全淹没系统干粉灭火剂喷射时间一般不大于 30 s,干粉贮罐的充压时间也不大于 30 秒。

(4) 喷头的工作压力应符合产品性能要求,一般在 $0.5\times10^4\sim7\times10^4$ Pa 之间.

(5) 全淹没系统喷头应均匀分布,喷头间距不大于 2.25 m,喷头与墙的距离不大于 1 m,每个喷头的保护容积不大于 14 m^3。

(6) B、C 类干粉中较成熟和经济的是碳酸氢钠干粉,故扑灭 B、C 类火灾推荐采用碳酸氢钠干粉;A、B、C类干粉固然也能扑灭B、C类火灾,但不经济,故不推荐用A、B、C类干粉扑灭B、C类火灾。扑灭A类火灾只能用A、B、C类干粉,其中较成熟和经济的是磷酸铵盐干粉,所以扑灭A类火灾推荐采用磷酸铵盐干粉。

参考文献

[1]室外给水设计规范GB 50013—2006[S].北京:中国计划出版社,2006.

[2]张建成.消防给水及消火栓系统技术规范[J].工业,2007,9(02):282.

[3]中华人民共和国公安部.自动喷水灭火系统施工及验收规范[J].消防技术与产品信息,2005(7):72-90.

[4]中华人民共和国国家标准气体灭火系统施工及验收规范(GB 50263—97)[J].消防技术与产品信息,1997(9).

[5]中华人民共和国公安部.建筑设计防火规范(GB 50016—2014)[S].中华人民共和国住房和城乡建设部,2015.

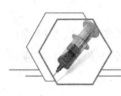

第六章 医疗用水系统

医疗用水系统是指以市政自来水为原水,经过净化、消毒等处理后,供给医疗机构,应用于诊疗过程中的清洗、消毒、配液、检验和诊疗操作等方面的水处理系统。因医疗用水在医疗机构诊疗过程中应用广泛,其质量不仅影响到诊疗的准确性,还涉及医疗安全等问题。因此,医疗用水系统的规划、设计、建设及运维是医院建设工作的重点之一。

第一节 医疗用水历史、现状与发展趋势

一、医疗用水的历史

19世纪,细菌学、药理学、实验生理学、诊断学等学说的建立奠定了现代医学的基础,随着这些医学技术的发展以及在医疗机构中的广泛应用,人们对医疗用水的要求也日益增高。医疗用水系统随着用水要求的不断提高和水处理技术的发展,主要经历了3个发展过程。

(1)从19世纪中期到20世纪70年代的相当长的一段时间里,医疗用水系统主要是使用蒸汽发生器和离子交换设备对水质进行净化,使水质达到用水要求。

(2)从20世纪70年代开始,随着反渗透技术的发展,医疗用水系统开始应用反渗透处理设备生产医疗用水。

(3)从20世纪90年代到现在,随着电渗析技术的发展和应用,医疗用水系统进入全膜法时代。

二、国内医疗用水系统的现状

我国是一个水资源缺乏的国家,充分利用水资源是当务之急。随着国家环保节能宣传的深入,绿色医院的呼声也在不断扩大。医院作为用水量较大的单位,如何更加合理地利用水资源是医院建设者需要思考的主要问题之一。

医院的水源一般来自当地市政自来水,因此原水的指标均符合国家的生活饮用水卫生标准。但是医院许多专业科室对水质的要求各不相同,如血液透析需要水质指标达到《血液透析及相关治疗用水》(YY0572—2015)标准,手术室洗消、消毒供应中心、腔镜清洗、口腔科等需要水质指标达到《医院消毒供应中心 第1部分:管理规范》(WS 310.1—2016)及《医院消毒供应中心 第2部分:清洗消毒及灭菌技术操作规范》(WS 310.2—2016)或《软式内镜清洗消毒技术规范》(WS 507—2016)的相关要求,检验需要水质指标达到《分析实验室用水规格和试验方法》(GB/T 6682—2008)。

其中用水量较大的是血液透析和消毒供应中心,水质要求最高的是检验科。这些都需要通过对原水进行一系列的水质处理才能达到满足各相关专业使用的要求。

以往各大医院的做法是,有纯水需求的科室都会在使用区域划出一间房间作为专门的水处理设备间,并配有专人负责日常管理和维护。许多需要使用纯水的科室,如血液透析、检验、病理、腔镜洗消、手术室及消毒供应中心等,这些科室分别设在不同楼内、不同的楼层,每科室都设有单独的水处理间。为确保设备安全运行,像血液透析、检验等科室,水处理设备还需要一用一备,增加了医院的人力、物力成本。

很多综合医院每新建一个用水科室,都会在科室旁边同步建设一个纯水系统。随着科室越建越多,水处理机房也越建越多,其管理成本,用水、用电成本也不断增高。

单科室用水模式中制水机的自来水利用率通常不到50%[《反渗透水处理设备国家标准》(GB/T 19249—2003)为30%以上],另外的50%以上的水成为废水。而这些废水又必须经过处理后才能排入城市污水干管。虽然科室单用制水机较小,但五脏俱全,单位纯水的耗电量居高不下。日积月累,医院花费的自来水费、污水处理费、电费是惊人的。

单科室设置纯水机房存在的不足有:

(1) 各类纯水设备品牌过杂,良莠不齐。

(2) 设备分散,占用过多医疗建筑面积,水电能耗居高不下。

(3) 维护人员成本较高,耗材消耗量大,不便于统一管理、统一维护。

(4) 水质安全可靠性欠保障,相关用水数据无法进行追溯管理。

(5) 难以达到绿色医院建筑评定要求。

针对单科室设置纯水机房存在的种种问题及不足,国内近几年新建、扩建的大型综合性医院中多采用中央分质供水系统。由于不同科室水质指标需求存在差异性,从而决定了医用纯水系统"集中制备、分质供应"的系统特性。

三、医疗用水的发展趋势

欧美日在20世纪70年代就开始在医疗用水系统中采用中央分质供水系统相关标准并多有医院实施案例。我国在20世纪末引进医院中央分质供水系统理念,近年来武汉协和医院、海南农垦医院、湖南湘雅医院、江苏省人民医院等医院相继开始采用中央分质供水系统,上述医院的中央分质供水系统使用至今,系统稳定,效果明显。目前,中央分质供水系统因其独特的优势正在快速替代原有的单科室独立供水设备。

医用中央分质供水系统就是用一套水处理设备对自来水进行深度处理,通过密闭循环管道输送供给各科室,使其分别达到各科室可直接使用的标准。该系统可以提高各科室纯水使用质量,提升医院设备管理水平和效率以及大大降低制水成本。中央分质供水系统在向各用水科室供水时,实现全流程封闭循环输送,确保临床应用水为即时新鲜水,各路循环水起点、终点都设置了杀菌器和菌尸阻断器,不仅从工艺上避免了纯水的二次污染,而且可以确保各科室临床用水安全和便捷。

四、我国目前医疗用水适用相关规范

《饮用净水水质标准》(CJ 94—2005)

《生活饮用水卫生标准》(GB 5749—2006)

《分析实验室用水规格和试验方法》(GB/T 6682—2008)

《血液透析及相关治疗用水》(YY 0572—2015)

《医院消毒供应中心　第1部分:管理规范》(WS 310.1—2016)

《医院消毒供应中心　第2部分:清洗消毒及灭菌技术操作规范》(WS 310.1—2016)

《软式内镜清洗消毒技术规范》(WS 507—2016)

《绿色医院建筑评价标准》(CSUS/GBC 2—2011)

《绿色医院建筑评价标准》(GB/T 51153—2015)

第二节　医疗用水的种类与用途

一、医疗用水的种类与用途简介

医疗机构在诊疗活动中使用的血液透析治疗用水、口腔科治疗用水、各种湿化水、内镜器械冲(清)洗用水、消毒供应中心(室)的器械(具)冲洗及灭菌用水、外科洗手(卫生洗手)用水和各类消毒剂配制用水等是医疗用水的主要用途。随着社会发展及对饮用水卫生健康的重视,将医院医患人员饮用水纳入医疗用水系统进行统一规划、建设和管理已经成为一种普遍共识。通过对国内多家三甲综合医院医疗用水进行考察调研,目前国内医疗用水分类见图 6-2-1。

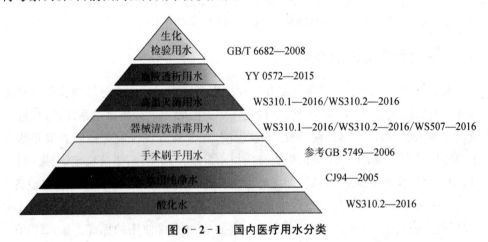

图 6-2-1　国内医疗用水分类

1. 血液透析用水

原水经净水系统处理后,供血透机用水和透析液配制用水,终端水质指标达到《血液透析及相关治疗用水》(YY 0572—2015)标准。

使用科室主要为血液透析中心、重症监护室(ICU)内的血液透析。

2. 生化检验用水

原水经净水系统处理后,终端水质指标达到《分析实验室用水规格和试验方法》(GB 6682—2008)。

使用科室主要为生化检验科、病理科、药物配制中心等。

3. 器械清洗消毒用水

原水经净水系统处理后,终端水质指标达到《医院消毒供应中心　第1部分:管理规范》(WS 310.1—2016)、《医院消毒供应中心　第2部分:清洗消毒及灭菌技术操作规范》(WS 310.2—2016)和《软式内镜清洗消毒技术规范》(WS 507—2016)的相关要求。

使用科室主要为消毒供应中心、手术部洗消间、内镜清洗室、DSA 导管清洗间、口腔科等。

4. 高温灭菌器用水

原水经净水系统处理后,终端水质指标达到《医院消毒供应中心　第1部分:管理规范》(WS 310.1—2016)、《医院消毒供应中心　第2部分:清洗消毒及灭菌技术操作规范》(WS 310.2—2016)。

使用科室主要为中心供应室。

5. 手术刷手用水

原水经净水系统处理后,终端达到无菌冲洗水要求,用水应符合《生活饮用水卫生标准》(GB 5749—2006)的要求,主要用于医护人员手术前刷手。

使用科室主要为手术部刷手、洗婴、水中分娩、化疗病人无菌沐浴。

6. 饮用纯净水

原水经净水系统处理后,终端水质指标达到《饮用净水水质标准》(CJ 94—2005)的指标要求。

使用区域主要为医疗候诊区、护士站、办公区等。

7. 酸化氧化电位水

原水经净水系统处理后,添加 NaCl 后经氧化电位水生成器电解后制成酸性、高氧化电位、富含有效氯的消毒剂,终端水质指标达到《医院消毒供应中心　第2部分:清洗消毒及灭菌技术操作规范》(WS 310.2—2016)规定的酸性氧化电位水的理化指标。

使用科室主要为消毒供应中心、病区洗消间、内镜洗消间、手术室、重症监护室(ICU)、妇产科、儿科、口腔科、血透中心、传染科、感染科、发热门诊、环境消毒等所有需要常规消毒剂的科室与部门。

以上 7 种水基本上涵盖了综合性医院的所有医疗用水种类,其他类型的特殊用水可根据具体要求,在以上 7 种水的基础上对制水工艺进行微调就可以实现。

二、医疗用水水量及水质要求

1. 医疗用水水量统计情况

通过对国内多家三甲综合医院的医疗用水统计分析,发现每家医院科室设置、病床数量虽不尽相同,用水总量也不尽相同,但各类用水的水量所占比值都相差不大,各类医疗用水的水量比值如图 6 - 2 - 2 所示。

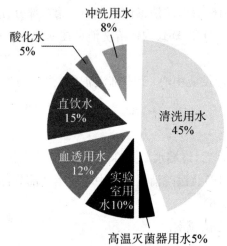

图 6 - 2 - 2　医疗用水水量统计对比表

2. 医疗用水水质要求

因医疗用水的特殊性,消毒并控制细菌菌落总数和内毒素数量、严格控制水质纯度是医疗用水对水质的共同要求。应用不同,各类医疗用水对水质的控制也是有区别的。

(1) 消毒内镜器械冲(清)洗用水:消毒内镜器械冲(清)洗用水主要依据《生活饮用水卫生标准》(GB 5749—2006)、《软式内镜清洗消毒技术规范》(WS 507—2016)以及《内镜清洗消毒技术操作规范》(卫生部 2004 年版)的要求,结合内镜清洗工作的流程以及危险程度,最终需要达到高水平消毒或灭菌的目的。水中细菌菌落总数≤10 cfu/100 mL;终末漂洗水应选用纯化水,电导率≤15 μS/cm(25℃);生产纯化水所使用滤膜口径≤0.2 μm,不得检出铜绿假单胞菌、沙门氏菌和大肠菌群;硬式内镜器械如采用化学消毒剂灭菌的,灭菌后应使用无菌水冲洗。

(2) 医疗器械清洗消毒用水及压力容器灭菌用水:依据《医院消毒供应中心 第 2 部分:清洗消毒及灭菌技术操作标准》(WS 310.2—2016)技术要求,消毒供应中心的器械(具)冲洗、洗涤、漂洗应使用软化水,湿热消毒及终末漂洗用水应使用电导率≤15 μS/cm(25 ℃)的纯化水,压力蒸汽灭菌器蒸汽用水应用电导率≤5 μS/cm(25℃)的纯化水。压力蒸汽灭菌器供给水的质量指标见表6-2-1。

表6-2-1　压力蒸汽灭菌器供给水的质量指标(WS 310.1—2016)

项目	指标
蒸发残留	≤10 mg/L
氧化硅(SiO$_2$)	≤1 mg/L
铁	≤0.2 mg/L
镉	≤0.05 mg/L
铅	≤0.05 mg/L
除铁、镉、铅外的其他重金属	≤0.1 mg/L
氯离子(Cl$^-$)	≤2 mg/L
磷酸盐(P$_2$O$_5$)	≤0.5 mg/L
电导率(25℃时)	≤5 μS/cm
pH	5.0～7.5
外观	无色、洁净、无沉淀
硬度(碱性金属离子的总量)	≤0.02 mmol/L

(3)血透析用水:透析用水的电导率及化学污染物指标应符合《血液透析及相关治疗用水》(YY 0572—2015)的规定,消毒剂残留指标应符合《血液净化标准操作规程》(卫生部2010年版)中的要求进行规定,内毒素、细菌菌落总数及霉菌的指标主要依据《血液透析及相关治疗用水》(YY 0572—2015)及《血液透析及相关治疗用浓缩物》(YY 0598—2015)的指标要求规定。

微生物要求:透析用水中的细菌总数就不超过100 cfu/mL,干预水平应建立在系统微生物动力学知识之上。通常,干预水平是最大允许水平的50%。透析用水中的内毒素含量应不超过0.25 EU/mL。必须建立干预水平,通常干预水平是最大允许水平的50%。

表6-2-2　透析用水中有毒化学物和透析溶液电解质的最大允许量(YY 0572—2015)

污染物	最高允许浓度(mg/L)
血液透析中已证明毒性的污染物	
铝	0.01
总氯	0.1
铜	0.1
氟化物	0.2
铅	0.005
硝酸盐(氮)	2
硫酸盐	100

续表

污染物	最高允许浓度(mg/L)
锌	0.1
透析溶液中的电解质	
钙	2(0.05 mmol/L)
镁	4(0.15 mmol/L)
钾	8(0.2 mmol/L)
钠	70(3.0 mmol/L)

表6-2-3 透析用水中微量元素的最大允许量(YY 0572—2015)

污染物	最高允许浓度(mg/L)
锑	0.006
砷	0.005
钡	0.1
铍	0.0004
镉	0.001
铬	0.014
汞	0.0002
硒	0.09
银	0.005
铊	0.002

(4) 实验室用水:实验室用水执行《分析实验室用水规格和试验方法》(GB/T 6682—2008)和新版药典纯化水指标,部分分析仪器用水电阻率要求达到 18 MΩ·cm (表6-2-4)。

表6-2-4 分析实验室用水规格表(GB/T 6682—2008)

指标名称		一级水
pH 范围(25℃)		—
电导率(25℃)	mS/m	≤0.01
	μS/cm	≤0.1
电阻率/MΩ·cm(25℃)		10
可氧化物[以 O 计](mg/L)		—
吸光度(254 nm,1 cm 光程)		≤0.001
可溶性硅(以二氧化硅计)(mg/L)		≤0.01
蒸发残渣(mg/L)		—

（5）外科洗手和卫生洗手用水：外科洗手和卫生洗手用水卫生要求主要依据为《生活饮用水卫生标准》（GB 5749—2006）（表 6-2-5），故水中细菌菌落总数≤100 cfu/mL，不得检出铜绿假单胞菌、沙门菌和大肠菌群。

表 6-2-5 生活饮用水水质标准

指标	限值
1. 微生物指标[①]	
总大肠菌群（MPN/100 mL 或 cfu/100 mL）	不得检出
耐热大肠菌群（MPN/100 mL 或 cfu/100 mL）	不得检出
大肠埃希菌（MPN/100 mL 或 cfu/100 mL）	不得检出
菌落总数（cfu/mL）	100
2. 毒理指标	
砷（mg/L）	0.01
镉（mg/L）	0.005
铬（六价）（mg/L）	0.05
铅（mg/L）	0.01
汞（mg/L）	0.001
硒（mg/L）	0.01
氰化物（mg/L）	0.05
氟化物（mg/L）	1.0
硝酸盐（以 N 计）（mg/L）	10 地下水源限制时为 20
三氯甲烷（mg/L）	0.06
四氯化碳（mg/L）	0.002
溴酸盐（使用臭氧时）（mg/L）	0.01
甲醛（使用臭氧时）（mg/L）	0.9
亚氯酸盐（使用二氧化氯消毒时）（mg/L）	0.7
氯酸盐（使用复合二氧化氯消毒时）（mg/L）	0.7
3. 感官性状和一般化学指标	
色度（铂钴色度单位）	15
浑浊度（NTU）	1 水源与净水技术条件限制时为 3
臭和味	无异臭、异味
肉眼可见物	无
pH	不小于 6.5 且不大于 8.5

指标	限值
铝(mg/L)	0.2
铁(mg/L)	0.3
锰(mg/L)	0.1
铜(mg/L)	1.0
锌(mg/L)	1.0
氯化物(mg/L)	250
硫酸盐(mg/L)	250
溶解性总固体(mg/L)	1 000
总硬度(以 $CaCO_3$ 计)(mg/L)	450
耗氧量(COD_{Mn}法,以 O_2 计)(mg/L)	3 水源限制,原水耗氧量>6 mg/L 时为5
挥发酚类(以苯酚计)(mg/L)	0.002
阴离子合成洗涤剂(mg/L)	0.3
4. 放射性指标[②]	指导值
总 α 放射性(Bq/L)	0.5
总 β 放射性(Bq/L)	1

注:① MPN 表示最可能数;cfu 表示菌落形成单位。当水样检出总大肠菌群时,应进一步检验大肠埃希菌或耐热大肠菌群;水样未检出总大肠菌群,不必检验大肠埃希菌或耐热大肠菌群。② 放射性指标超过指导值,应进行核素分析和评价,判定能否饮用。

(6)饮用纯净水:终端水质指标应达到《饮用净水水质标准》(CJ 94—2005)的要求(表6-2-6)。

表6-2-6　饮用净水水质标准(CJ 94—2005)

项目		标准
感官性状	色	5 度
	浑浊度	0.5NTU
	嗅和味	无
	肉眼可见物	无
一般化学指标	pH	6.0~8.5
	硬度(以碳酸钙计)	300 mg/L
	铁	0.2 mg/L
	锰	0.05 mg/L
	铜	1.0 mg/L

续表

项目		标准
一般化学指标	锌	1.0 mg/L
	铝	0.2 mg/L
	挥发性酚类（以苯酚计）	0.002 mg/L
	阴离子合成洗涤剂	0.20 mg/L
	硫酸盐	100 mg/L
	氯化物	100 mg/L
	溶解性总固体	500 mg/L
	高锰酸钾消耗量（COD_{Mn5}，以 O_2 计）	2 mg/L

（7）酸化水：酸化水的配制用水须满足消毒剂配制用水要求，如《医院消毒卫生标准》（GB 15982—2012）和《消毒产品生产企业卫生规范》（2009 年版）中对配制用水的要求。酸化水终端产水达到《酸性氧化电位水理化指标》（WS 310.2—2016）的要求，见表 6-2-7。

表 6-2-7　酸性氧化电位水理化指标（WS310.2）

项目	标准值
有效氯含量	50～70 mg/L
pH	2～3
氧化还原电位（ORP）	≥1 100 mV
残余氯离子	≤1 000 mg/L

第三节　医疗用水系统的建设规划

进入 21 世纪，我国人民的物质生活水平不断提高，对医疗服务提出了更高要求，各地医疗机构的新建和扩建日益增多。医疗用水系统的建设规划应与医院的整体规划紧密配合，根据我国医疗机构的发展状况，充分考虑医疗发展的趋势，以及我国经济发展水平和技术水平，制定切实可行的建设规划，统筹发展、资金和运营管理的规划工作。

一、医疗用水系统的发展规划

1. 建设前的可行性研究

医疗用水系统的建设属于医疗机构建设的一部分。首先，其发展规划须与医院整体规划相匹配；其次，在其建设前须认证研究各科室用水情况及对水量、水质、消毒的要求;最后,医疗建设前需要对现阶段医院用水系统相关技术、规范、建设资金及运营管理都进行合理预测,做出切实可行的发展规划。

2. 杜绝医疗用水系统建设的盲目性

医疗用水系统建设与医疗机构的发展相匹配,与现有社会经济和技术条件息息相关。其建设首先需要杜绝规格定位的盲目性,一家医疗机构从建成运营到达到设计的最大负荷一般要 4~5 年,甚至更长时间,其用水系统的建设需科学规划,既不能盲目地一步到位,造成资金浪费和运行管理困难,也不能盲目求小,忽视医疗机构的发展对医疗用水系统的需求是不断增大的。医院需要合理规划,在满足短期需求的前提下预留一定上升空间,最终能与医院满负荷运行相匹配。

3. 保证医疗用水系统的先进性

医疗用水系统的建设需要保证其先进性,既要能使最终用水点水质稳定达标和供应,保证用水安全,还要能做到建设用地、建设费用、运营管理费用的兼顾,取得最大的经济效益。

二、医疗用水系统的资金规划

医疗用水系统的资金规划作为医院建设的一部分,既需要保证医疗用水系统建设的必要支出,也要服从医疗机构建设的整体布局,根据医疗用水系统的发展规划建立合理的发展战略,平衡建设费用和运营管理费用、医疗用水系统的先进性和造价的关系。根据测算比较,中央分质供水系统与单科室纯水机设备成本基本相当,增加的是管路延长的费用。

三、医疗用水系统的运营管理规划

根据现有经验,分散式医疗用水系统比集中式医疗用水系统在其寿命周期内运营管理费用高。因此提前做好运营管理规划是非常有必要的,其重点应体现在以下几点:

(1)医疗用水系统虽然用水点众多,规划时应尽可能保证建成后便于集中管理。

(2)医疗用水系统在资金许可的前提下应尽可能做到智能化,实现定时巡查制、代理值守制,降低设备对人的依赖。

(3)医疗用水系统需要有必要的应急措施,保证紧急情况下,能满足医疗用水安全。

(4)集中式医疗用水系统维护维修简单,易施工,成本低。

(5)集中式医疗用水系统技术可靠性高,保证水质稳定达标。

第四节　医疗用水系统的设计与施工

一、医疗用水系统的设计原则

医疗用水系统的设计是在理解医疗机构的用水期望、需要、动机并理解业务、技术和行业上的需求和限制的基础上，将这些已知内容转化为对医疗用水系统的规划，使得医疗用水系统的形式、内容和行为变得有用、能用，并且在经济和技术上可行。

医疗用水系统的设计原则主要体现在辩证的分散与集中的关系，模块化、嵌入式设计，双核中央分质供水全过程监控等方面。

（一）辩证的分散与集中的关系：中央制水、分质供水

在充分研究医疗机构各用水点的水质需求后可以发现，虽然用水点众多，要求也各不相同，但各用水点的水质需求是呈梯度分布的，而现代水处理工艺也是分步处理的，且前面最占体积、运营难度最大的工艺部分都是一样的。这样就为我们实现中央分质供水系统提供了可能，而且还节约用地，减少运营管理难度和费用。将工艺的相同部分集中在一起，其产水输送到各个用水终端，然后根据用水要求的不同，在每个用水终端都加设一套后处理装置，保证每个用水点都达到用水要求。这种辩证的分散和集中关系的结果就是集中制水、分质供水系统，即中央分质供水系统，其优点如下：

（1）利于绿色医院评定：设计符合《绿色医院建筑评价标准》要求。

（2）节水：节水 50%，水资源利用率提高一倍。

（3）节电：变频技术与动态降耗技术节约了大量电力。

（4）耗材：耗材品种与规格大幅减少，更换频率降低。

（5）维护人员：维护人员大大减少，最少只需 1 人专管。

（6）节约用房：机房设计在负一楼或楼顶，无须每个科室设计水机房及配套设施。

（7）降低噪音：中央分质供水系统机房设计为底楼，用水点及科室无动力设备，无噪音。

（8）提高医院档次：科学美观的医院机房布置和网络可视化管理平台体现了现代化绿色医院的品质及形象。

（9）满足感控要求：中央制水、分质供水、终端监测，解决了医院感控矛盾。

（二）模块化、嵌入式设计

模块化是指集中处理主机系统采用模块化的设计，提供系统的可替换性和可拓展性，满足医院可持续发展的需要。嵌入式设计是以医疗用水系统生产企业主导，对各科室的用水终端采用嵌入式设计，其进水、排水都实现了智能化控制，最大限度地实现了后端处理设备占地最小化，彻底结束了以往旧系统占地面积大、脏、乱、差等

缺点。

（三）双核中央分质供水的全过程控制

双核中央分质供水是指采用双核制水、双机联动。当医院用水量较大时，双核设备同时启动以满足需求；当医院用水量较小时，采用单核运行，为医院节约大量的能耗。全过程控制是指整个双核系统设备全自动控制，实现对从原水进入系统到末端用水点全过程中的设备运行状态、水质进行实时监控，并实现对设备故障的实时处理和无缝切换运行，最大限度保证医疗用水系统的稳定运行，保证用水安全。

二、医疗用水系统的设计

（一）中央分质供水系统的设计

根据医疗用水系统设计原则，中央分质供水系统主要为医疗机构生产 7 种水质的水，分别为达到医疗机构清洗要求的清洗用水、灭菌蒸汽用水、达到饮用要求的直饮水、达到冲洗要求的冲洗用水、血液透析用水、检验用水及酸化水。制水系统将制好的水通过管网分别送到相应的用水点，各用水点根据需要直接使用或经过后处理再使用。

1. 医疗用水系统工艺流程

医疗用水系统工艺流程如下：

原水 ⟶ 预处理 ⟶ 膜处理 ⟶ 消毒 ⟶ 输送

（1）原水：医疗用水系统的进水水源必须是达到《生活饮用水卫生标准》（GB 5749—2006）的市政自来水。无条件使用市政自来水的医疗机构，需根据原水水质对工艺进行调整，要配置双水源。

（2）预处理工艺：包括机械过滤、锰砂过滤、活性炭吸附、软化等方法，其作用是减轻后续膜的结垢、堵塞和污染，保证膜工艺的长期稳定运行。

（3）膜处理工艺：常用的有微滤、超滤、纳滤和反渗透。

（4）消毒工艺：常用的消毒工艺有紫外线消毒、二氧化氯消毒和臭氧消毒等。

（5）输送：主要是指从主机房向各用水点进行水质输送。

2. 医疗用水系统各主要工艺设备的运行参数

（1）机械过滤器

① 滤料：石英砂、无烟煤单层滤料或双层滤料。

② 滤速：一般取 6～12 m/h。

③ 反冲洗：强度一般取 12～16 L/(m^2·s)，反洗时间取 5 min。

（2）锰砂过滤器

① 滤料：锰砂。

② 滤速：一般取 2～16 m/h。

③ 反冲洗:强度一般取 $16\sim18$ L/(m²·s),反洗时间取 5 min。

（3）活性炭过滤器

① 滤料:可用活性炭滤芯,或椰壳活性炭颗粒,也可用载银活性炭,在去除有机物的同时起杀菌作用。

② 滤速:一般取 $6\sim12$ m/h。

③ 反冲洗:强度一般取 $12\sim16$ L/(m²·s),反洗时间取 $4\sim10$ min。

（4）离子交换器:采用 Na^+、H^+ 与水中 Ca^{2+}、Mg^{2+} 交换,可去除水中的硬度。采用阴阳交换树脂既可以去除硬度,还可除盐,树脂采用食盐、盐酸、碱等再生。

（5）精密过滤器:也称保安过滤器,一般设置在膜处理前,采用绕线式滤芯或熔喷聚丙烯纤维滤芯,孔径有 5 μm、1 μm、0.22 μm 等供选择。

（6）膜处理:膜处理的相关参数见表 6-4-1 和表 6-4-2。

表 6-4-1　膜处理的适用范围及参数

项目　膜类型	反渗透	纳滤	超滤	微滤
孔径	<1 nm	1~2 nm	0.01~0.1 μm	0.1~1 μm
截留相对分子质量或粒径范围	30~300 D	200~1 000 D	500~100 000 D	0.1~10 μm
操作压力(MPa)	1~4	1~4	0.2~0.4	0.01~0.2
产水率(%)	30~85	30~85	≥90	≥90
适用条件	去除无机、有机污染物	去除硬度和有机污染物	原水中胶体多,含有较多细菌、病毒时采用	原水中胶体、有机污染少时采用

注:① 反渗透膜的数据是针对原水溶解性总固体(TDS)约为 $500\sim3\,500$ mg/L;② 相对分子质量用原子质量单位 D(Dalton)表示,$1D=1.660\,6\times10^{-24}$ g。

表 6-4-2　膜的进水水质要求

项目　膜材质	卷式醋酸纤维素膜	卷式复合膜	中空纤维素酰胺膜
SDI₅	<4(4)	<4(5)	<3(3)
浊度(NTU)	<0.2(1)	<0.2(1)	<0.2(0.5)
铁(mg/L)	<0.1(0.1)	<0.1(0.1)	<0.1(0.1)
游离氯(mg/L)	0.2~1(1)	0(0.1)	0(0.1)
水温(℃)	25(40)	25(40)	25(40)
操作压力(MPa)	2.5~3.0(4.1)	1.3~1.6(4.1)	2.4~2.8(2.8)
pH	5~6	1~11	4~11

膜的清洗:对于超滤一般采用水反冲洗,反洗时间为 $10\sim180$ s,$0.5\sim3$ h 冲洗

1次,冲洗压力为 0.035~0.28 MPa。对于纳滤和反渗透膜,当出现以下情况时需要清洗,一般采用化学清洗:水通量下降 10%~15%;系统压差达到 10%~15%;盐通量变化超高 50%;已证实有污染或污垢发送。

(7) 消毒设备:当采用紫外线消毒时,紫外线有效剂量不应低于 40 mJ/cm²;直饮水除采用紫外线外还需要投加其他消毒剂(如臭氧)。

采用臭氧或二氧化氯时,应根据消毒剂的衰减周期和管道直饮水系统管网规模确定投加量,并保证在管网末梢消毒剂残留浓度不小于 0.01 mg/L,一般投加控制范围:供水 0.05~0.08 mg/L,回水 0.01 mg/L。

当采用臭氧消毒时,应设置尾气处理装置。

(8) 输送泵组:输送泵组采用无负压恒压变频供水,管网设计严格按《建筑给水排水设计规范》(GB 50015—2003)(2009 年版)和《建筑给水排水设计手册》执行。

(9) 净水机房设计

① 通风要求:净水机房应保证通风良好。通风换气次数不小于 8 次/小时,进风口应远离污染源。室内需安装除湿干燥机,温度在 15~35℃,相对湿度在 40%~70%,温度变化率<5℃,并不得结露。

② 照明要求:净水机房应有良好的采光或照明,工作面混合照度不应小于 200 lx,检验工作场所不应小于 540 lx,其他场所照度不应小于 100 lx。

③ 设备布置要求:净水设备宜按工艺流程进行布置,同类设备应相对集中布置。机房上方不应设置卫生间、浴室、厨房、污水处理间等。除生活饮用水管外的其他管道不得进入净水机房。

④ 隔震防噪要求:应符合现行的《民用建筑隔声设计规范》(GB 50118—2010)的规定。

⑤ 卫生要求:净水机房应配有空气消毒装置。当采用紫外线空气杀菌时,紫外线等应按 1.5 W/m³ 设置,距离地面宜为 2 m。当采用臭氧消毒时,应设置尾气处理装置。

⑥ 装修装饰要求:净水机房应满足生产工艺的卫生要求,并应符合下列规定:a. 应有更换材料的清洗、消毒设施和场所。b. 地面、墙壁、吊顶应采用防水、防腐、防霉、易消毒、易清洗的材料铺设。c. 地面应设间接排水设施。排水沟深度不小于 300 mm,宽度均不小于 250 mm,设两个以上不小于 DN150 的排水口。排水沟坡度为 0.005,与集水井相连。d. 门窗应采用不变形、耐腐蚀材料制成,应有闭锁装置,并应有防蚊蝇、防尘、防鼠等措施。

⑦ 电源要求:设备主机房应配有供电主电柜三相五线制电源,总装机容量要根据设备需要来确定,双电源,可自动切换。

⑧ 水源要求:自来水进水正常流量按设备需要确认,水压 0.2~0.4 MPa,进水管径应满足进水要求,并设置截止阀门,引入净水机房内。

⑨ 承重要求:最重的设备运行重量 2 000 kg,最大局部载荷为 3 000 kg/m²。

⑩ 监控要求：建议甲方在主机房设置一个或多个摄像头，以便对主机房情况进行实时监控。

（10）系统控制设计：系统正常运作时为全自动控制，可无人值守运作，自动控制故障时，手动控制可保证设备运作，确保正常供水。

① 主机系统具备自动冲洗功能：可根据不同用水情况设置系统冲洗时间，系统根据程序自动冲洗膜组件，提高水质稳定性，降低消耗成本。

预处理系统自动计算前级过滤系统，实现自动的冲洗再生维护；采用数字化检测仪表检测预处理系统的运行参数，根据检测结果比照历史数据的变化及累计使用时间，估算出预处理系统各滤器的自动冲洗或再生时间；结合基于时间控制的自动清洗装置对预处理系统进行冲洗和再生。

② 系统具备水质监测及安全调节功能：通过运行状态及参数在线显示可以随时了解设备运行情况，方便对系统运行状态进行监控和分析。提供的测控系统能确保设备的安全运行和水质安全等，采用数字化水质测控点对原水及各种产品水进行在线实时检测，根据检测结果及历史数据的变化趋势自动分析系统的运行状态，并做出运行工艺自动调节（如压力、产水率等参数），确保用水的安全。

③ 系统具备故障自动处理及分级预警功能：系统通过关键测控点的异常报警状态进行综合分析，对可恢复的故障自动调节工艺运行参数使系统恢复正常，无须人工干预，恢复后提供系统报警日志归档供，日后分析。对自动调节失败的系统异常，系统提供紧急自动处理预案，采用分等级故障隔离与高级别报警通知的方式通知管理人员人工干预，若超出系统容错时间范围，系统可调度预设的紧急制水流程。

④ 系统具备自动保护和报警功能：开机自检、缺水保护报警、停电自动复位、高低压自动停机保护并处理、系统实现联动，如果系统局部出现问题，系统自动停机。

⑤ 系统实现开放式数据标准通信接口：提供 BA、远程监控等通信接口，数据通信接口至少支持 OPC 规范，远程监控接口须提供对 TCP/IP 协议的支持，支持基于浏览器方式的访问，提供的协议必须免费开放，可与医院中央监控系统衔接并能在专用大屏幕上显示各个监控参数及全工艺动态流程。

（11）智能监测系统

① 移动网络在线监测

a. 电脑只需能上网即可使用组态远程，支持手机网页远程监控。

b. 实现短信报警和短信远程控制，若被监控设备出现故障，自动发送报警短信到值班人员手机，并在电脑上显示报警。值班人员可发送手机短信或在电脑上控制，实现设备启停、参数设置、故障复位等。

② 终端科室智能成本计量（ICM）用水管

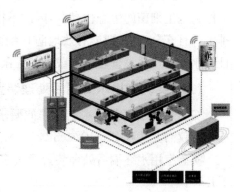

图 6 - 4 - 1　ICM 管理系统

理系统：为了解决纯化水制备系统用水不可计量、单套耗材滤芯制水成本难以管理控制的难题，一些前沿企业还研发了智能成本计量管理系统（ICM 管理系统），该系统可以精确地记录用户每天的取水量、每套所产出的水量，为用户的用水管控提供重要数据，本数据系统可存储 5 年，并可通过 USB 接口导入电脑中，ICM 管理系统对水质水量管理具备可追溯性。

③ 远程监测与控制：一体化主机可连接多台远程监控显示终端设备，实现远程监控纯水系统各项运行参数。远程监控终端的连接距离能够达到 2 000 km，远程监测的数据可反馈到主机系统储存显示。

自带数据接口通过远程监控屏可远程反控主机，面板可显示和控制所有功能，以便在远端进行主机参数设定和操作工作。

（二）血透用水系统的设计

血透用水系统的工艺设计要求更加严格，应严格执行《血液透析和相关治疗用水处理设备常规控制要求》（YY/T 1269—2015）和《血液透析及相关治疗用水》（YY 0572—2015）规定。

血透用水系统工艺设计要点如下：

（1）血透用水系统采用自来水与中央制水主机系统的产水为源水的双水源设计。

（2）在血透用水系统中膜处理系统最少要用到两级反渗透，必要时设置去离子装置，保证出水水质完全符合相关标准。

（3）为满足《血液透析和相关治疗用水处理设备常规控制要求》（YY/T 1269—2015）规范中水处理设备的监测规范要求，需在系统中预留监测接口。

（4）血透用水系统需设置更严格的消毒措施，防止细菌的增殖。

（5）血透用水系统的消毒装置是以防止细菌的增殖为目的，不是以在细菌已经增殖到不可接受的程度后进行消毒为目的。建议采用在线式电磁热消毒系统。

（6）管道系统中间接循环时远端循环保持最低 0.915 m/s 的流速，直接供给系统远端循环则最低保持 0.458 m/s 的流速。

（7）血透用水系统中纯水箱的存在会极大地增加液体体积和可用表面积，并且可作为水生细菌的生态位存在，因此不推荐设置纯水箱。如设置了纯水箱，则须经常排干并且充分消毒，要能有效地防止细菌繁殖，必要时通过擦洗去除内壁的生物膜，且纯水箱出口要设置超滤器或其他控菌设备。

（三）实验室用水终端后处理装置

实验室用水点对用水电阻率的要求较高，最低需要达到 10 MΩ·cm（25℃），部分分析仪需要达到 18 MΩ·cm（25℃）。

实验室用水终端后处理装置经过多年发展已经非常成熟，比较有代表性的有如下几种：

（1）桌面 MINI 型：针对单科室或用水较少的地方，单台设备产水最高能达到

2 L/min,出水水质可恒定在 18 MΩ·cm(25℃)以上,见图 6-4-2。

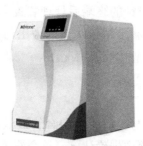

图 6-4-2 桌面 MINI 型实验室用水终端后处理装置

(2)双核双膜型:主要用于检验科等用水量较集中、高峰用水量大的地方,单套最大产水水量可达 600 L/h,见图 6-4-3。

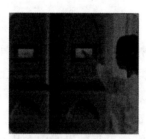

图 6-4-3 双核双膜型实验室用水终端后处理装置

(四)用水点后处理系统的设计

医疗用水经主机房中央制水输送到用水点后,根据各用水点的要求不同,为达到更好的使用效果和体验,须在用水末端增加后处理装置。

直饮水用水终端后处理装置主要是可根据需要进行加热或常温取水的装置(见图 6-4-4),即我们常说的管线机。在开水房、门诊大厅等人流比较大、取用水人多的地方,一般设置立式管线机;病房、办公区域取用人流较少的地方一般设置壁挂式管线机。

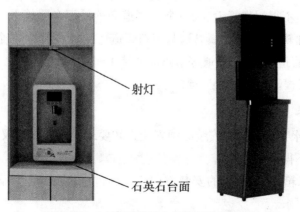

射灯

石英石台面

图 6-4-4 直饮水用水终端后处理装置

直饮水用水终端后处理装置的设计要点主要有两点：① 在门诊大厅等人流比较集中的地方，尽可能选用带儿童锁的终端后处理装置。② 尽可能选用带智能排水系统的后处理装置，可以防止散、滴水从接水盘内溢出污染终端附近的地面，这样既保持医院形象也可避免人员因湿滑摔倒等情况。

三、施工安装与验收

医疗用水系统的施工安装与验收主要包含管道敷设、设备安装、试压、清洗和消毒、验收等过程。在安装施工前应先确认已经符合施工条件才允许开始施工，比如施工图及其他设计文件须确认已齐全，已对施工班组进行了设计技术交底，施工方案和施工组织设计已获批准，现场已满足施工条件，施工人员已经过相应技术培训并已掌握相应的安装技能等。

1. 管道敷设

（1）医疗用水管道与其他排水管道之间平行埋设净距不应小于 0.5 m；交叉埋设时净距不应小于 0.15 m，且医疗用水管道应在排水管上方。

（2）医疗用水管道埋地安装时，埋深不应小于 300 mm。

（3）室内明装管道应在建筑装修完成后进行。

（4）医疗用水管道与热水管道平行敷设时应在热水管下方。

（5）医疗用水管道不得敷设在烟道、风道、电梯井、排水沟、卫生间内，不宜穿越橱窗、壁柜。

（6）减压阀组应先组装、试压，在系统试压合格后安装到管道上；可调式减压阀安装前应先调压至设计要求的压力。

（7）水表安装应符合《冷水水表　第 2 部分：安装要求》（GB/T 718.2—1996）规定，外壳距离墙壁不小于 10 mm，距上方障碍物距离不小于 150 mm。

（8）管道支、吊架的安装应符合不同材质的现行国家相关管道技术规程的规定；管道安装时必须按不同管径和要求设置管卡或吊架，位置准确，埋设平整，管卡与管道接触应紧密，但不得损伤管道表面；金属管道必须采用金属管卡，塑料管道采用金属管卡时，必须加软物隔垫；金属管道与塑料管道连接时，管卡应在金属管道一侧。

（9）在塑料管道的弯头、三通等节点应加装 1～2 个管卡。

（10）同一工程，管卡高度应一致。

2. 设备安装

（1）医疗用水系统的设备安装必须安装工艺要求进行。在线仪表的安装位置和方向必须正确，不得少装、漏装。

（2）筒体、水箱、滤器及膜的安装方向应正确，位置应合理，并满足正常运行、换料、清洗和维修要求。

（3）设备与管道的连接及可能需要拆换的部分应采用活接头连接方式。

（4）设备排水应采取间接排水方式，不应与下水道直接连接，出口处应设防护网罩。

（5）设备、水泵等应采用可靠的减振装置，其噪声应符合《民用建筑隔声设计规范》(GB 50118—2010)的规定。

（6）设备中的阀门、取样口等应排列整齐，间隔均匀，不得渗漏。

3．施工安全

（1）使用热熔工具或切割工具连接管道时应符合现行国家标准《施工现场临时用电安全技术规范》(JGJ 46—2005)的规定。

（2）塑料管道严禁明火烘弯。

（3）已安装的管道不得作为拉攀、吊架等使用。

（4）医疗用水系统的电气安全应符合现行国家标准《电气装置安装工程低压电器施工及验收规范》(GB 50254—2014)和《建筑电气工程施工质量验收规范》(GB 50303—2011)的规定。

4．管道试压

（1）管道安装完成后，应分别对立管、联通管和室外管段进行水压试验。系统中不同材质的管道应分别试压。水压试验必须符合设计要求，不得用气压代替水压试验。

（2）当设计未注明时，各种材质的管道系统试验压力应为管道工作压力的 1.5 倍，且不得小于 0.6 MPa。暗装管道必须在隐蔽前进行试压和验收。热熔连接管道，水压试验时间应在连接完成 24 小时后进行。

（3）金属、复合管管道系统在试验压力下观察 10 分钟，压力降不应大于 0.02 MPa，然后降到工作压力进行检查，管道和各连接处不得渗漏。

（4）塑料管道系统在试验压力下稳定 1 h，压力降不得大于 0.05 MPa，然后在工作压力的 1.15 倍状态下稳压 2 小时，压力降不得大于 0.03 MPa，管道及各连接处不得渗漏。

（5）水箱应做满水试验。

5．清洗和消毒

（1）医疗用水系统在试压合格后应对整个系统进行清洗和消毒。

（2）直饮水系统冲洗前，应对系统内的仪表、水嘴等加以保护，并将有碍冲洗工作的减压阀等部件拆除，用临时短管代替，待冲洗后复位。

（3）医疗用水系统应采用自来水进行冲洗，冲洗水流速宜大于 2 m/s，冲洗时应保证系统中每个环节均能被冲洗到。系统最低点应设排水口，以保证系统中的冲洗水能完全排出。清洗标准为冲洗出口处（循环管出口）的水质与进水水质相同。

（4）医疗用水系统较大时，应利用管网中设置的阀门分栋、分区、分层进行冲洗。

（5）用水支管部分的管道使用前应再次进行冲洗。

（6）在系统冲洗过程中，应根据水质情况进行系统的调试。

（7）系统冲洗后应采用消毒液对管网进行灌洗消毒。消毒液可采用 20～30 mg/L 的双氧水或其他合适的消毒液。

（8）循环管出水口的消毒液浓度应与进水口相同，消毒液在管网中应滞留 24 h 以上。消毒后，应使用医疗用水系统产水进行冲洗，直至各用水点出水水质相同。

（9）医疗用水系统设备的调试应根据设计要求进行，石英砂、活性炭应经清洗后才能正式通水运行，连接管道等正式使用前应进行清洗消毒。

（10）血透系统的清洗消毒要按《血液透析和相关治疗用水处理设备常规控制要求》（YY/T 1269—2015）进行，水处理设备安装调试好后，其处理水中的菌落数和细菌内毒素应符合《血液透析及相关治疗用水》（YY 0572—2015）的要求。新投产的设备，应对其生产的处理水进行 3 次检测，结果应全部合格。设备投产后，应对水的微生物质量按要求进行监测，如特定的历史数据呈质量下降趋势，应增加监测频次，以此来确定消毒程序的有效性。

6. 验收

（1）医疗用水系统在安装及调试完成后应进行验收。系统验收时，工程施工质量应按现行国家标准《建筑给水排水及采暖工程施工质量验收规范》（GB 50242—2002）及《建筑工程施工质量验收统一标准》（GB 50300—2013）进行验收；机电设备安装质量按照国家现行标准《施工现场临时用电安全技术规范》（JGJ 46—2005）、《电气装置安装工程低压电器施工及验收规范》（GB 50254—2014）和《建筑电气工程施工质量验收规范》（GB 50303—2011）的规定进行验收；水质验收应经卫生监督管理部门检验，水质应符合现行国家标准的规定。水质采样符合相关规范要求执行。

（2）系统的竣工验收还应包含以下内容：

① 按设计要求同时开放的最大数量的配水点应全部达到额定流量。

② 循环系统的循环水应顺利回至机房水箱内，并达到设计循环流量。

③ 系统各类阀门的启闭灵活性和仪表指示的灵敏性。

④ 系统工作压力的正确性。

⑤ 管道支、吊架安装位置和牢固性。

⑥ 连接点或接口的整洁、牢固和密封性。

⑦ 控制设备中各按钮的灵活性，显示屏显示字符清晰度。

⑧ 设备的产水量达到设计要求；采用臭氧消毒时，机房内臭氧浓度应符合国家规范要求。

（3）系统竣工验收合格后施工单位应提供以下文件资料：

① 施工图、竣工图及主要设备管道附件的产品质量保证书。

② 管材、管件及设备的省、直辖市级以上的卫生许可批件、医疗器械批件。

③ 隐蔽工程验收和中间试验记录。

④ 水压试验和通水能力检验记录。

⑤ 管道清洗和消毒记录。

⑥ 工程质量事故处理记录。

⑦ 工程质量检验评定记录。

⑧ 卫生监督部门出具的水质检验合格证等。

第五节　医疗用水系统的运维

一、医疗用水系统的运维要点和要求

医疗用水系统的运行维护和管理主要包含人员、管理制度建设,管网维护和系统的运行管理等方面。

1. 人员、管理制度建设的要求

(1) 应制定管理规章制度,岗位操作人员应具备健康证明,并应具有一定的专业技能,经专业培训合格后方能上岗。

(2) 运行管理人员应熟悉医疗水系统的水处理工艺及所有设备的技术指标和运行要求。

(3) 化验人员应了解医疗水系统的水处理工艺,熟悉水质指标要求和水质项目化验方法。

(4) 应制定生产运行、水质检测操作规程,操作规程应包括操作要求、操作程序、故障处理、安全生产和日常保养维护要求等。

(5) 生产运行应有运行记录,主要内容应包括交接班记录、设备运行记录、设备维护记录、设备维护保养记录、管网维护维修记录和用户维修记录。

(6) 水质检测应有检测记录,主要包括日检记录、周检记录和年检记录等。

(7) 故障事故时应有故障事故记录。

(8) 生产运行应有生产报表,水质监测应有监测报表,服务应有服务报表和收费报表,包括月报表和年报表。

2. 管网维护要求

(1) 应定期检查室内管网,供水立管和上下环管不得有漏水或渗水现象,发现问题应及时处理。

(2) 应定期检查减压阀工作情况,记录压力参数,发现压力变化时应及时调整。

(3) 应定期检查自动排气阀工作情况,出现问题应及时处理。

(4) 室内管道、阀门、水表和水嘴等,严禁遭受高温或污染,避免碰撞和坚硬物品的撞击。

3. 运行管理要求

(1) 操作人员须严格按照操作规程要求进行操作。

(2) 运行人员应对设备的运行情况及相关仪表、阀门进行经常性检查,并应做好设备运行记录和设备维修记录。

（3）应按照设备维护保养规程定期进行维护保养。

（4）设备档案、资料应齐备。

（5）应根据原水水质、环境温度、湿度等实际情况调整消毒设备参数。

（6）当采用定时循环工艺时，循环时间宜设置在用水低峰时段。

（7）在保证细菌学指标的前提下，宜降低消毒剂用量。

二、运维模式的探索

（1）在医疗机构的医疗用水系统实现中央分质供水后，已经实现了医疗用水系统的集中式管理。

（2）随着医疗用水系统智能化技术的大规模应用，除水质细菌和病毒素的分析检测外，其他指标的检测和运行参数已经全部实现了智能化，可通过医疗用水系统自身携带的仪表实时检测、记录、发送和保存，相关数据可保存5年以上。

（3）医疗用水系统的高稳定性和设备通信技术的发展，如国内的一些医疗用水系统生产企业在国内大量应用智能双核系统和智能监测系统之后，已经实现了故障设备的自动处理，运行数据和故障报警、停电报警等可以实时发送到运营管理人员的手机上。

综上，随着技术的发展，运维模式实现多样化已经成为可能。但由于医疗用水系统的特殊性，在具体实施时，选择运维公司需要注意以下几点：

（1）运维公司及员工的职业修养：运维服务商在运维工作中，不以次充好，不虚报故障；与用水单位的沟通过程中语言恰当，态度诚恳；工作态度积极认真，对待出现的问题能给予满意的解决；服从指挥，配合协调。

（2）运维工作的持久性：运维服务商应注重为医院提供长期高效稳定的服务，在合作过程中定期为医院提供维护保养，必要时进行技术升级，并不断深化运维服务，建立系统的运维标准流程，保证合作关系的稳定和双赢。

（3）运维技术的专业性：运维服务商必须做到运维技术专业、高效，有足够的能力处理各种医疗用水系统设备故障及各种突发情况，同时必须灵活地为医院定制最佳服务方案。

（4）运维公司的唯一性：医院应尽量在选择运维公司的初期就严格进行筛选对比，最终确定一家公司进行运维服务。多个运维公司同时服务，不但会产生服务质量的参差不齐，也会为管理工作带来很大不便。

因医疗用水系统的特殊性，医疗机构在进行委外时应该考虑以下几方面风险：

（1）医院管理责任的风险：在现行的管理体制下，无论何种外包，一旦出现事故，即使是由于外包厂商的原因，医院仍难以推卸管理责任。

（2）水质安全隐患：外包厂商的管理如果不规范，容易造成水质安全隐患。

（3）厂商技术引导的风险：厂商可能以营利为目的，引导和制造"技术陷阱"，要求医院按照厂商的意图采购产品与服务。

三、重点关注医院纯水感控风险管理

医用纯水在总有机碳、细菌内毒素、微生物限度、pH、电导率、易氧化物、重金属、硝酸盐、亚硝酸盐、氨等指标上有控制,这些指标中除了微生物、细菌内毒素两个指标以外,其余可以通过制水工艺得到稳定控制。对于医用纯水而言,最理想的状态就是水系统制备出来的水全部能及时使用。但是,事实上,医院相关各部门使用纯水的时间、用量、温度等都不尽相同。当纯水在储存和输送期间,微生物在适宜的环境中就会生长,从而使得细菌内毒素增加。因此,恰当的贮存和输送方式可以有效地减少水资源浪费和降低水污染。

污染可分为外源性污染与内源性污染。最主要的外源性污染就是原水,原水水质因医院的地理位置的不同而略有差异,季节变化对水质也有影响,目前国内大多数医院所采用的原水都是城市用水。内源性污染相对比较复杂,污染途径繁多,就纯水贮存和分配系统可能存在的污染途径而言,大致可包括水箱、除菌过滤器、管道系统部件、输送泵及循环管路、各使用点等方面。

(一)水箱

1. 材质

塑料、不锈钢、陶瓷、橡胶等均可用作纯水水箱的材质,不同的材质具有不同的特点。不锈钢由于本身材质物理化学性质稳定,对水质无污染,能保证水质清洁卫生、强度高、重量轻、外形整洁、美观高雅,同时其表面有致密氧化层,耐腐蚀性能优越,密封性能好,综合比较更适合用于医用纯水的贮存。不锈钢材质有 304 和 316L 两种,316L 不锈钢因其添加了化学元素钼,钼元素会与氯离子结合生成 $MoOCl_2$ 保护膜,故而具有耐蚀性和耐高温的优点,但是 316L 不锈钢的成本比 304 不锈钢的成本高。由于水箱体积比较大,目前市面上基本上采用的都是 304 不锈钢。采用不锈钢水箱要特别注意内部必须进行抛光,焊接处必须进行钝化。抛光可以去除材料表面原有的微观凸点,防止其在纯水水流的长期冲击下脱落而污染纯水,而且还可以破坏微生物借以滞留和滋生的微小空隙。钝化后可以在其表面镀上钝化膜,使得金属表面不会因为与空气接触而产生腐蚀现象。

2. 类型

纯水水箱有立式和卧式两种,采用卧式可能会造成水箱里的水外排不彻底,淤积在水箱底的水就很容易滋生微生物和细菌,故在医院纯水使用中通常都使用立式水箱,并且出水口也应设置在水箱底部而非水箱侧面,以防止底部水淤积。水箱内顶部需要加装喷淋球,以便于对纯化水贮罐进行清洗。

3. 容积

水箱的设置是为了调节系统内用水量的不平衡。为了确保终端使用的都是新鲜

水,水箱容积大小的设计除了能满足用水高峰期的需求以外,最好还能保证贮存时间不过长。水箱容积的大小一般根据经验式 $V=Qt$ 来计算,其中 Q 为连续使用时一天中每小时的最大平均用水量(m^3/h),t 为每天最大连续出水的持续时间(h)。这些参数的实际收集存在一定的困难,一般医院纯水系统采用 2 t 水箱居多,如果用水量偏少的,采用 2 t 水箱,超纯水箱一般在 300~500 L。

4. 抑菌装置

纯水水箱顶部通气口还需要安装呼吸器,经过滤器隔离,罐内气体可通畅排放,可有效阻止罐外空气中微生物和固体粒子进入储罐,防止污染,过滤器的孔径通常是 0.2 μm,疏水性材料通常采用聚四氟乙烯、聚偏二氟乙烯等。虽然呼吸器可以有效地防止污染,但是其对于纯水而言本身就是一个污染源,呼吸器底部可能存在积水问题,这容易引发微生物滋生,所以定期观察和更换是非常必要的。水箱内部还必须安装浸没式紫外灯,在选型时要注意紫外灯的有效照射范围必须覆盖整个水箱内部,同时紫外灯管的有效使用寿命一般为 9 000 小时,故每年都需更换新灯管。

(二)管道系统部件

管道系统部件主要由管道、管配件、阀门等组成。

1. 材质

纯水管道材质的选择主要考虑造成纯水水质下降的两个因素:① 管道材质中的不纯物质溶解于高纯水中致使水中阳阴离子增加、电阻率下降以及 TOC 增大。② 因管道内壁不光滑及接头、阀门等原因造成细菌滞留繁殖以及其他颗粒的聚积,致使水中微粒增加。为了减少上述不利因素的影响,应选用可萃性低、内壁光滑的管道,并尽可能减少接头及管件的凹凸不平。当然也要根据纯水水质的级别进行选材,并注意材料的价格等,统筹兼顾。根据材质的不同,高纯水配管主要可分为有机系和不锈钢两大类。

(1) 有机系配管:有机系常见的品种包括聚氯乙烯(PVC)、聚丙烯(PP)、丙烯腈—丁乙烯—苯乙烯(ABS)、聚偏二氟乙烯(PVDF)等 4 种。

① PVC 管:PVC 管是高纯水中使用最广泛的管道材料,由于 PVC 管采用承插黏接,故对管外径公差要求较严格,其不能耐臭氧(O_3)和高温,使用时要注意。

② PP 管:国内尚无可用于纯水的 PP 管,许多引进项目中采用国外的 PP 管。如江苏省人民医院西扩大楼纯水系统采用的是瑞士 GF 公司的 PPH 管,是对普通 PP 料进行 β 改性,使其具有均匀细腻的 Beta 晶型结构,具有极好的耐化学腐蚀性,耐磨损,绝缘性好,耐高温,工作温度可达到 100℃,无毒性,质量轻,便于运输与安装,这是一种比 PP 管更耐高温、抗腐蚀、抗老化的优质产品。

③ ABS 管:目前对 ABS 管在纯水系统中的评价不一,尚未有定论。目前相对使用比较多的是英国 ALGA 公司引进的纯水系统。国内亦有厂家生产 DN15~DN150 的 ABS 管道、阀门及配件。

④ PVDF 管：目前普遍认为 PVDF 管在商品有机配管中是性能稳定且对纯水水质污染最小的管材，特别具有耐温、耐 H_2O_2、O_3 和耐 UV 照射的优点，其最大的不足是价格昂贵。有机系配管的主要性能比较见表 6-5-1。

表 6-5-1　有机系配管的主要性能比较

名称	PVC	PP	ABS	PVDF
比重（g/cm³）	1.43	0.91	1.05	1.77
抗拉强度（MPa）	50～55	25	40～50	50～60
线膨胀系数（1/℃）	$(6～8)×10^{-3}$	$11×10^{-3}$	$3×10^{-3}$	$12×10^{-3}$
使用极限温度（℃）	60	100	60～70	120
内壁平滑度（μm）	1.8	4	—	0.17～0.5
离子溶出量（mg/m²）	Cl^-：1.7	Cl^-：0.1～0.2	—	F^-：1.8～2.6
TOC 溶出量（mg/m²）	5.3	7.8	—	1.7

（2）不锈钢配管：不锈钢管材质通常选用 304 和 316L。它们之间的主要区别在于后者加入 2% 的钼，从而在技术性能上比前者优越，特别对非氧化性酸和热的有机酸、氯化物的耐腐蚀性比单纯的铬、镍不锈钢要好得多，抗孔蚀能力也会大大增强。目前除了血液透析用水相关纯水管道如使用不锈钢材质必须使用 316L 外，其他医用纯水管路可以根据各医院自身情况酌情选择 304 或 316L 不锈钢。

2. 连接方式

有机管连接方式主要是热熔和黏接，而不锈钢管道连接方式有卡箍型快开式卫生连接、法兰连接、螺纹连接、卡压以及焊接等，这些方法都存在一定的缺陷，卡压法、焊接法和卡箍型快开式卫生连接法因其各自的优点，目前被普遍应用。卡压式的优点在于安装速度快，人工成本相对较低。缺点是橡胶密封圈的老化寿命要比金属材料短很多，同时交付使用后维护期间需定时进行管道消毒，目前使用的消毒剂如过氧乙酸、过氧化氢等基本上都是强氧化剂，长时间其是否能耐受是需要考虑的一个问题，另外就是维修麻烦，如果有接口处出现漏水情况只能锯断后更换。焊接式的优点在于没有橡胶密封圈，寿命更长，焊接后材质的一体性使得焊接质量更稳定，后期维修方便，直接补焊即可。缺点是安装速度慢，人工成本较高，尤其是医用纯水，如果是采用焊接一定要采用双面成型氩弧焊工艺，才能确保管道内壁焊缝的光滑，推荐采用自动焊接机来保证焊接工艺品质，同时在焊接完成后还要进行酸洗钝化。如江苏省人民医院西扩大楼纯水系统中，血液透析用水管路采用的是不锈钢 316L 焊接连接，直饮水管道则采用的是不锈钢 316L 卡压连接，而其他医用纯水则采用了 PPH 管热熔连接。各种材质和连接方式的选择应结合各医院实际情况综合考虑。

管道、阀门的材质对纯化水水质有影响，若阀门与管道之间存在小的缝隙，杂质、粉尘等可能会从缝隙中进去污染纯水，所以一般会在两者之间加一个垫片。垫片材质主要有橡胶、石墨、聚四氟乙烯、金属等，最佳垫片材质就是 PTFE。纯聚四氟乙烯垫片是一种结晶的密封产品,对其所接触的物质几乎没有任何污染,因而被广泛应用于食品、医药等行业中。垫片的大小要与管道的大小相适应,否则密封性得不到保障,阀门一般选择的是卫生级隔膜阀和卡箍式卫生球阀。

(三)输送泵及循环管路

输送泵材质以及是否做钝化和电抛光处理,泵类上部结构中是否存在气蚀现象,泵体底部是否装有排水阀,这些问题的存在,将对纯化水造成污染或影响其水质要求。

纯水输送和分配循环管道系统是整个纯水系统的重要组成部分,该系统将中央纯水站制出的高质量纯水以尽量小的水质降幅输送给每一个使用地点。但由于水的纯度很高,极易受到污染,而用水点较分散又无规律且变化幅度大等,给纯水的保质输送带来相当大的难度。目前配管设计中出现的两大难题是:一是如何保持较高的管道设计流速,即在管道系统压力损失允许的情况下管内流速尽量大,以防管内细菌繁殖和微粒沉积;二是如何防止纯水管道系统内产生滞水、短路和逆向流动现象。

经过相关人员不断地探索和实践,现从设计角度提出几种可供选择的途径:

(1)设计采用纯水循环系统,并必须24小时连续运行,以杜绝管内产生死水。

(2)为使运行中无论纯水使用多少都能保证其处于流动状态,循环附加流量应为设计流量的50%~100%。

(3)应保证纯水管道流速。纯水循环干管最小流速宜大于1.5 m/s,支管流速宜大于1.0 m/s。

(4)对接使用点支管应尽量缩短,以减少死水管段。有文献报道支管长度不宜超过6倍管径长度。

(5)循环管道宜采用双管布置方式,即有独立的给水管和回水管的纯水循环管道系统。目前纯水循环管道系统的布置常用的方法有以下两种:

① 单管布置方式(图6-5-1):这种布置方式在阀门关闭时,支管部分易产生滞留,它将影响其后面管道的水质。同时,当供水区域较大、用水点较多时,由于循环管道过长会造成末端压差较大。因此,它仅限于在较小的、水质要求不太高的纯水输送系统中采用。

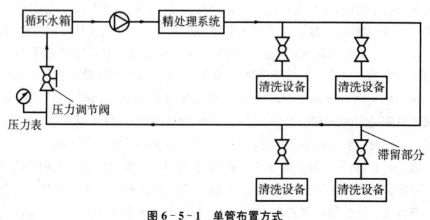

图6-5-1　单管布置方式

② 双管布置方式(图 6-5-2):这种布置方式克服了单管布置方式的缺点。因此对一些大型纯水系统,且水质要求较高的场合可采用这种布置方式。

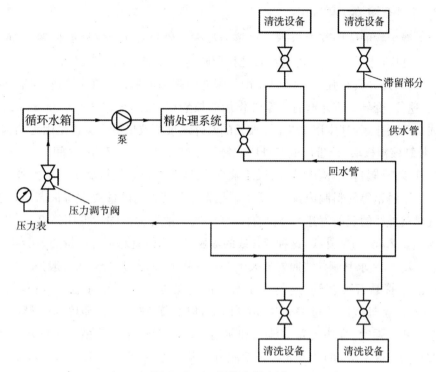

图 6-5-2 双管布置方式

应该指出,无论选用哪一种布置方式,在具体设计中都应注意以下两点:

(1)循环干管布置时应力求靠近每一根支管阀门处,因为该处易产生细菌繁殖、微粒的蓄积和放出、离子及有机物的溶出等,从而使水质劣化的可能性最大。

(2)支管阀门应放在杂质不易滞流的位置,清洗设备在使用中要避免阀门时开时闭,处于常开状态为佳,以避免阀门开启时由于管道内有滞留物而使水质受到影响。

(四)周期性清洗和消毒

医用纯水系统必须进行日常定期消毒,确保其制水系统、水箱及管路的安全使用,目前常用的消毒方法通常有以下几种:

1. 化学消毒

一般采用过氧乙酸、过氧化氢或二氧化氯等强氧化剂,其可将菌体蛋白质氧化而使微生物死亡,对多种微生物,包括芽孢及病毒都有高效、快速的杀菌作用,可以对纯水系统进行全面彻底的消毒。以过氧乙酸为例,一般配比稀释的浓度控制在 0.2% 左右,通过水箱注入,消毒液在水箱及管道停留浸泡的时间控制在 30 分钟左右。采用化学消毒的优点是消毒效果比较明显,消毒过程不存在盲端和死角,包括反渗膜都可进行消毒,同时化学消毒不需要额外的设备,成本相对较低;缺点是消毒过后需要用大量纯水对水箱、管网及终端进行冲洗以避免残留,因此消毒过程耗时较长,耗水量大。

2. 紫外线消毒

由于微生物的体内都含有 RNA(核糖核酸)和 DNA(脱氧核糖核酸),而 RNA 和 DNA 的共同特点是具有由磷酸二酯按照嘌呤与嘧啶碱基配对的原则相连的多核酸链,它对紫外光具有强烈的吸收作用。紫外线杀菌的原理一般认为它与破坏细胞内代谢、遗传、变异等现象起着决定性作用的核酸相关,波长在 200～300 nm 之间的紫外线有杀灭作用,其中以 254 nm 波长的紫外线灭菌效果最好。这是因为细胞中的 DNA(脱氧核糖核酸)核蛋白的紫外吸收峰值正好在 254～257 nm 之间。

紫外线杀菌装置结构由外壳、低压汞灯、石英套管及电气设施等组成。外壳由铝镁合金或不锈钢等材料制成,以不锈钢制品为好。其壳筒内壁要求有很高的光洁度,要求其对紫外线的反射率达 85% 左右。紫外线杀菌灯为高强度低压汞灯,可放射出波长为 253.7 nm 的紫外线,这种紫外线的辐射能量占灯管总辐射能量的 80% 以上,为保证杀菌效果,要求其紫外线照射量大于 3 000 $\mu W \cdot s/cm^2$,灯管寿命一般为 9 000 小时。紫外灯的灯管是石英套管,这是由于石英的污染系数小,耐高温,且石英套管对 253.7 nm 的紫外线的透过率高达 90% 以上,但石英价格较贵,质脆易破碎。

紫外线的强度、紫外线光谱波长和照射时间是紫外光线杀菌效果的决定因素。由于波长为 253.7 nm 的紫外光线杀菌能力最强,因此要求用于杀菌的紫外灯的辐射光谱能量集中在 253.7 nm 左右,以取得最佳杀菌效果。

(1)安装位置:如果是水箱内的浸没式紫外杀菌器,一定要选择好匹配的型号,确保水箱内的所有区域都处于其有效照射范围之内;供水泵之后应安装过流式紫外杀菌器,如果在终端安装紫外杀菌器,安装位置一般离使用终端越近越好,但也应留有从一端装进或抽出石英套管和更换灯管的操作空间。

(2)流量:当紫外杀菌器功率不变、水中微生物污染波动较小时,流量对杀菌效果有显著的影响,流量越大,流速越快,被紫外线照射的时间就越短;细菌被照射的时间缩短,被杀灭的概率也因而下降。如流量不变,源水中微生物污染水平高时,污染菌除去率也高,但出水中菌检合格率可能下降。

(3)灯管功率:灯管实际点燃功率对杀菌效率影响很大。随着灯点燃时间的增加,灯的辐射能量随之降低,杀菌效果亦下降。试验证明,1 000 W 的紫外线灯点燃 1 000 小时后,其辐射能量将降低 40% 左右。此外,还应注意保持稳定的供电电压,以保证获得所需要的紫外线能量。随着时间的推移,紫外灯的功率会逐渐减弱,一般低于原功率的 70% 即应更换。现国外使用的紫外灯均带功率显示器,不需要人工对使用时间进行累计和计算。当使用不带功率显示器的紫外灯时,应以适当方式记录紫外灯的累计工作时间,一般为 9 000 小时,以防止灯管超过使用期而影响用水系统的正常运行。

(4)灯管周围的介质温度:紫外线灯管辐射光谱能量与灯管管壁的温度有关。

当灯管周围的介质温度很低时,辐射能量降低,影响杀菌效果。当灯管直接与低温的水接触时,杀菌效果很差。若灯管周围的介质温度接近0℃时,紫外线灯则难以启动并进入正常杀菌状态。若以灯管表面温度40℃时的杀菌效率定为100％,32℃及52℃时的效率则只有85％左右,所以通常将紫外灯管安置在一个开口的石英套管内,以便使灯管与套管之间形成环状空气夹层,这样既可及时散发掉灯管本身的热量,又可避免低温水对紫外灯管发光功能的影响,并使其周围的温度保持在25~35℃左右的最佳运行状态。

(5)石英套管:石英套管的质量和壁厚与紫外线的透过率有关,石英材料的纯度高,透过紫外线的性能好。使用过程中应定期将套管抽出,用无水乙醇擦拭,以保持石英套管清洁状态。通常清洁频率为每年至少1次。

紫外线消毒的优点是消毒效果明显,但是其最大的缺点是不具有持续性,无法对管道内长距离输送纯水带来长久的安全保障。

3. 臭氧消毒

目前在纯水系统中能连续去除细菌和病毒的较好方法是用臭氧。1905年起,臭氧就开始用于水处理。它较用氯处理水优越,能除去水中的卤化物。臭氧(O_3)是氧的同素异形体,它是一种具有特殊气味的淡蓝色气体。分子结构呈三角形,键角为116°,其密度是氧气的1.5倍,在水中的溶解度是氧气的10倍。

臭氧是一种强氧化剂,它在水中的氧化还原电位为2.07 V,仅次于氟(2.5 V),其氧化能力高于氯(1.36 V)和二氧化氯(1.5 V),能破坏分解细菌的细胞壁,很快地扩散进细胞内,氧化分解细菌内部氧化葡萄糖所必需的葡萄糖氧化酶等,也可以直接与细菌、病毒发生作用,破坏细胞、核糖核酸(RNA),分解脱氧核糖核酸(DNA)、RNA、蛋白质、脂质类和多糖等大分子聚合物,使细菌的代谢和繁殖过程遭到破坏。细菌被臭氧杀死是由细胞膜的断裂所致,这一过程被称为细胞消散,是由于细胞质在水中被粉碎引起的,在消散的条件下细胞不可能再生。应当指出,与次氯酸类消毒剂不同,臭氧的杀菌能力不受pH变化和氨的影响,其杀菌能力比氯大600~3 000倍,它的灭菌、消毒作用几乎是瞬时发生的,在水中臭氧浓度为0.3~2 mg/L时,0.5~1分钟内就可以杀死细菌。达到相同灭菌效果(如使大肠杆菌杀灭率达99％)所需臭氧水药剂量仅是氯的0.004 8％。臭氧对酵母和寄生生物等也有活性,例如可以用它去除以下类型的微生物和病毒:

(1)病毒:已经证明臭氧对病毒具有非常强的杀灭性,例如Poloi病毒在臭氧浓度为0.05~0.45 mg/L时,2分钟就会失去活性。

(2)孢囊:在臭氧浓度为0.3 mg/L下作用2.4分钟就被完全除掉。

(3)孢子:由于孢衣的保护,它比生长态菌的抗臭氧能力高出10~15倍。

(4)真菌:白色念珠菌和青霉属菌能被杀灭。

(5)寄生生物:曼氏血吸虫在3分钟后被杀灭。

臭氧的半衰期仅为30~60分钟。由于它不稳定、易分解,无法作为一般的产品贮存,因此需在现场制造。用空气制成臭氧的浓度一般为 $10\sim20$ mg/L,用氧气制成臭氧的浓度为 $20\sim40$ mg/L。含有 $1\%\sim4\%$(质量比)臭氧的空气可用于水的消毒处理。

医用纯水使用臭氧优点是快速有效,臭氧分解后也没有残留。但是由于臭氧难溶于水,最好配制气液混合装置保证水中臭氧的有效浓度,同时检测末端回水的臭氧浓度。臭氧消毒过程中相关人员应离开机房以避免臭氧对人体的伤害。臭氧与水有效混合后有一定的腥味,一般臭氧消毒都设置在晚上时间自动进行,故实际也无法对用水终端设备进行消毒。另外需要注意的是,PVC 管路不能用臭氧进行消毒,否则会引起黏接处脱落开裂。

4. 巴氏消毒

巴氏消毒就是将管道内的纯水加热至 80℃ 以上,并且保持 30 分钟以上。热消毒最大的优点是没有消毒剂残留的危险,消毒程序简单,同时节省了大量用于冲洗消毒剂的纯水;其不足之处在于热消毒系统的效果决定于加热的温度和加热的速率,一旦温度和加热速率没有达到消毒的要求,其消毒效果就会大打折扣。目前热消毒在医院纯水系统中广泛使用的是血液透析用水管道的消毒,如果采用的是耐高温的反渗膜,也可直接对反渗膜进行热消毒。但是由于热消毒目前设备前期投入相对较多,同时如果管网较长会存在加热速率及温度控制的问题,在医院其他纯水领域使用很少。

综合以上分析,每种消毒方式都有其特点和优劣,目前医用纯水分质供水系统往往都会同时配备这 4 种方式,不同的消毒方式适用于不同的医用纯水类别,如臭氧消毒适用于直饮水和冲洗用水,热消毒适用于血液透析用水,所有的医用纯水都要进行化学消毒,所有的水箱及管道供水都需经过紫外灭菌等。

目前不同种类医用纯水规范中对于细菌总数要求也不一样。关于清洗消毒周期,一般建议软式内镜用水每月做一次消毒;血透用水每 3 个月做一次化学消毒,每月做一次热消毒;其他用水每 3 个月做一次消毒。

以江苏省人民医院新内镜中心为例,内镜中心位于新大楼三楼,设计纯水水量为 10 000 L/h,循环管网总长度约 600 m,从地下机房输送上来的纯水无须再经过处理便可直接使用,内镜中心使用纯水的相关设备主要是清洗工作台(其最后一道漂洗工序需要使用纯化水)以及自动清洗机。分质供水系统厂家将纯水阀门预留在指定位置,后期清洗工作台和自动清洗机厂家再将纯水阀门和其设备对应连接,同时其都自备了 0.2 μm 的滤膜,相关设计完全符合相关规范的要求。

江苏省人民医院在内镜中心正式启用前对其用水终端进行了检测,当时结果显示纯水的细菌总数超标,而系统机房产水则是合格的。医院随即召集了纯水相关单位以及感控等其他部门商讨分析原因,发现由于纯水在制备过程中首先去除了氯离子,在没有氯的保护下,纯水本身是"娇嫩"的,容易因各种因素影响而受到微生物污染,所以储水容器、输水管的材质、管路内水体的循环、终端反污染等都是影响纯水水质的因素。虽然在整个纯水管路设计中采用了循环模式,但是使用科室相关设备从接入纯水阀门到实际出水终端处仍存在单向盲端,其主要受制于两个因素:一是纯水阀门点位的设置和最后相关设备的实际摆放位置难免存在偏差;二是相关设备内部的管路也有一段单向管。以清洗工作台为例,实际测量的距离大概在2~4 m,由于内镜启用前集中供水系统已经向内镜区域供水一段时间,客观上就造成了水路在末端区域形成无效腔,导致细菌繁殖,如果时间长的话还会引起管壁内部生物膜的形成,从而影响水质。根据以上分析,我们也商讨了相关解决方案:一是制订了对整个分质供水系统完善的消毒计划,根据不同区域不同水质要求采用不同的消毒频率,如其中针对内镜用水部分制定了每月一次的消毒频率,每次消毒采用0.2%浓度的过氧乙酸对其所属的纯水箱、管路及终端进行全面的化学消毒,消毒完成后再利用纯水将系统冲洗干净恢复正常;二是随着内镜中心正式启用,终端实现正常用水,防止末端管道内长时间出现死水情况;三是整个分质供水系统采取专业专人管理,并按标准定期更换滤膜等,确保系统正常运转;四是加强对水质的定期检测,并通过对标记点位的取样分析来做判断。

表6-5-2 水样细菌总数超标原因及处理方法

	A点	B点	C点	D点	可能原因	处理方法
情况一	正常	正常	正常	超标	终端清洗工作台内部管路污染	对终端清洗工作台内部管路进行消毒,必要时更换内部0.2 μm滤芯
情况二	正常	正常	超标	超标	系统通往内镜中心纯水供水管路污染,可能同时存在终端清洗工作台内部管路污染	对相关所有管路进行消毒
情况三	正常	超标	超标	超标	系统纯水箱及管路均受到污染	对系统纯水箱、所有管路进行消毒
情况四	超标	超标	超标	超标	系统反渗透核心部件损坏,无法有效过滤	更换系统膜元件,更换完成必须即刻消毒

备注:A点为系统机房制水主机反渗膜后取水;B点为系统机房内镜纯水箱取水;C点为三楼内镜中心清洗工作台连接纯水阀门处取水;D点为清洗工作台终末漂洗龙头出水取水。

完善了相关运行管理措施后,在内镜中心正式启动前期,整个供水系统终端水质经检测合格,后期医院又进行了定期检测来确保用水安全。以下是今年7~8月相关的检测情况:

7月20日,从内镜中心两台清洗工作台的终末漂洗龙头分别取了水样,此时距离上次进行消毒时间6月17日已过去33天,相关结果如表6-5-3。

表6-5-3 清洗工作台水样对比(7月20日)

检测时间	1号清洗工作台	2号清洗工作台
	终末漂洗水(cfu/mL)	终末漂洗水(cfu/mL)
7月20日	10	260

结果显示 1 号清洗工作台末端漂洗出水合格,2 号则超标(医院感控实际判定是否合格的标准上限为 100 cfu/mL),当时分析如果在纯水输送管路出现问题不可能出现部分终端出水合格、部分终端不合格的情况,同时又通过科室了解到本次抽查的 1 号清洗工作台每天都正常使用,2 号清洗工作台使用频率较低,一周大概只有一次左右,初步判断是由于 2 号清洗工作台内部管路污染。但由于本次取样数量较少,缺乏实际数据验证,考虑到 7 月 22 日集中供水系统内镜部分例行消毒时间,所以计划了下次采样时间定于两周之后。

8 月 3 日,仍选择内镜中心这两台清洗工作台,从其纯水阀门接入口和终末漂洗龙头分别取了水样,此时距离上次消毒时间 7 月 22 日已过去 12 天,相关结果见表 6-5-4。

表 6-5-4　清洗工作台水样对比(8 月 3 日)

检测时间	1 号清洗工作台		2 号清洗工作台	
	纯水阀门接入口 (cfu/mL)	终末漂洗水 (cfu/mL)	纯水阀门接入口 (cfu/mL)	终末漂洗水 (cfu/mL)
8 月 3 日	1	1.5	4.5	170

结果显示 1 号清洗工作台末端漂洗出水合格,2 号则超标,而两处清洗工作台纯水阀门接入口均合格,基本验证了之前的判断的正确性,2 号清洗工作台因为使用频率过低导致内部管路污染是终末漂洗水超标的原因。虽然在清洗工作台终末漂洗之前安装了 0.2 μm 的滤芯,仍然无法阻止这一情况的发生,因为当前水处理膜过滤技术本质上是物理阻拦而非杀灭细菌,水流停滞,细菌附着在滤膜表面,实质上又形成了"温床",再加之 0.2 μm 滤芯过滤效果也相对有限。

8 月 20 日,又再次选择内镜中心这两台清洗工作台,从其纯水阀门接入口和终末漂洗龙头分别取了水样,由于 8 月 19 日刚对分质供水系统内镜部分例行消毒,相关结果如表 6-5-5。

表 6-5-5　清洗工作台水样对比(8 月 20 日)

检测时间	1 号清洗工作台		2 号清洗工作台	
	纯水阀门接入口 (cfu/mL)	终末漂洗水 (cfu/mL)	纯水阀门接入口 (cfu/mL)	终末漂洗水 (cfu/mL)
8 月 20 日	0	0	0	2.5

结果显示通过前一天的消毒,所有点位的检测结果均为合格。

经过一个月时间内密集的 3 次不同取样口的抽检(结果如表 6-5-6),通过将相关数据集中对比分析总结如下。

表 6-5-6 清洗工作台水样对比分析

距离上次消毒时间	1号清洗工作台		2号清洗工作台	
	纯水阀门接入口（cfu/mL）	终末漂洗水（cfu/mL）	纯水阀门接入口（cfu/mL）	终末漂洗水（cfu/mL）
33天	无	10	无	260
12天	1	1.5	4.5	170
1天	0	0	0	2.5

（1）采取定期规范的消毒对于保证内镜用水安全效果显著,在保证正常用水的情况下,可以实现所有管路及终端安全时效内稳定达标。

（2）管路,特别是终端管路,一旦形成无效腔容易造成细菌滋生,随着时间的推移情况会加剧进而形成生物膜,如果存在相关终端使用频率较低的情况,应调整暂停使用,同时关闭纯水接入阀门,防止细菌反流污染主管道。日后恢复使用之前必须经过消毒处理。

（3）定期取样检测,一方面可以帮助医院相关部门及时了解监控,同时在出现问题时能够及时准确地找出根源,以便于迅速处理。

第六节 医疗用水系统案例分析

一、江苏省人民医院用水案例及分析

（一）江苏人民医院新门急诊病房综合楼医疗用水需求

江苏省人民医院是江苏省综合实力最强的三级甲等综合性医院,担负着医疗、教学、科研、行风四项中心任务。医院占地面积 20 万 m^2,现有建筑面积 41 万 m^2,固定资产总额 24 亿元,实际开放床位 3 774 张,职工 6 000 余人。新建的门急诊病房综合楼建筑面积 22.49 万 m^2,地上 24 层,地下 2 层,是一座集门诊、急诊、病房、病理、检验、手术室、重症监护室、大型医疗设备、腔镜中心、消毒供应中心等内容的综合性大楼,所包含的内容堪比一座综合医院。楼顶有直升机停机坪,地下有立体停车库(可容纳小车 1 500 辆),楼内还设有气动物流系统、手术室供应室一体化系统、自动导引小车等先进的专用系统。

建设初期江苏省人民医院并未设计中央分质供水系统,随着全楼平面布局进一步细化,我们发现本工程需要纯水的部门很多,有检验、病理、血透、手术室、腔镜中心、消毒供应中心等,且各部门水质要求各不相同,唯一共同的要求是都要有独立机房,并配有专人管理。通过进一步调研考察、学习研究,设计者们达成共识,即中央分质供水系统非常适合江苏省人民医院的新大楼建设,其分布图见表 6-6-1。

表 6-6-1　江苏省人民医院新大楼中央分质供水系统点位分布图

序号	楼层	用水科室	医疗纯水水质标准	医用纯水点（个）	医用纯水用水量（L/h）
1	一1层	供应室清洗打包消毒	清洗用水标准	18	10 000
2	3层	内窥镜洗消	清洗用水标准	28	10 000
		检验科Ⅱ	《分析实验室用水规格和试验方法》(GB/T 6682—2008)	13	1 000
3	4层	检验科Ⅰ	《分析实验室用水规格和试验方法》(GB/T 6682—2008)	21	
		DSA清洗	清洗用水标准	4	300
		呼吸科清洗间、纤维清洗室	清洗用水标准	2	180
		心脏科门诊纤维清洗室	清洗用水标准	1	100
		心脏检查室食管超声消毒间	清洗用水标准	1	80
4	5层	血透中心	《血液透析及相关治疗用水》(YY 0572—2015)	110	8 000
		泌尿科检查、门诊手术刷手、消毒、腔镜清洗	清洗用水标准	10	1 000
5	6层	五官科清洗消毒	清洗用水标准	1	80
		口腔科冲洗	清洗用水标准	22	3 000
6	7层	手术室清洗、刷手	冲洗用水标准	30	5 000
		病理科检验、分析	《分析实验室用水规格和试验方法》(GB/T 6682—2008)	12	200
7	10层	胸外纤支镜消毒间	清洗用水标准	1	80
		纤维清洗室	清洗用水标准	1	100
			《分析实验室用水规格和试验方法》(GB/T 6682—2008)	46	1 200
			《血液透析及相关治疗用水》(YY 0572—2015)	110	8 000
总计			清洗用水标准	89	24 920
			冲洗用水标准	30	5 000
			饮用直饮水	70	2 000

　　第一，江苏省人民医院新大楼包含内容全面，按以往常规做法，各使用部门如有纯水需要，都需设置纯水机房，设置一套设备，并配有专人管理。经测算，全楼需设大小不一的纯水设备间约 200 m²（如原设计纯水机房检验科 32 m²、血透 68 m² 等）。而集中供水系统设备间可设在一2F，不侵占"好"面积，且只需 1～2 位管理人员，为医院节约成本。

第二，检验科、病理科、血透、供应室、手术室、内镜清洗、DSA 导管冲洗、口腔科等使用不同的纯水种类，设置一套中央分质供水系统可供全楼各部门使用，真正做到"集中制备、分质使用"，既经济又安全。

第三，如各使用科室都配一套单独设备，既浪费科室使用面积，又费水费电，设备还产生噪音，影响医务人员工作环境。单独设置设备制备出来的水使用率只有50%，造成水资源严重浪费，浪费的水还需通过污水处理系统排放，造成二次浪费。

第四，中央分质供水系统产水的第一级即达到饮用级水质，接到全楼公共区域的饮水机即可饮用，医院采购的饮水机只需简单冷、热水功能即可，不需要滤水功能，节约设备投资和后期运营维护费用。江苏省人民医院新大楼设置直饮水系统，全楼共设了70个饮水点，为工作人员和就医患者提供了直饮水，方便了大家，提升了医院形象。

第五，提升医院设备信息化管理水平和效率。单科室水机的使用和维护需要各科室医务人员兼管，集中供水可以减少医务人员的工作量和提高工作效率。管理系统提供网络远程监控功能，支持实时故障报警与自动故障隔离并提供历史数据存档，为医院楼宇自控（BA）系统留有集成接口，以便集中管理。

第六，在建筑设计方面可达到节能减排的效果，为江苏省人民医院评选"鲁班奖"创造条件。

总之，中央分质供水系统以其节约水资源、水质可控性好、设备总投资费用少、运行维护成本低、机房位置可选性大、总机房占地面积小等优势，在医院建筑行业内正越来越得到大家的认同。

（二）江苏省人民医院的中央分质供水系统

1. 制水系统

为最大限度地利用资源，进一步提高医院现代化管理水平，真正做到绿色医院，江苏省人民医院新大楼采用集中制备、分质供水的中央分质供水系统。

江苏省人民医院中央分质供水系统采用两套以反渗透为主要元件的制水系统，运行模式为一用一备，向需要纯水的使用科室或部门提供满足各自用水要求的医用净化水，主要用水科室和场所有生化检验科、病理科、血透室、手术室、腔镜清洗中心、配液中心、口腔科、消毒供应中心及饮用纯净水等。供水系统采用变频恒压供水，其中供给血透中心用水 8 000 L/h（设备一用一备）、清洗用水 24 920 L/h、实验室用水 1 200 L/h、冲洗用水 5 000 L/h（采用反渗透浓缩水回收系统制取）、直饮水 2 000 L/h，考虑 RO 膜衰退及各种因素的影响，故设计一级反渗透纯水为 40 000 L/h（25℃），另设反渗透浓缩水回收装置 5 000 L/h（25℃），故总系统供水量设计为 45 000 L/h。系统采用进口自美国陶氏的反渗透膜为净水的核心，对医用初级水进行 7 级过滤，使其满足医疗用水的要求。纯水机房设置在门急诊病房综合楼负二层，制备纯水的循环管路分几路：一路供血液透析室后处理装置作为原水，一路供供应中心及窥镜中心和各清洗点以及检验科后处理设备纯水水源清洗用纯水，一路供手术中心手术刷手等冲洗用，一路供给饮用纯净水。供水管网除血透室以外均采用瑞士进口材质 PPH 管材，输送的主管道采用直径 DN65 与 DN40,壁厚 3.0 mm,干管道采用直径 DN32 与 DN25,壁厚 3 mm,支管道采用直径 DN15 与 DN20,壁厚 3 mm,管道均采用耐压能力为 1.6 MPa 管件。血透室管网采用不锈钢卫生级 SUS316L 管件,连接形式采用焊接式连接(氩弧焊双面成型工艺),主管道均选用耐压能力为 2.5 MPa 的管件,管道均经过冲洗、钝化、清洗、漂清并试压处理,所配管道球阀均采用不锈钢卫生级隔膜球阀,耐压能力跟管道匹配,且内部粗糙度小 0.6 μm,外表面亮光处理。

本系统还具备远程监测与控制功能,可连接多台远程监控显示终端设备,实现远程监控纯水系统各项运行参数;自带数据接口通过远程监控屏,可远程反控主机,面板可显示和控制所有功能,以便在远端进行主机参数设定和操作工作;远程监测的数据可反馈回到主机系统储存显示。系统数据的监测及安全记录一体化主机内水质数据,产水、储水及分配等各系统运行数据记录,USB 数据传输端口输出并打印,保障主机及环路水质数据追踪可查;GLP 规范的 BMS/RS232/RS485 数据传输端口输出并打印,保障主机及环路水质数据追踪可查;系统环路中水质通过一体化主机接口即可打印监控数据记录。

2. 反渗透浓水回收系统

随着血液透析的普及,对水处理的要求也日益提高,每日血液透析水用量极大增加,以往老式的制水设备已经无法满足临床需求。良好的操作界面、全程自动制水消毒和自动生成纸质报告已经成为新一代血液透析水处理设备的发展趋势。医院血透室纯水主机设备(二级反渗透系统)现单套产水量为 8 000 L/h,设备为两套,一用一备,设备主机采用反渗透装置,本系统反渗透装置对源水回收率为 50%~60%。如不处理,产生的反渗透浓缩水将直接排放至下水道,造成严重浪费。由于血透纯水设备的水源是负二层主机房一级反渗透装置所产水,故各种离子、杂质含量去除 95% 以上,即使经过血透纯水设备浓缩 50%,浓水中各种离子、杂质含量也不高,水质比自来水还要好。

在深入了解了集中供水系统原理后,经与临床科室多次讨论研究,江苏省人民医院决定增设一套反渗透浓缩水回收系统。通过此系统,将血透纯水设备所产反渗透浓缩水全部输送到负二层主机房原水箱,即可取代自来水用量,从而为医院节约大量自来水。浓缩水亦可输送到生活水箱、消防池等处供使用。

血透室透析机按照每天平均使用 8 小时,共 80 台估算,则每小时需要使用水量为 4 000 L,意味着二级反渗透装置每小时将产生约 3 000 L 反渗透浓缩水,每天将产生 24 000 L 反渗透浓缩水,通过回收装置输送至负二层纯水机房原水箱,或输送至生活水箱或消防池等,每天可以为医院节约至少 24 t 自来水,每日用水量为原来的 1/6,真正做到了节约水资源。

(三)经济效益及运行成本分析

近年来,医用中央分质供水系统因其独特的优势正在快速替代原有的独立单机供水设备。医用中央分质供水系统以其水质可控性好、总投资费用少、运行成本低、机房可选性大、总占地面积小等优点快速替代了各科室独立水机供水系统。

具体经济效益对比如下：

（1）初期投资：经测算，中央分质供水系统与单科室纯水机设备成本相当，仅增加了管路延长的成本投入。

（2）节水：水资源利用率提高1倍。单科室用水机的自来水利用率通常不到50%［《反渗透水处理设备》(GB/T 19249—2003)中规定为30%以上］，另外50%以上的水成为废水。而这些废水又必须经过废水处理后才能接入城市污水干管。日积月累，医院花费的自来水费、污水处理费是惊人的。

（3）节电：采用变频技术与动态降耗技术，将大大节约电耗。虽然单科室用水机较小，但五脏齐全，单位纯水的耗电量居高不下。

（4）节约耗材：耗材品种与规格将大幅度减少，耗材更换频率降低。

（5）维护人员：每个单科室用水机房需有专人管理维护，而集中供水系统总机房只需1～2人专管即可。

（6）节约用房：机房设计在地下室或屋面机房内，无须每个科室设计一个净水机房释放了"好"面积。

（7）噪音降低：中央分质供水系统机房设计为地下室或屋面机房内，用水点及科室无动力设备，无噪音，给医务人员提供安静的工作环境。

（8）有利于绿色医院评定：系统设计符合《绿色建筑评价标准》。

（9）提升医院档次：科学美观的机房布置、带网络可视化管理平台体现了现代化医院的品质。

（10）纯水集中制备、分质供应，在大型医院，特别是新建的综合型门急诊病房综合楼更能体现绿色环保节能。

二、湘雅常德医院用水案例及分析

湘雅常德医院是中南大学湘雅医院全面托管的一所非营利性三级综合公立医院。医院设置内科、外科、妇产科、肿瘤科、儿科、五官科等13个科室，共设有病床1 500张、手术室38间。

在建设初期，湘雅常德医院考虑到需要用到纯水的科室较多，综合分析了水处理设备在出水水质、水资源的利用率、运行维护成本等多方面的因素，最终确定采用中央分质供水系统。

湘雅常德医院中央分质供水系统设计处理水量为纯水36 t/h(水温25℃)，酸化水1.5～2.5 L/min(25℃)，其中纯水包含一级反渗透纯水20 000 L/h，软化水为16 000 L/h(25℃)，向各用水科室或部门提供满足各自用水要求的医用净化水。主要供给的科室有生化检验科、病理科、血透室、清洗中心、配液中心、牙科、饮用纯净水、窥镜冲洗室等。

主机采用两套以反渗透为主要元件的制水系统，每套制水系统出水不低于

18 000 L/h。反渗透装置是用足够的压力使溶液中的溶剂(一般是水)通过反渗透膜(或称半透膜)而分离出来,因为这个过程和自然渗透的方向相反,因此称为反渗透。经过反渗透处理,水中杂质的含量降低,水质的纯度提高,其脱盐率可达到 99.6% 以上,并能将水中的细菌、胶体及相对分子质量大的有机物去除。湘雅常德医院纯水系统反渗透膜采用美国海德能膜,每支膜壳内都是二芯装,在每次开机之后,先对反渗透膜自动冲洗 1 分钟,保证反渗透出水的纯度,然后再进入产水阶段。反渗透制水采用双机联动,当医院用水点用水量比较大时,两套设备同时启动以满足医院的需求;当医院用水量较小时,开启其中一台,从而为医院节约大量能耗。

因反渗透膜对进水有一定的要求,为保证反渗透系统的长期可靠稳定运行,必须设置预处理系统,以满足其进水指标,科尔顿超纯水机拟采用更为成熟稳定的工艺由预处理系统+RO 处理系统+后处理系统组成。

预处理主要是去除水中的有机物、悬浮物、胶体等,减少 RO 工作时产生的垢物、藻类、微生物污染及氧化剂对膜的损害,以使 RO 膜达到或接近设计使用寿命。预处理系统包括原水箱、原水泵、机械过滤器、活性炭过滤器、软化器、保安过滤器。后处理则是纯水进入终端用水点前的杀菌消毒,过滤细菌尸体及其他杂质。后处理装置主要包括紫外杀菌器、终端过滤器。设备工艺流程见图 6-6-1。

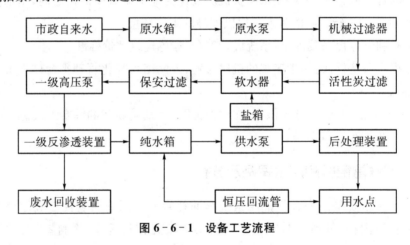

图 6-6-1 设备工艺流程

医院使用纯水设备常见的问题在湘雅常德医院采用中央分质纯水系统中得到较好的处理,其优势表现如下:

1. 原水利用率达到 95% 以上

因湘雅常德医院净化水量较大,从而废水排放量也大,所以系统配备了浓水回收装置,对反渗透产水的浓水进行二次利用。浓水可以再次通过处理,用于医疗用水中的手术刷手,从而对原水利用率达到 95% 以上,为医院节省大量水源和电能耗,节省自来水费和污水处理费。

2. 水质有保障

预处理系统采用高品质进口的自动清洗装置,可实现定期自动清洗,从源头杜绝

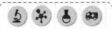

原水水质波动对产水水质的影响;纯水输送管路采用卫生级全密封双抛不锈钢,管路连接采用焊接式和卡压式,系统采用循环回流输配管网设计,使用点阀处的盲管段长度不大于 6 倍管径,规避二次污染,无死水现象,严格保障水质达到医院不同科室所需标准;系统采用双路主机和全闭环输送系统,保证维护维修时也可正常供水;另外系统具备时间程序自动冲洗功能(可根据不同用水情况设置冲洗时间),系统每小时将自动冲洗膜组件,提高水质稳定,降低消耗成本。

3. 节约医疗用地,优化医疗工作环境

与单科室纯水设备需要将机房设置在用水点附近不同的是,中央分质供水系统主机房可以设计在负一楼或者顶楼,无须要每个科室设计净水机房及相应配套设施,节约医疗用地的同时,避免了在医疗工作区机器运行产生噪声。

4. 智能化系统,便于管理

中央分质供水系统采用智能、集成化的统一调控管理。整个系统设备通过 PLC 全自动控制,大屏幕触摸屏操作控制系统,自动产水、供水和停机,并具备纯水制备与待机功能,系统操作简单、使用方便,最少只需 1 人专管。

流量、压力、源水水质、产水水质、电导和 pH 均能在线监测和数字显示,可以随时了解设备运行情况。对于设备水质、水量等运行数据也可实现 5 年内数据追溯。

当需要更换耗材,或者设备出现漏水、缺水、水质不合格等问题时,系统自动报警提示,保障用户使用安全。此外,系统可以通过关键测控点的异常报警状态进行综合分析,对可恢复的故障自动调节工艺运行参数使系统恢复正常,无须人工干预,恢复后提供系统报警日志归档,供日后分析。对自动调节失败的系统异常,系统提供紧急自动处理预案,采用分等级故障隔离与高级别报警通知的方式通知管理人员人工干预,若超出系统容错时间范围,系统可调度预设的紧急制水流程确保用水的安全。

系统采用无线网络远程实时监控设计,操作人员可在办公室通过电脑软件网络操控主机,2 000 km 以内都可实现异地网络监控。

参考文献

[1]陈立学,卜义惠.给水排水工程实用设计手册[M].北京:中国建筑工业出版社,2013.

[2][美]莱文.综合医院规划与设计[M].沈阳:辽宁科学技术出版社,2014.

[3]陈秀峰.医院用水总体特点及节水措施分析[J].山东工业技术,2018(2):223.

[4]马萍,刘冰歌.医院制剂用水与 GMP[J].中华临床医药杂志,2003(18):116.

[5]于勇,钱玲.纯化水系统防止污染的设计与管理[J].机电信息,2015,455(29):51.

[6]李名流.制药用水系统的消毒与灭菌方法[J].机电信息,2013(14):11-14.

[7]樊勖昌.超纯水管道设计及管材选择[J].洁净与空调技术,1994(1):18-23.

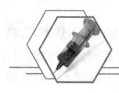

第七章　医院污水系统

第一节　医院污水处理的相关规范与标准

GB 3096—2008	声环境质量标准
GB 5749—200	生活饮用水卫生标准
GB 18466—2005	医疗机构水污染排放标准
GB 3838—2002	地表水环境质量标准
GB 12348—2008	工业企业厂界环境噪声排放标准
GB 18466—2005	医疗机构水污染物排放标准
GB 16297—2004	大气污染物综合排放标准
GB 14554—1993	恶臭污染物排放标准
GB 50014—2006	室外排水设计规范
GB 50015—2009	建筑给水排水设计规范
GB 50016—2014(2018 修订)	建筑设计防火规范
GB 50052—2009	供配电系统设计规范
GB 50054—2011	低压配电设计规范
GB 50194—2014	建设工程施工现场供用电安全规范
GB 50303—2015	建筑电气工程施工质量验收规范
GB 11984—2008	氯气安全规程
GBJ 22—1987	厂矿道路设计规范
GB 51039—2014	综合医院建筑设计规范
CECS 07：2004	医院污水处理设计规范
CECS 97：97	鼓风曝气系统设计规范
CJ/T 109—2000	中华人民共和国城镇建设行业标准—潜水搅拌机
HJ/T 91—2002	地表水和污水监测技术规范
HJ/T 96—2003	pH 水质自动分析仪技术要求
HJ/T 101—2003	氨氮水质自动分析仪技术要求
HJ/T 177—2005	医疗废物集中焚烧处置工程建设技术规范
HJ/T 212—2005	污染源在线自动监控(监测)系统数据传输标准
HJ/T 245—2006	环境保护产品技术要求　悬挂式填料
HJ/T 246—2006	环境保护产品技术要求　悬浮填料
HJ/T 250—2006	环境保护产品技术要求　旋转式细格栅

HJ/T 251—2006	环境保护产品技术要求　罗茨鼓风机
HJ/T 252—2006	环境保护产品技术要求　中、微孔曝气器
HJ/T 262—2006	环境保护产品技术要求　格栅除污机
HJ/T 263—2006	环境保护产品技术要求　射流曝气器
HJ/T 276—2006—2006	医疗废物高温蒸汽集中处理工程技术规范
HJ/T 281—2006	环境保护产品技术要求　散流式曝气器
HJ/T 335—2006	环境保护产品技术要求　污泥浓缩带式脱水一体机
HJ/T 336—2006	环境保护产品技术要求　潜水排污泵
HJ/T 337—2006	环境保护产品技术要求　生物接触氧化成套装置
HJ/T 353—2007	水污染源在线监测系统安装技术规范
HJ/T 354—2007	水污染源在线监测系统验收技术规范
HJ/T 355—2007	水污染源在线监测系统运行与考核技术规范
HJ/T 367—2007	环境保护产品技术要求　电磁管道流量计
HJ/T 369—2007	环境保护产品技术要求　水处理用加药装置
HJ/T 377—2007	环境保护产品技术要求　化学需氧量水质在线自动监测仪
HJ 2006—2010	污水混凝与絮凝处理工程技术规范
HJ 579—2010	膜分离法污水处理工程技术规范
GB/T 50087—2013	工业企业噪声控制设计规范
GB/T 51153—2015	绿色医院建筑评价标准
GB/T 50378—2014	绿色建筑评价标准
GB/T 50640—2010	建筑工程绿色施工评价标准
GB/T 50905—2014	建筑工程绿色施工规范
《建设项目环境保护管理条例》	国务院令　第 253 号
《医疗废物管理条例》	国务院令　第 380 号
《医疗废物集中处置技术规范》	环发〔2003〕206 号

第二节　医院污水特点及处理工艺

一、医院污水处理特点

1. 水量

根据对江苏省各类型医院进行调研所得到的污水产量：

小型医院：350～500 L/(床·天)；中型医院：600～800 L/(床·天)；大型医院：800～1 000 L/(床·天)。

2. 水质特点及指标

一般医院污水属于中低浓度污水,水质与生活污水相似,由来自住院部、化验室、食堂、卫生间、锅炉房、试剂室等场所排放的污水组成。医院污水含有有机和无机的污染物,例如各种药物、遗弃物、消毒剂、抗生素等,还含有病毒、寄生虫和病菌等。若未经处理而直接排放,会对周围环境造成较重的污染,影响人们的正常生活。

处理指标:参照国家《医疗机构水污染物排放标准》(GB 18466—2005)中的规定(表7-2-1~表7-2-3)。

表7-2-1 一般医院综合污水水质

污染物质	污水原水水质
pH	6~9
SS(mg/L)	200~00
COD_{Cr}(mg/L)	150~300
BOD_5(mg/L)	10~220
NH_3-N(mg/L)	≥45
TP(mg/L)	≥4
细菌总数(个/L)	> 16 000

表7-2-2 传染病、结核病医疗机构水污染物排放限值(日均值)

控制项目	标准值
pH	6~9
SS(mg/L)	≤20
COD_{Cr}(mg/L)	≤60
BOD_5(mg/L)	≤20
NH_3-N(mg/L)	≤15
粪大肠菌群数(个/L)	≤100
总余氯(mg/L)	≤0.5
色度	≤30

表7-2-3 综合医疗机构和其他医疗机构水污染物排放限值(日均值)

控制项目	排放标准值	预处理标准值
pH	6~9	6~9
SS(mg/L)	≤20	≤100
COD_{Cr}(mg/L)	≤60	≤250
BOD_5(mg/L)	≤20	≤100

续表

控制项目	排放标准值	预处理标准值
NH₃-N(mg/L)	≤15	—
粪大肠菌群数(个/L)	≤500	5 000
总余氯(mg/L)	≤0.5	—
色度	≤30	—

二、处理工艺

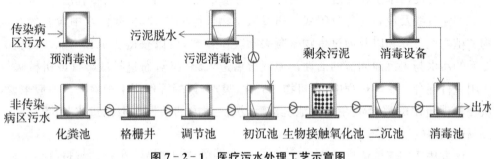

图 7-2-1 医疗污水处理工艺示意图

目前比较常用的医疗污水处理工艺:一级处理预处理工艺;二级处理工艺[包括传统活性污泥法、吸附再生法、SBR 法、AB 法、A/O 和 A²/O 法(A/O 系统和 A²/O 系统是由缺氧-好氧或厌氧-缺氧-好氧生物组成的处理工艺)、CASS 工艺生化处理等诸多方法];以及三级深度处理工艺。

(一)一级处理工艺

常规一级处理的目的主要是去除污水中的漂浮物和悬浮物(SS),为后续处理创造条件。其主要设备和构筑物是格栅、沉砂池、沉淀池等。格栅可去除污水中较大的颗粒物质和漂浮固体物质。沉砂池可以去除 0.2 mm 以上的沙粒,沉淀池可去除污水中大部分悬浮物。一般通过一级处理可去除 60%悬浮物和 20% BOD₅。

医院污水一级处理和氯化消毒的典型工艺流程是:来自病区和其他含菌污水通过排水管道汇集到污水处理站,对于粪便污水应先通过化粪池沉淀消化处理,然后进入污水处理站。处理站设有格栅、调节池、计量池、提升泵和接触池。消毒剂通过与水泵联动或与虹吸水混合后,进入接触池,在接触池内污水和消毒剂经过一定时间的接触后达到水质净化和消毒要求之后排放。化粪池或沉淀池产生的沉淀污泥按规定进行定期消除和消毒处理。

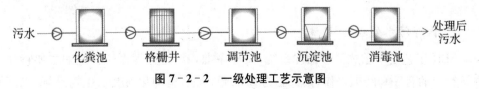

图 7-2-2 一级处理工艺示意图

（二）二级处理工艺

二级处理主要是指生物处理。生物处理可以去除污水中溶解的和呈胶体状的有机污染物,其 BOD 去除率在 90％以上,出水的 BOD 可降至 30 mg/L 以下,同时还可以去除 COD、酚、氰等有机污染物。常规的生物处理技术如活性污泥法不能去除水中的氮和磷。因此,我们常将生物脱氮除磷处理技术与二级处理结合使用,有时也可对常规生物处理设施进行改造,使之具有脱氮除磷的功能。具体方法有 A/O 法、A^2/O 法、SBR 法、AB 法、氧化法和生物膜法等。

1. 传统活性污泥法

活性污泥污水生物处理是传统的医疗污水处理方式,该系统由曝气池、二沉池和污泥回流管线及设备三部分组成。通过微生物代谢的原理,去除污水中含有的有机物和植物性营养物以及通过生物絮凝去除胶体颗粒,可以获得能量和产品。初次沉淀后的污水与二沉池回流的活性污泥混合后进入曝气池,通过扩散曝气或机械曝气作用进行混合。流动过程中,有机物在氧化、吸附、絮凝等作用下被除去。一般来说,从曝气池流出的混合液在二沉池沉淀后,沉淀池内的活性污泥以进水量的 25％～50％返回曝气池。

该方法适用于低浓度医疗污水处理,对冲击负荷很敏感。生化需氧量（BOD_5）的去除率达 85％～95％。

其工艺特征为有机污染物在曝气池内的降解,经历了第一阶段吸附和第二阶段代谢的完整过程,活性污泥也经历了一个从池端的对数增长,经减速增长到池末端的内源呼吸期的完全生长周期。

活性污泥法存在的问题包括:曝气池的首端有机污染物负荷高,耗氧快,为了避免由于缺氧形成厌氧状态,进水有机物负荷不宜过高。若对去污能力的要求高,需要的曝气池容积会增大,建设费用增加;耗氧速度和供氧速度难吻合、适应,在曝气池前段可能出现耗氧速度高于供氧速度的现象,池后段又可能出现溶解氧过剩的现象;对进水水质、水量变化的适应性较低,处理效果容易受影响。

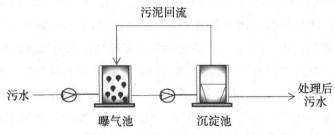

图 7-2-3　传统活性污泥法示意图

2. 医疗污水处理 SBR 法

SBR 工艺是间歇式活性污泥系统,又称序批式活性污泥系统。它的主要特征是在运行上的有序和间歇操作,其核心为 SBR 反应池,集均化、初沉、生物降解、二沉等功能于一池,无污泥回流系统,尤其适用于间歇排放和流量变化较大的场合。适用于建设规模为Ⅲ、Ⅳ、Ⅴ类的污水处理厂和中小型污水处理站。

该工艺相比于其他工艺简单,剩余污泥处置占地少,运行费用低,耐有机负荷和毒物负荷冲击,运行方式灵活。由于是静止沉淀,因此出水效果好,厌氧和好氧过程交替发生,泥龄短,活性高,有很好的脱氮除磷效果,节约了能源和投资。

SBR 法存在的问题有:自动化控制要求高;后处理设备要求高;易产生浮渣,处理费用增加;排水时间短,对排水设备有一定的要求。

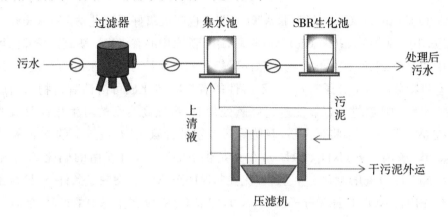

图 7 - 2 - 4 SBR 法示意图

3. AB 法

AB 工艺是吸附-生物降解工艺的简称,是在常规活性污泥法和两段活性污泥法基础上发展起来的一种新型的污水处理技术。其中 A 段在很高的负荷下运行,其负荷率通常为普通活性污泥法的 $50\sim100$ 倍,污水停留时间只有 $30\sim40$ 分钟,污泥龄仅为 $0.3\sim0.5$ 天。A 段对水质、水量、pH 和有毒物质的冲击负荷有极好的缓冲作用。A 段产生的污泥量较大,约占整个处理系统污泥产量的 80%,且剩余污泥中的有机物含量高。B 段可在很低的负荷下运行,负荷范围一般为 <0.15 kg BOD/(kgMLSS·d),水力停留时间为 $2\sim5$ 小时,污泥龄较长,一般为 $15\sim20$ 天。A 段与 B 段各自拥有独立的污泥回流系统,相互隔离,保证了各自独立的生物反应过程和不同的微生物生态反应系统,分工明确。

AB 法具有优良的污染物去除效果、良好的脱氮除磷效果、较强的抗冲击负荷能力,系统运行稳定,节能等优点。其缺点包括:由于 A 段在超高有机负荷下工作,曝气池处于厌氧环境中工作,容易产生硫化氢、大粪素等臭气,影响环境;若对除磷脱氮要求很高时,需要调整 A、B 段有机物去除的分配比,否则会使 B 段曝气池的进水含碳有机物中的碳氮比偏低,无法有效的脱氮;A 段产生的污泥量较大,且剩余污泥中的有机物含量高,会给污泥的最终稳定化处置带来了较大压力。

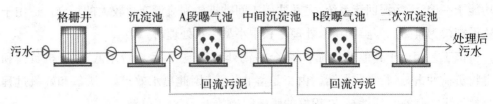

图 7-2-5 AB 法示意图

4. A/O 法

A/O 是 Anoxic Oxic 的缩写,A/O 工艺法也叫厌氧好氧工艺法,A(Anoxic)是厌氧段,用于脱氮除磷;O(Oxic)是好氧段,用于除水中的有机物。缺氧段异养菌可将污水中的淀粉、纤维、碳水化合物等悬浮污染物和可溶性有机物水解为有机酸,使大分子有机物分解为小分子有机物,不溶性的有机物转化成可溶性有机物。当这些经缺氧水解的产物进入好氧池进行好氧处理时,可提高污水的可生化性及氧的效率。在缺氧段,异养菌将蛋白质、脂肪等污染物进行氨化(有机链上的 N 或氨基酸中的氨基)游离出氨(NH_3、NH_4^+),在充足供氧条件下,自养菌的硝化 A 作用将 $NH_3 - N(NH_4^+)$ 氧化为 NO_3^-,通过回流控制返回至 A 池。在缺氧条件下,异氧菌的反硝化作用将 NO_3^- 还原为分子态氮(N_2),完成 C、N、O 在生态中的循环,实现污水无害化处理。

A/O 法的优点有:① 效率高,对污水中的有机物、氨氮等均有较高的去除效果;② 流程简单,投资省,操作费用低,以废水中的有机物作为反硝化的碳源,无须另外添加碳源;缺氧反硝化过程对污染物具有较高的降解效率;容积负荷高;耐负荷冲击能力强。

由于该工艺没有独立的污泥回流系统,无法培养出具有独特功能的污泥,难降解物质的降解率较低;若要提高脱氮效率,必须加大内循环比,因而加大了运行费用。另外,内循环液来自曝气池,含有一定的溶解氧(DO),使 A 段难以保持理想的缺氧状态,影响反硝化效果,脱氮率很难达到 90%。

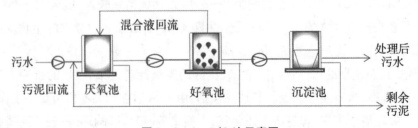

图 7-2-6 A/O 法示意图

5. A²/O 法

A²/O 工艺亦称 A-A-O 工艺,是英文 Anaerobic-Anoxic-Oxic 的简称(厌氧-缺氧-好氧),是流程最简单、应用最广泛的脱氮除磷工艺。

原水及含磷回流污泥同步进入厌氧段,在该段释放磷,同时氨化部分有机物;接着污水进入缺氧段,其首要功能是脱氮,硝态氮是通过内循环由好氧反应器送来的,循环的混合液量较大,一般为$2Q$(Q为原污水量);混合液由缺氧段进入曝气池,去除BOD、硝化和吸收磷;最后经过沉淀池,使泥水分离,污泥部分回流入厌氧段,上清液可排放。该工艺处理效率一般能达到BOD_5和SS去除率90％～95％,总氮去除率为70％以上,磷去除率为90％左右,一般适用于要求脱氮除磷的大中型城市污水厂。但A^2/O工艺的基建费和运行费均高于普通活性污泥法,运行管理要求高。

A^2/O法在系统上可以称为最简单的同步脱氮除磷工艺,在厌氧、好氧交替运行条件下,污泥不会膨胀,SVI值一般不高于100。产生的污泥含磷浓度高,可作为肥料。运行时不用投药,运行费用低。但是其除磷脱氮效果难以提高,污泥增长有限,进入沉淀池的处理水对溶解氧的含量有一定要求。

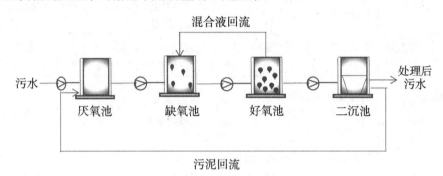

图7－2－7　A^2/O法示意图

6. 生物接触氧化法

生物接触氧化法属于生物膜法(图7－2－8)。生物接触氧化法生物池内设置填料,由于填料的比表面积大,池内充氧条件好,生物接触氧化池内单位容积的生物量都高于活性污泥法曝气池及生物滤池,因此生物接触氧化池具有较高的容积负荷。由于相当一部分微生物固着生长在填料表面,因此生物接触氧化法可不设污泥回流系统,也不存在污泥膨胀问题,运行方便;而且生物接触氧化池内生物固体量多,水流属于完全混合型,因此生物接触氧化池对水质水量的骤变有较强的适应能力;生物接触氧化池内生物固体量多,当有机物负荷较大时,其F/M(F为有机基质量,M为微生物量)可以保持在一定的水平,因此污泥产量可相当于或低于活性污泥法。

因装载填料,生物接触氧化池单位制造成本略高,一般适用于中小型($Qd\leqslant$ 3 000 m^3/d)污水处理站。

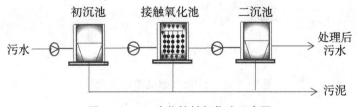

图7－2－8　生物接触氧化法示意图

（三）医院污水深度处理工艺

1. 消毒

医院污水消毒是医院污水处理的重要工艺过程,其目的是杀灭水中的各种致病菌。常用的消毒工艺有氯气、二氧化氯、次氯酸钠、臭氧、紫外线消毒等,各类消毒工艺的比较如表 7-2-4 所示。

表 7-2-4　医院污水消毒工艺

序号	方法	优点	缺点	消毒效果
1	氯气（Cl_2）	具有持续消毒作用;工艺简单,技术成熟,操作简单,投量准确	产生具有致癌,致畸作用的有机氯化物,处理水有氯或氯酚味;氯气腐蚀性强;运营管理有一定危险性	能有效杀菌,但杀灭病毒效果较差
2	次氯酸钠（NaClO）	无毒,运行管理危险性较小	产生具有致癌,致畸作用的有机氯化物,使水的 pH 升高	与 Cl_2 杀菌效果相同
3	二氧化氯（ClO_2）	具有强烈的氧化作用,不产生有机氯化物;投放简单、方便	ClO_2 运行管理有一定危险性;只能就地生产,就地使用;制取设备复杂;操作管理要求较高	较 Cl_2 杀菌效果好
4	臭氧（O_3）	有强氧化能力,接触时间段;不产生有机氯化物;不受 pH 影响;能增加水中的溶解氧	O_3 运行管理有一定危险性;操作复杂;制取臭氧产率低;电能消耗大;基建投资较大;运行成本高	杀菌和杀灭病毒效果均很好
5	紫外线	无有害的残余物质;无臭味;操作简单,易实现自动化;运行管理费用低	耗电多;紫外灯管与石英套管需定期更换;对处理水的水质要求较高;无后续杀菌作用,易被二次污染	效果好,但对悬浮物浓度有要求

2. MBR 污水处理法

MBR 污水处理是现代污水处理的一种常用方式,其采用的膜生物反应器(membrane bioreactor,MBR)技术是生物处理技术与膜分离技术相结合的一种新技术。

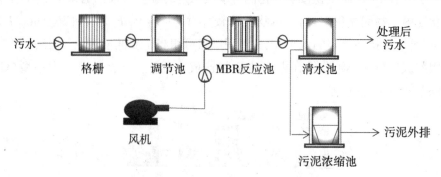

图 7-2-9　MBR 污水处理法示意图

MBR 污水处理法可以高效地进行固液分离,得到直接使用的稳定中水。可在生物池内维持高浓度的微生物量,提高容积负荷,极有效地去除氨氮,工艺剩余污泥少,出水悬浮物和浊度接近于零,出水中细菌和病毒被大幅度去除,能耗低,占地面积小,操作方便,可以实现全自动运行管理。

3. 超滤/微滤＋RO

超滤/微滤是一种筛孔分离过程。在静压差为推动力的作用下,原料液中溶剂和小溶质粒子从高压的料液侧透过膜到低压侧(一般称为滤出液或透过液),而大粒子组分被膜所阻拦,使它们在滤剩液中浓度增大。对去除水中的微粒、胶体、细菌、热源和各种有机物有较好的效果,但它几乎不能截留无机离子。微滤又称微孔过滤,是以微孔滤膜为过滤介质,在压力推动下截留溶液中的沙砾、淤泥等颗粒以及一些细菌等。微滤膜主要用于截留悬浮固体、细菌,超滤膜主要用于截留大分子有机物、蛋白、多肽等。

与传统分离技术相比,膜分离过程是在常温下进行的,条件温和,不会破坏原有化学成分,不发生相变化,无须加热,能耗低,无须添加化学试剂,无污染,分离效率高且操作简便,流程短。

反渗透(RO)又称逆渗透,是一种以压力差为推动力,从溶液中分离出溶剂的膜分离操作。对膜一侧的料液施加压力,当压力超过它的渗透压时,溶剂会逆着自然渗透的方向做反向渗透。从而在膜的低压侧得到透过的溶剂,即渗透液;高压侧得到浓缩的溶液,即浓缩液,其特点是:在常温不发生变化的条件下,可以对溶质和水进行分离,而且杂质去除范围广,不仅可去除无机盐类,还可去除各种有机物杂质,并具有较高的除盐率和水的回用率,可截留粒径为几个纳米以上的溶质。RO不仅在产水量方面,而且在可清洗方面都具有卓越的高效率,可减少系统的污堵,降低系统运行压力,延长膜元件的使用寿命。在高比例废水回用、高压多级浓缩系统中,该类膜具有优异的性能。

与其他传统分离工程相比,膜分离过程(图7-2-10)自动化程度高,占地面积小,物理分离,无臭味产生,操作简单,建设周期短,净化效率高,环境友好。

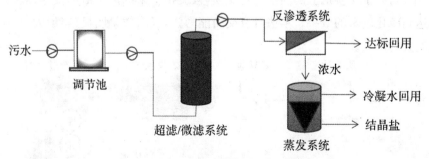

图7-2-10 超滤/微滤＋RO示意图

4. 砂滤＋碳滤＋电渗析(图7-2-11)

砂滤是以天然石英砂为过滤介质,在一定的压力下,把浊度较高的水通过一定厚度的粒状或非粒的石英砂过滤,有效截留除去水中的悬浮物、有机物、胶质颗粒、微生物、氯、嗅味及部分重金属离子等,最终达到降低水浊度、净化水质效果的水过滤处理工艺过程。

碳滤是以活性炭为过滤介质,将水中的悬浮物进行截留的过程,被截留的悬浮物充塞于活性炭间的空隙。因此,活性炭粒度越粗,可容纳悬浮物的空间越大,过滤能力越强,截污量越大。能有效截留水中的有机物、胶体、铁及余氯,有效降低水体的浊度、色度及去除异味。

电渗析(ED)是在电场作用下,利用半透膜的选择透过性来分离不同溶质粒子的方法,能将溶液中的带电的溶质粒子通过膜而迁移,达到提纯和分离物质的效果。广泛用于制备纯水和在环境保护中处理"三废",操作简单,质量稳定,价格便宜。

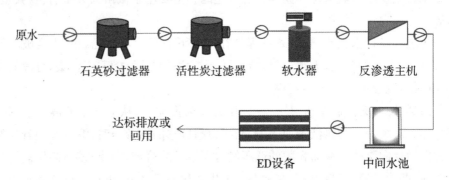

图 7 - 2 - 11 砂滤＋碳滤＋电渗析示意图

5. 离子交换法

废水离子交换处理法(图 7 - 2 - 12)是借助于离子交换剂中的交换离子和废水中的离子进行交换而去除废水中有害离子的物理化学处理法。离子交换剂有无机质和有机质两种。无机质包括天然物质海绿砂和合成沸石;有机质包括磺化煤和树脂。废水中的离子以迁移的方式附着在离子交换剂颗粒表面的液膜中,通过液膜扩散进入颗粒中,与离子交换剂上的离子进行交换,被交换下来的离子沿相反途径转移到废水中,达到净化废水的效果。本法具有交换能力强,吸附效果明显,容量大,再生效果好,强度大的优点。

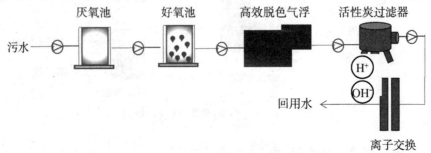

图 7 - 2 - 12 离子交换示意图

第三节　医院污水处理的主要设备

医院污水处理工艺的主要设备包括格栅除污机、污水泵、污泥泵、鼓风机、加药装置、消毒装置、沉淀池、调节池、膜分离装置等。

1. 主要设备

（1）格栅除污机：通过格栅将较大的固体与液体分离的一种除污机械，包括粗格栅、细格栅等。

（2）污水泵：主要用于输送污水，粪便或液体中含有纤维、纸屑等固体颗粒的介质，通常被输送介质的温度不大于 80℃，可选用液下潜污泵、离心泵、螺杆泵等。

（3）污泥泵：主要用于污泥污水的提升，增高其水利高度，以方便后阶段的处理工艺。可选用螺杆泵、凸轮转子泵等。

（4）鼓风机：是一种利用旋转叶轮将电能转换为空气动能的电动机，一般用于空气抽送。可分为离心式风机、轴流式风机和水处理鼓风机。

（5）加药装置：根据工艺流程向各种系统中注入化学药液的成套装置。常用的有化学补水系统、凝结水加氨系统、炉水加磷配盐系统等。

（6）消毒装置：主要用于污水消毒的成套装置。可选用臭氧发生器、二氧化氯发生器、次氯酸钠发生器和无电自动消毒装置等。

（7）沉淀池：应用沉淀作用去除水中悬浮物的一种构筑物。按池内水流方式可分为平流式、束流式和辐流式。

（8）调节池：用于对水量和水质进行调节，调节污水 pH、水温，有预曝气作用，还可用作事故排水。可分为均质池、水量缓冲池和均质均量池。

（9）膜分离装置：用于超滤、反渗透、渗析等一系列膜分离操作的设备。根据用途分别称为超滤器、渗透器、电渗析器等。

2. 主要计量装置

医院水系统中主要计量装置包括 pH 计、流量计、液位控制器、溶氧仪等。

（1）pH 计：主要用来精密测量液体介质的酸碱度值。按用途可分为实验室用 pH 计和工业在线 pH 计，按便携性可分为便携式 pH 计、台式 pH 计和笔式 pH 计。

（2）流量计：指示被测流量或在选定的时间间隔内流体总量的仪表。可选用转子流量计、节流式流量计、容积流量计和电磁流量计等。

（3）液位控制器：指通过机械式或电子式方法来进行高低液位的控制，可以控制电磁阀、水泵等，从而实现半自动化或者全自动化。有电子式液位开关控制、浮球开关控制、液位继电器控制和非接触式控制等工作方式。

（4）溶氧仪：主要用于化工、环保、制药、生化等溶液中溶解氧值的连续监测。

第四节　污水处理的建设与验收

1. 工程建设

(1) 医院污水处理工程的设计,施工单位应具备国家相应的环境工程设计专项资质中的水污染防治工程资质、环境污染治理工程总承包资质、环境污染治理设施运营资质等。

(2) 医院污水处理工程必须按照国家《建设项目环境保护管理条例》规定,建设项目需要配套建设的环境保护设施,必须与主体工程同时设计、同时施工、同时投产使用。

(3) 医院污水处理工程建设,运行过程中产生的噪声及其他污染物排放应严格执行《建设项目主要污染物排放总量指标审核及管理暂行办法》所规定的标准。

(4) 医院污水处理工程施工中所使用的设备、材料、器件等应符合相关的国家标准,并具备产品质量合格证。

(5) 医院污水处理工程建设过程中需按照环境管理要求安装水污染源在线监测系统并符合《水污染源在线监测系统安装技术规范》(HJ/T353),《水污染源在线监测系统验收技术规范》(HJ/T354),《水污染源在线监测系统运行与考核技术规范》(HJ/T355)。

(6) 医院污水处理工程施工单位除应遵守相关的技术规范外,还应遵守《劳动法》中有关劳动安全、卫生的法律规定,并符合《建筑设计防火规范》等国家强制性标准的要求。

2. 工程调试及竣工验收

(1) 医院污水处理工程验收应按《建设项目(工程)竣工验收办法》、相应专业验收规范和本标准的有关规定组织工程竣工验收,工程竣工验收前不得投入生产性使用。

(2) 建筑电气工程施工质量验收应符合《建筑电气工程施工质量验收规范》(GB 50303—2015)的规定。

(3) 医院污水处理工程各类设备及处理构筑物、建筑物按国家或行业的有关标准验收后,方可进行清水联通启动、整体调试和验收。

(4) 医院污水处理工程应在系统通过整体调试,各环节运作正常,技术指标达到设计和合同要求后进入生产运行。一级强化处理工艺需经一个月的试运行,二级处理工艺需经 3 个月以上的试运行。通过自主验收后,需按规定将验收材料向环保部报备。

(5) 试运行期间应进行水质检测,检测指标应至少包括:① 各处理单元中 pH、温度、水量;② 各单元进出水主要污染物浓度,如悬浮物、化学需氧量(COD)、生化需氧量(BOD_5)、氨氮、动植物油、粪大肠菌群数、余氯等。

3. 环境保护验收

(1) 医院污水处理工程环境保护验收除应满足《建设项目竣工环境保护验收暂行办法》的规定外,在生产试运行期还应对污水处理工程进行调试和性能试验,试验报告应作为环境保护验收的重要内容。

(2) 医院污水处理工程验收环境保护验收应按照《建设项目竣工环境保护验收暂行办法》的规定和工程环境影响评价报告的批复执行。

(3) 根据《建设项目竣工环境保护验收技术规范:医疗机构》(HJ 794—2016)的规定,医疗机构建设项目验收监测应在医疗机构正常营运、营运规模达到设计规模75%以上(含75%)的情况下进行;如果短期内营运规模确实无法达到设计规模75%以上的,验收监测应在医疗机构正常营运工况进行,记录医院实际营运工况,包括门诊量、急诊量、医务人员数量、住院床位数,以及环保设施运行的符合,消毒剂的消耗量等。非正常营运工况时,应立即停止监测。监测过程中,应严格按照国家污染物排放标准和环境质量标准要求,优先选用国家环境监测分析方法标准方法;对国内目前尚未建立标准分析方法的污染物,可参考使用国内(外)现行的标准分析方法,对国家污染物如污水、废气、场界环境噪音等进行检测分析。

(4) 医院污水处理工程环境保护验收时应完成以下性能试验,并提供相关性能测试报告:医院污水处理工程调试试验,污水处理工程出水指标性能测试,污水处理工程设备性能测试,废气处理工程设备及排放指标性能测试,污泥处理系统设备性能测试,试运行期日常监测数据(一般不少于1个月)。

第五节　医院污水站的运行与管理

(一) 点检及巡检(表 7 - 5 - 1)

表 7 - 5 - 1　医院污水站点检与巡检

设备	点检事项	判断方式	判断标准	备注
陆上泵	电机、泵体响声	听	无异响,无杂音	查看温度时要考虑环境因素
	泵体有无漏液	看	无渗漏,无滴漏	
	电机、泵体温度	摸	电机有微热,但不烫手;泵体和输送液液体温度一致	
	流量出口压力	看	出水压力、流量正常	
	稳固性	看、听、摸	无异响、振动、摇晃	
	环境卫生	看	表面无沉积,周边无垃圾、杂物	
	电流	仪表	小于等于电机额定电流	
	润滑油、润滑脂	看	无漏、油位正常、润滑性良好	

设备	点检事项	判断方式	判断标准	备注
隔膜泵	泵体响声	听	无异响、杂音	
	泵体无漏、滴	看	无渗漏,无滴漏	
	进气压力	看	压力符合设定值(6 kg)	
	出气压力、流量	看	压力符合设定值(6 kg)	
	稳固性	看、听、摸	无异响、振动、摇晃	
	消声器	看、听	稳固、无堵塞	
	进气管三联件	看	气液分离器液位正常,油位正常(参考刻度线)	
搅拌机	电机、减速箱响声	听	无异响	查看温度时考虑周边环境
	润滑(脂)和油箱	看	无漏油,润滑良好,油位在刻度范围之内	
	电机、减速机温度	摸	微热,不烫手	
	机械振动或晃动	看、摸	无振动、摇晃	
	搅拌轴	看、摸	同心、无偏转	
	稳固性	看、听、摸	无异响、振动、摇晃	
压滤机	出水、进泥	听	出水均匀、不带泥,进泥频率正常	
	滤板	看、摸	无变形,排放整齐	
	滤布	看	整洁、无松动过、过滤效果好	
	液压油	看	油位正常、油中无杂质	
	油箱、油管	看	无漏油	
	电机响声	看	无异响	
	稳固性	看、听、摸	无异响、振动、摇晃	
鼓风机	电机、风机声音	看	无异响	
	润滑油、润滑脂	看	无漏、油位正常、润滑性良好	
	皮带	看、摸	松紧适合、无偏移	
	出口压力	看	在额定的压力范围内	
	进口过滤器	看、摸	无杂质、无积尘	
	稳固性	看、听、摸	无异响、无振动、无摇晃	
pH计和ORP计	显示	看	显示稳定、准确	
	高低点设定	看、摸	高低点设定符合工艺要求	
	探头	看	干净、无污物	
	铁箱外壳	看	不漏电,无破损	
液位浮球	浮球	看	无破裂	
	浮球位置	看	高低位、报警液位有相应信号	
	活动范围	看	能自由活动	

续表

设备	点检事项	判断方式	判断标准	备注
管路	管道	看	无变形、无滴漏、无渗漏	
	阀门	看、摸	无变形、无渗漏、无滴漏	
	稳固性	看、摸	无震动、无摇晃、无异响	
	连接处	看	无漏，连接紧固	

注：点检包括始业点检和终业点检，即上班后进行点检和下班前进行点检。巡检频率不低于每小时一次。

（二）常用污水处理设施的操作规程

1. 格栅

（1）每天清扫栅条、栅渣箱和前后进水渠（管），及时清运栅渣，保持格栅畅通。

（2）检查并调节栅前的流量调节阀门，保证过栅流量的均匀分布。

（3）定期检查和清理进出水渠道或管路中的沉砂和水垢。

2. 筛网

（1）当污水呈酸性或碱性时，应选择耐酸碱、耐腐蚀的材料制作筛网。

（2）定期检查筛网是否破损，如有破损应及时修补或更换。

（3）定期清理筛网上的截留物，保证水流畅通。

（4）当污水中含有油类物质时，会造成堵塞，应进行除油处理。如果没有除油装置，应定期用热水或热蒸汽对筛网进行冲洗。

3. 调节池

（1）调节池中有可能积累大量的沉淀物，需要及时清除这些沉淀物，以免减小调节池的有效容积，影响调节效果。

（2）经常巡查和观察调节池水位的变化情况，定期检测调节池进、出水水质，以考察调节池运行状况和调节效果，发现异常问题要及时解决。

（3）事故调节池的阀门必须能够实现自动控制，以保证事故发生时能及时将事故污水排入池中。平常应保持排空状态，以保证事故发生时能够容纳所有事故污水。

4. 沉淀池

（1）沉淀池中一般会有浮渣或浮泥，应采用人工打捞，以免影响出水水质。

（2）定期排泥。排泥可分为连续排泥和间歇排泥，为保证所排污泥含水率低于97％，建议采用间歇排泥法。

（3）池堰、池壁长期流水又暴露在空气中，会在上面积累一些污物，生长一些藻类等，影响环境和水质。应定期对池堰和池壁进行刷洗。

（4）观察沉淀池出水是否均匀，如果出水不均匀应马上对出水堰或溢流管的高度进行调整，保证出水均匀。

5. pH 调节池

(1) 确保池内 pH 在允许范围内,如果 pH 波动过大,可以适当调整加药泵的投加量或者重新设定加药范围。设定方法(以 PC-350 pH 计为例):第一次按 MODE 键时显示此时设定的最大 pH,旋转 H1 旋钮可调整最大 pH。第二次按 MODE 键时显示此时设定的最小 pH,旋转 L1 旋钮可调整最小 pH。第三次按 MODE 键时恢复测量状态。

(2) 定期校正 pH 计。

(3) 每小时观察一次 pH 计控制器,每小时观察一次进出流水位是否正常,每天清洗一次 pH 探头,每周校正一次 pH 计。

6. 隔油池

(1) 隔油池必须同时具备收油和排泥措施。

(2) 隔油池应密闭或加活动盖板,以防油气对环境的污染和火灾的发生,同时可以起防雨和保温作用。

(3) 北方地区冬季应采取有效的保温措施,可在集油管下设置蒸汽加热器,防止污油凝固。

(4) 隔油池一定范围内为禁火区,应配备足够的消防器材和消防设施。一旦起火应采用蒸汽扑灭。

7. 过滤池

(1) 定期放空过滤池进行全面检测。如过滤和反冲洗后滤面是否平坦,是否有裂缝,滤层四周是否有脱离池壁现象,承托层是否松动。

(2) 对表层滤料定期进行大强度的冲洗和更换。

(3) 保证闸、阀能实现自动控制。检查喷头是否堵塞。

(4) 保持池壁和出水槽清洁,并及时清除生长的藻类。

8. 混凝池

(1) 定期检查溶药系统和加药系统的运行情况,及时排除池中的沉渣,避免堵塞。

(2) 冬季水温较低,影响混凝效果,应采取增加投加药量或投加适当铁盐混凝剂措施,定期检查加药管和加药泵的运行情况,防止堵塞或冻裂。

(3) 根据混凝池的絮体、出水水质等变化情况,及时调整混凝剂的投加量。

(4) 严格控制混合和反应的搅拌强度和时间。

9. 电解槽

(1) 控制极板的间距:极板间距一般为 30~40 mm,过大则电压要求高,电耗大;过小不仅安装不方便,而且极板材料耗量高。

(2) 控制槽电压:电能消耗与电压有关,槽电压取决于污水的电阻和极板的间距。一般污水电阻率控制在 1 200 Ω·cm。导电性能较差的污水要投加食盐,以改善导电性能,降低电压,使电能消耗减少。

(3) 控制电流密度:污水中污染物浓度大时,可适当提高电流密度,反之可降低电流密度。

(4) 控制电解槽的 pH:不同的污染物进入电解槽处理时,有不同的最佳 pH 范围,因此应该严格控制电解槽的 pH。

(5) 搅拌可以促进离子的对流与扩散,减少电极的浓差极化现象,并能起清洁电极表面的作用,防止沉淀物在电解槽中沉淀,通常采用压缩空气对电解槽进行搅拌。

(6) 注意观察电解槽的腐蚀和钝化现象,做到及时更换或清洁极板。

(7) 电解操作间要保证有良好的通风效果,操作人员注意用电安全。

10. 砂滤罐和碳滤罐

(1) 注意观察出水水质和进水口、出水口的压力差。

(2) 定时反洗滤罐和活性炭再生。

11. 离子交换

(1) 监测污水中溶解盐的含量。溶解盐含量过高会缩短树脂的工作周期。当溶解盐含量大于 $1\,000\sim2\,000$ mg/L 时,不宜使用离子交换法处理。

(2) 监测污水中氧化剂的含量。氧化剂含量较高时,会使树脂分解。

(3) 监测污水中高分子有机物的含量。某些高分子有机物与树脂活性基团的固定离子结合力很强,一旦结合就很难再生,导致树脂的再生率和交换能力下降。

(4) 监测 pH。pH 影响离子的交换能力,另外,pH 还能影响某些离子在废水中的存在状态。因此,进行离子交换前应调节到最佳 pH。

(5) 主要温度的影响。温度升高可提高离子扩散的速度,加速离子交换反应的速度。但温度过高可能引起树脂分解,从而降低或破坏树脂的交换能力。因此,水温不得超过树脂耐热性能的要求。

12. 曝气池

(1) 按曝气池组设置情况及运行方式,应调节各池进水量,使各池均匀配水。

(2) 曝气池无论采取何种运行方式,应通过调整污泥负荷、污泥泥龄或污泥浓度等方式进行工艺控制。

(3) 曝气池出口处溶解氧宜为 2 mg/L。

(4) 沉淀池污泥排放量可根据污泥沉降比、混合液污泥浓度及污泥池泥面高度确定。

(5) 应经常观察活性污泥生物相、上清液透明度、污泥颜色、状态、气味等,以确定和计算反映污泥特性的有关项目。

(6) 因水温、水质或曝气池运行方式的变化而在沉淀池引起污泥膨胀、污泥上浮等不正常现象,应分析原因,并针对具体情况,调整系统运行工况,采取适当措施恢复正常。

(7) 当曝气池水温低时,应采取延长曝气时间、提高污泥浓度、增加泥龄或其他方法来保证污水处理的效果。

(8) 合建式的完全混合式曝气池的回流量,可以通过调节回流闸板或阀门进行控制。

(9) 操作人员应经常排放曝气管路中的存水,待放完后,应立即关闭防水闸阀。

(10) 曝气池产生泡沫和浮渣时,应根据泡沫颜色分析原因,采取相应措施恢复正常。

13. 仅渗透膜分离技术

(1) 观察保安过滤器和膜的进、出口压力差,当压力差大于 0.05 时,应更换滤芯或膜片。

(2) 每次工作后,都应手动或自动对膜片和滤芯进行反洗。

(3) 控制回流水量,回流比一般控制在 2∶1。

(4) 观察进水和出水的电导率,控制在允许范围之内。当进水电导率大于允许值时,应停止处理。当出水电导率大于允许值时,应马上更换膜片。

14. 生物接触氧化池

(1) 观察进水和出水的情况。

(2) 观察生物膜厚度、颜色等表面现象,或用显微镜观察生物的生长情况。

(3) 监测水中溶氧量(DO),频率不低于 2 小时一次。

(4) 防止排入空气量过大,使滤膜脱落。

(5) 定期反洗填料和排泥。

15. 生物滤池

(1) 及时清除表面杂物,避免堵塞和影响通风,使布水更均匀。

(2) 定时检查冲洗排水口和进水口。观察水流情况。

(3) 消灭滤池蝇。每 1~2 周向水中加氯,使余氯保持在 0.5~1 mg/L,每 4~6 周向池壁施杀虫剂。

(4) 防止厌氧反应。

16. 生物转盘

(1) 监控水质,防止长时间超负荷运行。

(2) 控制水流流水和转盘转速。

(3) 及时打捞脱落的生物膜。

(4) 观察盘片的变形情况,观察电机、变速器等设备的运行情况。

(5) 监测水质

17. 厌氧处理

(1) 控制温度：低温消化无须控制温度，中温消化为 30～35℃，高温消化为 50～56℃。

(2) 控制 pH。一般应维持 pH 在 6.5～7.5 之间（6.8～7.2 最佳）。

(3) 监测进水，防止有毒物质进入。

(4) 控制碳、氮、磷的比例为（200～300）：5：1 为宜。

(5) 确保池中推流器正常运转。

18. 超滤

(1) 控制进水压力应低于 0.3 MPa。

(2) 根据进水确定超滤装置的允许最大产水量、工作压力、反洗时间间隔，超滤元件进水压力应控制在膜两侧平均压力差不大于 $2.1×10^5$ Pa，若超过应立即进行化学清理。

(3) 气洗时空气进气压力应控制在 $2.5×10^5$ Pa 范围内。

(4) 运行过程中重点检查氧化剂、还原剂是否正常投加，是否进行了正常反洗。

(5) 超滤装置投入运行后，应在"过滤""水力清洗""化学加强反洗"之间切换进行。

(6) 泵的启动和停止应采用软启动器或变频器。

19. 微滤膜

(1) 开机时，进水阀、浓水阀、泵出口阀、浓水排放阀必须打开，以防止泵压上升，损坏设备。

(2) 设备安装场地温度应在 4～45℃。

(3) 设备长期停运时（1 个月以上）需在系统内加保护液（1％次氯酸钠溶液）。

(4) 日常测量和记录每一段压力容器间的压差。

(5) 每次停机前要低压冲洗 10 min。

20. 电渗析

(1) 开机前须先通水再通电，停机时须先停电再停水。

(2) 浓水、淡水、极水三者压力要基本相等。

(3) 电渗析装置连续工作 2 小时后，进行一次倒换电极。

(4) 酸洗和冲洗过程中禁止通电。

（三）常用设备的维护保养

1. 搅拌机

保养：润滑脂首次运行 300 小时需更换，以后连续使用 4 个月（约 3 000 小时）更换 1 次，不得过满或欠缺。转动部位（轴承等）定期加注润滑油（1 个月 1 次）（表 7-5-2）。

表 7-5-2　搅拌机保养

项目＼时间	日常	1个月	3个月	6个月	1年	备注
清洁	●					外观清洁,无油污、灰尘、锈蚀
添加润滑油(黄油)			●			润滑油加至放油口出新鲜润滑油(2号通用锂基润滑脂)
紧固螺丝、调整		●				连接部位无螺丝松动,压盖密封平衡,联轴器的平衡、上下、左右≤0.1 mm,间隙为2～4 mm
防腐、除锈					●	涂刷防锈油漆
检查电控、绝缘			●		●	各电控元件工作正常,马达相对机壳电阻大于0.5 MΩ,钳测运行中邓达电流不大于额定电流值
一、二级保养					●	拆卸检查叶片磨损状况,与支架、底座之间的间隙并进行调整,机壳内无杂物,密封完好,易损件更换
更换润滑油、脂				●		第一次运转100小时即应更换新油,排完有过油脂并用柴油事煤油清洗干净,加入46♯机械油或EP90♯齿轮油至标线。以后边续工作半年更换一次

2. 鼓风机(表7-5-3)

表 7-5-3　鼓风机保养

项目＼时间	日常	3个月	1年	备注
清洁	●			外观清洁,无油污、灰尘、锈蚀
各接合部位是否牢固		●		鼓风面、配管等
齿轮油量	●			补给至观察孔(计量器)中央线
声音	●			
皮带张力状况	●	●		初期会伸长,后须拉紧
轴承润滑油的注入		●		
皮带更换			●	
齿轮油更换		●		全部更换
吸入消声器内部清扫			●	
防腐、除锈		●		有锈蚀现象部位均需涂刷油漆
更换润滑油		●		首次运转1个星期更换

3. 压滤机

（1）每6个月清洗油箱，并更换液压油（46♯液压油）。首次液压油更换时间为1个月，以后半年一次。

（2）活塞抹黄油，如油位低于标示线下限时应补油。压滤机的加油量约100 kg，指定配套型号的滤布在正常状态下使用。

4. pH 计

pH 计应定期清洗、校正，校正操作方法如下：

（1）按下"POWER"键，开启电源。

（2）确定是否在 pH 测量挡，若不是，按"MODE"至显示"pH"字样，进入 pH 测量挡。

（3）按"STDBY"键，显示幕出现"STDBY"字样，切断仪器内部电器的电源控制，以免继电器误动作。

（4）用清水将电极清洗干净。

（5）将电极浸入装有 pH 7.0 的标准液的容器内，轻摇数秒，待控制显示的 pH 稳定，依照标准液的值，调整"CSLIB"。

（6）装入 pH 4.01 标准液并轻摇数秒，待控制器显示的 pH 稳定，依照标准液的 pH，调整"SLOPE"钮至显示正确的 pH。

（7）必要时重复 4～6 项之步骤，直到校正值正确为止，调整完后，请勿再动"CALIB"及""SLOPE"旋钮，直至下次再校正为止。

（8）将电极移开，用清水清洗电极，并将电极放入待测溶液内。

（9）按"STDBY"键，使显示幕上"STDBY"字样消失，恢复继电器正常控制状态，开始测试。

5. 提升泵（表7-5-4）

表 7-5-4　提升泵保养

项目 \ 时间	日常	1个月	3个月	6个月	1年	备注
清洁	●					外观清洁，无油法、灰尘、锈蚀
添加润滑油、脂		●				加至校准液位线（2号通用锂基润滑脂）
紧固螺丝、调整	●					连接部位无松动，压盖密封平衡
检查电控绝经			●			电器控制元件动作正常
一、二级保养检查					●	拆卸泵壳检查叶轮磨损状况与泵壳底座之间的间隙，并进行调整（≪0.5 mm），查看叶轮有无气蚀的痕迹；泵腔无杂物，密封完好，易损件更换，轴承的内径和轴的外径的间隙超过1mm时要更换轴承

项目＼时间	日常	1个月	3个月	6个月	1年	备注
更换润滑、油脂				●		排完用过的脏油、脂并用煤油或柴油清洗干净，加入 N220 润滑油至标准液位线；润滑脂不得过满(无排放口的)，有排放口至排放口溢出新鲜的润滑脂
防腐、除锈					●	对于设备有锈蚀现象的均需除锈，涂刷防腐油漆

6. 加药泵

(1) 检查泵是否有异常的振动和噪音，泵是否运行平稳。

(2) 比较泵的吐出压力、吐出流量、马达的电流值是否与马达的标牌表示的一样，或在正常范围内，如果发生变化请按说明书"故障原因及故障排除"的内容进行检查。

(3) 检查泵体部是否有液体泄漏。

(4) 检查驱动部分的润滑油的油量是否充足，是否有泄漏，是否老化。

[(1)～(4)项为日常检查项]

(5) 检查吐出和吸入阀组件是否有划痕及磨损(6 个月一次)。

(6) 检查膜片(6 个月一次)。

(7) 更换驱动泵润滑油(在开始运转后 500 小时第一次更换，后 2 000～3 000 小时再更换一次，以后每 6 个月一次)。更换量 220 mL。

(8) 易损件的更换应根据实际寿命及使用条件、使用场所确定更换时间。

7. 推流器

每年检修一次，及时更换不合格零部件和易损件。检修内容为密封及油的状况和质量、电气绝缘、磨损件、紧固件、电缆及其入口、提升机构等。

8. 清理池底泥

池底泥应每年清理 1 次。

9. 曝气池

(1) 每年放空、清理曝气池 1 次，清通曝气头，检修曝气装置。

(2) 表面曝气机、射流曝气器等曝气设备应定期进行检修。

10. 生物滤池

(1) 定期检修布水系统的喷嘴，清除污物，防止堵塞。

(2) 定期检修排水系统，防止被生物堵塞，堵塞处用水冲洗。

(3) 冬季北方地区因经常破冰和去冰，应增加防冻措施。

11. 生物转盘

(1) 定期检查电机、转轴轴承、减速器的运转情况。

（2）定期检查皮带或链条的松紧度。

（3）定期检查减速器、轴承、链条的润滑情况。

12. 超滤系统

（1）运行中每2小时进行一次巡检。

（2）定期检查产水量、进出水压力是否正常。

（3）定期检查超滤膜壳、阀门及各管路上是否有渗漏现象。

（4）定期检查氧化剂、还原剂是否进行了正常投加。

（5）定期检查反洗泵运行是否正常，反洗泵运行过程中电机及轴承温度是否正常。

（6）定期检查反洗过程中气洗是否正常。

（7）每6个月（视具体情况而定）清洗一次加药泵的吸入口滤器、单向阀和隔膜。

（8）每次停机进行一次超滤产水的反洗。

（9）定期检测超滤产水的反渗透膜污染指数（SDI）值。

13. 反渗透系统

（1）定期检查设备运行情况，及时发现并检修故障。

（2）每次开机必须填写开机运行记录表。

（3）每隔6个月（根据具体情况）对反渗透膜进行清洗：

① 若不是由于温度或压力变化引起的产量减少15%时，应对反渗透膜进行化学清洗。

② 除原水水质变化情况下引起的产水水质相对指标下降15%时，应对反渗透膜进行化学清洗。

14. 电渗析系统

（1）每1～2小时巡检电渗析器是否漏水，配电系统等是否异常并记录电压、电流、极向、水质、水压、流量等。

（2）短期停运时，电渗析器内水不放空，保持膜湿润。

（3）电渗析器运行1个月（视具体情况而定）进行酸洗，一般用浓度不超过3%的盐酸。

（4）电渗析器运行7～15天需进行反冲洗。

（5）电渗析器运行3～6个月需彻底拆卸清洗水垢污泥，其中过滤器1～3个月需清洗一次。

（6）定期分析进、出水水质并做好记录。

（四）污水处理设施异常情况操作规程

1. 异常作业步骤

（1）发生异常时立即关、停机械设备和阀门，以避免事故进一步扩大或严重化。

（2）现场运营人员立刻向现场班组长报告，并跟踪、协助事故的处理。

（3）现场班组长调查和分析原因后知会相关人员，确定解决方案，并组织人员进行处理。

（4）对因异常导致污水、废液泄漏时，应将废水、废液收集起来并根据污水性质进入处理系统处理达标后排放；当污水、废液、废气无法处理时交有资质的单位处理。

（5）在设备异常的同时启动备用设备，若两台设备都出现异常时改用潜水泵从其他地方移一台备用水泵进行使用，直至恢复正常为止。

（6）对系统异常进行检查并记录在"污水处理系统异常记录表"中。

（7）异常处理报告途径（如果报告途中一个环节联系不上，则联系下一个环节）如下：

异常操作人员→领班→班组长→ 运营公司 托管公司（业主）→项目经理→总经理

2. 特殊情况上报

当出现以下情况，通知车间暂时停止生产，进行抢修，并知会相关人员以及相关单位；若因生产需要不能停产时通知有资质的单位对收集污水外运进行处理，并通知相关单位（包括环保局）。

（1）反应池严重破裂。

（2）介质输送设备大范围故障。

（3）主电柜烧坏，系统瘫痪。

（4）没有药剂或供药装置无法工作。

3. 废水泄漏收集方法

（1）少量泄漏：关闭阀门并堵上泄漏源，将污水冲扫至集水槽区域，用水冲洗地面，污水排至集水槽区域，用水泵抽至相关的污水处理池进行后续处理。

（2）大量泄漏：堵上泄漏源，将污水围堤截流，用水泵抽至相关的污水处理系统处理。

（3）污水泄漏应急处理人员防护

① 少量泄漏：穿防酸碱鞋，戴防酸碱手套。

② 大量泄漏：穿防酸碱鞋，穿防酸碱服，戴防酸碱手套、全面罩。知会相关人员和相关单位。

4. 药剂泄漏应急处理方法

（1）固体药剂泄漏应急处理

① 应急处理人员防护措施：戴防酸碱手套，戴防尘口罩。

② 堵上泄漏源，更换破损存放容器；清扫所泄漏的药剂，收集至指定容器回收利用。

（2）液体药剂泄漏应急处理

① 应急处理人员防护措施：穿防酸碱鞋，戴防酸碱手套、全面罩。

② 少量泄漏：关闭泄漏阀门，截堵泄漏源，用水冲洗至污水集水区。用泵抽至指

定容器内交有资质单位处理。

③ 大量泄露:堵上泄漏源,将污水围堤截流,用水泵抽至相关指定容器,交有资质单位处理,并知会相关人员以及相关单位。

(五)常用设备故障排查与应急处理措施

1. 陆上泵异常情况与应急措施(表7-5-5)

表7-5-5 陆上泵异常情况与应急措施

故障现象	原因分析	应急措施
1. 漏液	① 轴封老化或磨损;② 温度过高;③ 进出口连接密封圈老化或磨损,螺丝松脱	① 更换轴封;② 检查泵是否堵塞;③ 更换密封圈或O形环,固紧
2. 扬程、流量不足	① 底阀堵塞;② 叶轮磨损;③ 药剂结晶和杂物堵塞止回阀或管道	① 清底阀;② 更换叶轮;③ 更换管道
3. 温度过高	① 电流过大;② 轴承摩擦发热;③ 空转引起发热;④ 堵塞引起发热;⑤ 散热效果不好	① 检修电机;② 检修更换轴承;③ 检查底阀有无泄漏,清理或更换底阀;④ 清理堵塞的止回阀或管道
4. 机械异响、震动	① 固定松脱;② 电机轴承磨损;③ 叶轮被卡住或松脱;④ 电机风扇松脱	① 加紧固定;② 更换轴承;③ 清理或固紧叶轮;④ 固紧风扇
5. 不运转	① 检查电源、控制线路;② 叶轮被卡住;③ 电机烧坏	① 维修控制线路;② 清理叶轮;③ 维修电机
6. 抽不出药、水	① 空转;② 底阀、管道、阀门堵塞;③ 叶轮损坏	① 清底阀;② 清理堵塞的阀门或管道;③ 更换叶轮
7. 开机后自动停机	① 堵塞、漏电引起电流过大;② 接触器触点老化	①清理堵塞的阀门或管道,检修电机线路;② 更换接触器

2. pH计异常情况与应急措施(表7-5-6)

表7-5-6 pH计异常情况与应急措施

故障现象	原因分析	应急措施
1. 显示值不准确	① 接线松脱;② 电极坏掉;③ 长时间没校正;④ 电极内有气泡	① 接紧电线;② 更换电极;③ 校正;④ 甩掉电极内的气泡
2. 校正时显示值不稳定,或偏差太大	① 电极内有气泡;② 长时间没校正	① 手拿电极用力甩掉气泡;② 校正

3. 液位计异常情况与应急措施(表7-5-7)

表7-5-7 液位计异常情况与应急措施

故障现象	原因分析	应急措施
1. 液位控制触电器烧坏	① 漏水短路;② 电流过大	更换触电器
2. 液位杆腐蚀生锈	材质不耐腐蚀	更换耐腐蚀杆
3. 液位计浮球破裂	① 材质不耐腐蚀;② 撞击破裂	① 更换耐腐蚀杆;② 做防护

4. 压滤机异常情况与应急措施(表7-5-8)

表7-5-8 压滤机异常情况与应急措施

故障现象	原因分析	应急措施
1. 滤板之间跑料	① 油压不足;② 滤板密封面夹有杂物;③ 滤布不平整、折叠;④ 低温板用于高温物料,造面滤布变形;⑤ 进料泵压力、流量超高	① 参见"故障现象"3;② 清理密封面;③ 整理滤布;④ 更换滤板;⑤ 重新调整
2. 滤液不清	① 滤布破损;② 滤布选择不当;③ 滤布开空过大;④ 滤布袋缝合处开线	① 检查并更换滤布;② 重做实验,更换合适滤布;③ 更换滤布;④ 重新缝合
3. 油压不足	① 溢流阀调整不当或损坏;② 阀内漏油;③ 油缸密封圈磨损;④ 管路外泄;⑤ 电磁换向阀未到位;⑥ 柱塞泵损坏;⑦ 油位不够	① 重新调整或更换;② 调整或更换;③ 更换密封圈;④ 修补或更换;⑤ 清洗或更换;⑥ 更换;⑦ 加油
4. 滤板向上抬起	① 安装基础不准;② 滤板上部除渣不净;③ 半挡圈内球垫偏移	① 重新修正地基;② 除渣;③ 调节半挡圈下部调节螺钉
5. 主梁弯曲	① 油缸端地基粗糙,自由度不够;② 滤板滤框排列不齐	① 重新安装;② 排列滤板
6. 滤板破裂	① 过滤进料压力过高;② 进料温度过高;③ 滤板进料孔堵塞;④ 进料速度太快;⑤ 滤布破损	① 调整进料压力;② 换高温板或过滤前冷却;③ 疏通进料孔;④ 降低进料速度;⑤ 更换滤布
7. 保压不灵	① 油路有泄漏;② 活塞密封磨损;③ 液控单向阀失灵;④ 安全阀泄漏	① 检查油路;② 更换;③ 用煤油清洗或更换;④ 更换
8. 压紧、回程无动作	① 油位不够;② 柱塞泵损坏;③ 电磁阀无动作;④ 回程溢流阀弹簧松弛	① 加油;② 更换;③ 如属电路故障需重新导线,如是阀体故障需清洗更换;④ 更换弹簧
9. 拉板装置运作不灵	① 传动系统被卡;② 时间继电器失灵;③ 拉板系统电器失灵;④ 电磁阀故障	① 清理调整;② 参见"故障现象"10;③ 检修或更换;④ 检修或更换
10. 时间继电器失灵	① 控制时间调整不当;② 电器线路故障;③ 时间继电器损坏	① 重新调整时间;② 检修或更换;③ 更换
11. 气压不足	① 隔膜固定夹套松开;② 隔膜破损;③ 油压不足;④ 气源供气不足	① 重新调整;② 更换;③ 参见"故障现象"3;④ 调整或检修

5. 搅拌机异常情况与应急措施(表7-5-9)

表7-5-9 搅拌机异常情况与应急措施

故障现象	原因分析	应急措施
1. 漏油	① 油封老化磨损;② 密封圈老化磨损;③ 密封螺丝松脱	① 更换油封;② 更换密封圈;③ 固紧螺丝

续表

故障现象	原因分析	应急措施
2. 温度过高	① 电流过大；② 轴承磨损摩擦发热；③ 缺少润滑油、脂	① 检修电机；② 检修更换轴承；③ 加润滑油、脂
3. 机械异响、震动	① 各固定松脱；② 轴承松断；③ 电机风扇松脱；④ 缺少润滑油、润滑脂	① 加紧固定；② 更换轴承；③ 固紧风扇；④ 加润滑油、润滑脂
4. 电机不转	① 电气线路问题；② 电机坏掉；③ 汽缸内有异物掉入；④ 鼓风机出入口管路阻力过大	① 检修电机线路；② 检修电机；③ 清除汽缸内异物；④ 清除管路闭塞物或打开出入口阀
5. 开机后自动停机	① 漏电引起电流过大；② 接触器触点老化	① 检修电机线路；② 更换接触器
6. 排气压力上升	① 阀门关闭或拧得过紧；② 水面上升；③ 回转太快、空气量过多；④ 散气管堵塞；⑤ 逆止阀故障、装设方法错误	① 充分打开阀门；② 调整水位；③ 降低转速、排气；④ 清除杂物；⑤ 调整逆止阀
7. 空气不足	① 安全阀被吹开；② 吸入侧堵塞；③ 排气压力突然上升；④ 皮带松弛	① 关闭安全阀；② 清除杂物；③ 参见"故障现象"6；④ 调整皮带张力
8. 风机无法运转	① 内含杂物；② 皮带松动、滑动；③ 马达故障；④ 鼓风机入口管路阻力过大	① 拆开清理；② 调整皮带张力；③ 检修马达；④ 清除管路闭塞物或打开入口阀

6. 管道异常情况与应急措施(表 7－5－10)

表 7－5－10　管道异常情况与应急措施

故障现象	原因分析	应急措施
1. 漏液、气	① 接头松脱；② 压力过大；③ 外部撞击破裂	① 重新配管；② 调整压力；③ 增加防护
2. 变形	① 流体温度过高；② 外部受力形变	① 重新配管，调整温度；② 增加防护
3. 爆裂	① 堵塞、流量过大引起压力过大；② 温度过高；③ 外部撞击破裂	① 重新配管，检查管道、阀门是否堵塞；② 调整温度；③ 增加防护

7. 软化器异常情况与应急措施(表 7－5－11)

表 7－5－11　软化器异常情况与应急措施

故障现象	原因分析	应急措施
1. 漏液	① 接头松脱；② 压力过大；③ 密封圈老化磨损、螺丝松脱	① 重新配管；② 调整压力；③ 更换密封圈，固紧螺丝
2. 产水量减少	① 受咸潮影响，原水含钙、镁等离子太高；② 再生反应不充分	① 提高再生频率；② 重新再生
3. 漏树脂	布水器脱落	检修布水器

8. 过滤器异常情况与应急措施(表 7 - 5 - 12)

表 7 - 5 - 12　过滤器异常情况与应急措施

故障现象	原因分析	应急措施
1. 漏液	① 接头松脱;② 压力过大;③ 密封圈老化磨损、螺丝松脱	① 重新接好;② 调整压力;③ 更换密封圈,固紧螺丝
2. 出水量减少	滤芯堵塞	更换滤芯

9. 出水异常情况与应急措施(表 7 - 5 - 13)

表 7 - 5 - 13　出水异常情况与应急措施

故障现象	原因分析	应急措施
1. pH 大于 9 或小于 6	① 没有开泵加硫酸;② 没有搅拌;③ pH 计设定的控制范围不合理	① 开加药泵;② 开搅拌机;③ 调整 pH 计设定的控制范围
2. 出水泡沫很多	① 没有加消泡剂或量不够;② 消泡剂浓度不够	① 加消泡剂;② 提高消泡剂浓度
3. 监测结果超标	加药量不足,参数控制不当	污水返回调节池重新处理

10. 沉淀池异常情况与应急措施(表 7 - 5 - 14)

表 7 - 5 - 14　沉淀池异常情况与应急措施

故障现象	原因分析	应急措施
1. 出水悬浮物多	① 水量过大,沉淀效果差;② 絮凝、混凝药量过大或过小,效果差;③ pH 不在设定的范围内;④ 沉淀池污泥沉积太多	① 调节水量;② 调整药量;③ 调节 pH;④ 清理沉淀池污泥
2. 出水色度大	① 絮凝效果差;② 水质变化大	① 调节 pH、水量和药量;② 调节水质
3. 出现浮泥	① 絮凝、混凝药量过大;② 沉淀池污泥沉积太多;③ 水质变化大	① 调节 pH、水、药量;② 清理沉淀池,冲散浮泥;③ 调查水质
4. 管道破裂	① 压力过大;② 受腐蚀;③ 受撞击	① 减少压力;② 做好防护;③ 焊接管道
5. 斜管上有污泥	① 没有排泥;② 排泥管堵塞;③ 排泥时间不足	① 排泥;② 用软竹通管,或者更换管道;③ 增加排泥时间

11. 砂滤罐过滤异常情况与应急措施(表 7 - 5 - 15)

表 7 - 5 - 15　砂滤罐过滤异常情况与应急措施

故障现象	原因分析	应急措施
1. 无法进水	① 堵塞;② 进水量过大;③ 出水阀门没开;④ 长时间没有反冲洗	① 刮表面泥沙;② 调节进水量;③ 开启阀门;④ 进行反冲洗
2. 管道破裂	① 压力过大;② 受腐蚀;③ 受撞击	① 减少压力;② 做好防护;③ 排水焊接管道

12. 反应池异常情况与应急措施(表7-5-16)

表7-5-16 反应池异常情况与应急措施

故障现象	原因分析	应急措施
1. 水满溢流	① 堵塞;② 进水量过大;③ 出水阀门没开	① 刮表面泥沙;② 调节进水量;③ 开启阀门
2. 管道破裂	① 压力过大;② 受腐蚀;③ 受撞击	① 排水焊接管道;② 减少压力;③ 做好防护
3. pH在控制范围之外	① pH计测量误差较大;② 没有开启药泵;③ 储药箱没有药;④ pH计损坏	① 校正pH计;② 开启药泵;③ 加药;④ 更换pH计
4. 氧化还原电位(ORP)值在控制范围之外	① ORP计测量误差较大;② 没有开启药泵;③ 储药箱没有药;④ ORP计损坏	① 校正ORP计;② 开启药泵;③ 加药;④ 更换ORP计

13. 膜主机异常情况与应急措施(表7-5-17)

表7-5-17 膜主机异常情况与应急措施

故障现象	原因分析	应急措施
1. 漏液	① 接头松脱;② 压力过大;③ 密封圈老化磨损;④ 密封螺丝松脱	① 重新接好;② 调整压力;③ 更换密封圈;④ 固紧螺丝
2. 出水水量下降	① 原水量不足;② 膜堵塞;③ 阀门控制太小;④ 高压泵压力不够	① 调整进水阀;② 用药剂清洗膜;③ 调节好阀门;④ 检修高压泵
3. 出水水量太大	① 阀门控制太大;② 膜出现穿孔;③ 膜老化、间隙变大	① 调节阀门;② 更换膜组件;③ 更换膜组件
4. 出水质量下降	① 受咸潮影响,原水含钙、镁等离子太高;② 膜污染严重;③ 膜出现穿孔;④ 密封圈磨损漏水	① 提高再生频率;② 药剂清洗膜;③ 更换膜组件;④ 更换密封圈
5. 膜主机不能同时正常工作	① 高压、低压控制调节故障;② 液位开关失灵;③ 各水量比例调节不合理	① 调节高压、低压控制范围;② 更换液位开关;③ 调节阀门

14. 离子交换异常情况与应急措施(表7-5-18)

表7-5-18 离子交换异常情况与应急措施

故障现象	原因分析	应急措施
1. 漏液	① 接头松脱;② 压力过大;③ 密封圈老化磨损,螺丝松脱	① 重新接好;② 调整压力;③ 更换密封圈,固紧螺丝
2. 漏树脂	布水器脱落	维修布水器,添加树脂
3. 管道破裂	① 压力过大;② 受腐蚀;③ 受撞击	① 焊接管道;② 减少压力;③ 做好防护
4. 出水不达标	① 离子交换失效;② 阀门漏水;③ 药剂没有清洗彻底	① 及时切换混床,再生;② 更换阀门;③ 清洗残留药剂
5. 观察窗爆裂	① 压力过大;② 受到撞击	① 调整压力;② 加防护;③ 更换观察窗玻璃

15. 药品入库时异常情况与应急措施(表 7-5-19)

表 7-5-19 药品入库时异常情况与应急措施

故障现象	原因分析	应急措施
1. 加药泵接头药品溢流出地面	① 堵塞;② 进水量过大;③ 出药阀门没开	在漏液处用可以移动的备用药桶进行临时截漏后处理:① 刮表面结垢;② 调节进药量;③ 开启阀门
2. 管道破裂	① 压力过大;② 受腐蚀;③ 受撞击	在漏液处用可以移动的备用药桶进行临时截漏后处理:① 减少压力;② 做好防护;③ 排水焊接管道
3. 加药时药罐漏液	① 药罐破裂;② 加药过多	将所漏出来的药液用水冲洗至污水处理系统后做如下处理:① 焊接破裂处;② 加强入库管理,防止药罐溢出
4. 药剂变质	① 运输过程受外界影响;② 保质期已过	要求提供产品合格证

16. 加药泵异常情况与应急措施(表 7-5-20)

表 7-5-20 加药泵异常情况与应急措施

故障现象	原因分析	应急措施
1. 电机故障	① 电机故障;② 保险丝熔断;③ 电压低;④ 超负荷—吐出压力过大	① 更换;② 调查原因;③ 调查原因;④ 检查出口管路
2. 吐出量不足	① 气蚀余量 NPSH 不足;② 阀座磨损;③ 阀组件内有异物;④ 吸入管道的过滤网堵死;⑤ 冲程长度的旋钮故障;⑥ 有气体卷入;⑦ 变更使用液体;⑧ 压力表故障;⑨ 安全阀故障;⑩ 膜片破损;⑪ 阀垫片及 O 形圈密封不良;⑫ 排气不充分;⑬ 阀组件装配错误	① 对吸入条件重新校正;② 更换;③ 清洗;④ 清洗;⑤ 重新测定冲程长度,调整冲程长度旋钮;⑥ 检查管路;⑦ 重新确认泵的规格;⑧ 更换;⑨ 更换;⑩ 更换;⑪ 更换;⑫ 排气;⑬ 重新组装
3. 吐出量过大	① 超负荷—吐出压力过大;② 变更使用液	① 检查出口管路;② 重新确认泵的规格
4. 电机电流过大	① 电机故障;② 电压低;③ 阀组件内有异物;④ 吸入管道的过滤网堵死;⑤ 超负荷—吐出压力过大;⑥ 变更使用液体;⑦ 安全阀故障;⑧阀垫片及 O 形圈密封不良;⑨排气不充分	① 更换;② 调查原因;③ 清洗;④ 清洗;⑤ 检查出口管路;⑥ 重新确认泵的规格;⑦ 更换;⑧ 更换;⑨排气
5. 不扬液	① 气蚀余量 NPSH 不足;② 阀座磨损;③ 阀组件内有异物;④ 吸入管道的过滤网堵死;⑤ 有气体卷入;⑥ 变更使用液体;⑦ 安全阀故障;⑧膜片破损;⑨排气不充分;⑩阀组件装配错误	① 对吸入条件重新校正;② 更换;③ 清洗;④ 清洗;⑤ 检查出口管路;⑥ 重新确认泵的规格;⑦ 更换;⑧ 更换;⑨排气;⑩重新组装

续表

故障现象	原因分析	应急措施
6. 无吐出压力	①气蚀余量 NPSH 不足;②阀座磨损;③阀组件内有异物;④吸入管道的过滤网堵死;⑤有气体卷入;⑥变更使用液体;⑦压力表故障;⑧安全阀故障;⑨膜片破损;⑩排气不充分;⑪阀组件装配错误	①对吸入条件重新校正;②更换;③清洗;④清洗;⑤检查管路;⑥重新确认泵的规格;⑦更换;⑧更换;⑨更换;⑩排气;⑪重新组装
7. 漏液	①吸入管道的过滤网堵死;②超负荷—吐出压力过大;③变更使用液体;④膜片破损;⑤阀垫片及 O 形圈密封不良;⑥阀组件装配错误	①清洗;②检查出口管路;③重新确认泵的规格;④更换;⑤更换;⑥重新组装
8. 有异常振动和噪音	①电机故障;②气蚀余量 NPSH 不足;③保险丝熔断;④阀组件内有异物;⑤吸入管道的过滤网堵死⑥超负荷—吐出压力过大;⑦驱动部分润滑油使用不当;⑧阀组件装配错误	①更换;②对吸入条件重新校正;③调查原因;④清洗;⑤清洗;⑥检查出口管路;⑦检查油量、种类及线净度;⑧重新组装
9. 润滑油泄漏	轴承密封不良	更换
10. 不吸液	①气蚀余量 NPSH 不足;②阀座磨损;③阀组件内有异物;④吸入管道的过滤网堵死;⑤超负荷—吐出压力过大;⑥膜片破损;⑦阀垫片及 O 形圈密封不良;⑧排气不充分;⑨阀组件装配错误	①对吸入条件重新校正;②更换;③清洗;④清洗;⑤检查出口管路;⑥更换;⑦更换;⑧排气;⑨重新组装
11. 减速箱温度过高	①超负荷—吐出压力过大;②驱动部分润滑油使用不确	①检查出口管路;②检查油量、种类及线净度

17. 曝气池异常情况与应急措施(表 7 - 5 - 21)

表 7 - 5 - 21　曝气池异常情况与应急措施

故障现象	原因分析	应急措施
1. 污泥颜色变化	污水中含氧化锰、氢氧化亚铁等造成的	对污水进行预处理
2. 污泥上浮	过度曝气	减少曝气量,减少曝气使用池数,增大沉淀池排泥量,提高排泥速度,减少污泥停留时间
3. 污泥解体	①过度鼓风;②进水混合液悬浮固体浓度(MLSS)过高或过低;③有害物质进入	①减少鼓风量;②调节 MLSS;③调查排污口,进行预处理
4. 异常发泡	①洗涤剂等发泡物质的排入;②MLSS 降低;③鼓风量过度;④温度过低	①加消泡剂或喷淋的消泡措施;②提高 MLSS;③减小鼓风量;④提高池体温度
5. 污泥膨胀	目前尚无确切定义	①降低 BOD-SS 负荷;②增加 DO;③杀菌或抑菌;④投加混凝剂

18. 生物膜法异常情况与应急措施(表7-5-22)

表7-5-22 生物膜法异常情况与应急措施

故障现象	原因分析	应急措施
1. 生物膜严重脱落	① 进水含有大量毒物或抑制生物生长的物质;② pH 突变	① 采用稀释法,引其他污水稀释毒物浓度;② 控制 pH 在 6.0~8.5 之间
2. 产生白色生物膜	① 进水发生腐败;② 含高浓度硫化物;③ 负荷过高,氧化槽缺氧	① 对进水或氧化槽进行曝气;② 投加氧化剂;③ 增大转盘面积
3. 处理效率降低	① 水温下降;② 流量或有机负荷突变;③ pH 突变	① 采取加温措施;② 短时间影响不大,长时间变化应重新布局;③ 控制 pH 在 6.0~8.5 之间
4. 固体积累	沉淀池去除率不佳	整改沉淀池

19. 超滤设备异常情况与应急措施(表7-5-23)

表7-5-23 超滤设备异常情况与应急措施

故障现象	原因分析	应急措施
1. 漏水	① 部件安装不当;② 螺栓未拧紧;③ 密封圈损坏	① 校正部件后重新安装;② 拧紧螺栓;③ 更换密封圈
2. 运行流量低	① 进出水管路异常;② 超滤污染;③ 流量表故障	① 检查进出水管路,看各阀门是否正常开启,管路是否堵塞;② 对超滤进行化学清洗;③ 校正或更换流量表
3. 跨膜压差(TMP)高	① 产水流量超出范围;② 超滤污染;③ 压力表故障	① 调整超滤产水流量;② 对超滤进行化学清洗;③ 校正或更换压力表
4. 出水水质不好	① 超滤污染;② 测量误差;③ 超滤膜膜丝断裂	① 对超滤进行化学清洗;② 校正仪器或更换;③ 对超滤进行气密性测试并隔离断丝
5. 水力清洗压差大	① 超滤污染;② 压力表故障;③ 水力清洗流量超出范围	① 对超滤进行化学清洗;② 更换或校正压力表;③ 调整超滤反洗流量
6. 水力清洗流量低	① 进出水管路异常;② 超滤污染;③ 反洗水泵供水不足;④ 流量表故障	① 检查反洗进出水管路,看各手动阀门是否完全开启,管路是否堵塞;② 对超滤进行化学清洗;③ 检查反洗水泵阀门是否完全开启,反洗水泵是否堵塞,叶片是否损坏;④ 校正或更换流量表
7. 阀门故障	① 阀门机械故障;② 气源压力不足;③ 反馈故障	① 检查阀门,必要时更换;② 调整气源压力,检查供气情况;③ 检查反馈,必要时更换

20. 反渗透系统异常情况与应急措施（表 7－5－24）

表 7－5－24　反渗透系统异常情况与应急措施

故障现象	原因分析	应急措施
1. 设备无法启动	① 电器线路故障；② 热保护元件保护后未复位；③ 水路欠压	① 检查保险和各处接线；② 复位热保护元件；③ 检查水位开关；④ 检查水路,调整供水压力
2. 设备启动后,进水电磁阀打不开	① 接线脱落；② 电磁阀线圈损坏；③ 电磁阀机械故障	① 检查接线；② 检查电磁阀情况,必要时修理或更换部件及线圈
3. 泵无法达到额定流量和压力	① 泵反转；② 泵内有空气；③ 保安过滤器滤芯污染	① 重新接线；② 检查滤芯,必要时清洗或更换；③ 排除泵内空气；④ 冲洗完毕后调整压力
4. 系统压力升高时,噪声大	① 原水流量不够；② 有涡流	检查原水泵和管路是否泄漏
5. 冲洗后电磁阀无法关闭	① 接线故障；② 控制元件故障；③ 机械故障	① 检查或更换元件和线路；② 检查电磁阀,必要时修复或更换
6. 欠压停机	① 原水供应不足；② 压力调整不当,自动冲洗时造成欠压；③ 保安过滤器滤芯堵塞	① 检查原水泵和前处理系统是否有故障；② 调整压力；③ 检查滤芯,必要时清洗或更换
7. 浓水压力未达到额定压力	① 管道泄漏；② 冲洗电磁阀未完全关闭	① 检查并修复管路；② 检查并修理或更换冲洗电磁阀
8. 压力足够但压力表显示不足	① 压力软管内有异物堵塞；② 压力软管内有空气；③ 压力表故障	① 检查并疏通管路；② 排除空气；③ 修理或更换压力表
9. RO 水质变差	膜污染或堵塞	对膜进行化学清洗
10. 混床水质变差	树脂吸附饱和	对树脂进行再生
11. 产量下降	① 膜污染；② 水温变化	① 对膜进行化学清洗；② 按实际水温重新计算确定产水量

21. 电渗析系统异常情况与应急措施（表 7－5－25）

表 7－5－25　电渗析系统异常情况与应急措施

故障现象	原因分析	应急措施
1. 水压高、出水流量低或出水不畅	① 管路被杂质堵塞；② 组装时隔板和膜进出水孔未对准或部分隔板变形；③ 极段间的水流倒向时,进出水孔错位	① 清洗管路并重新组装；② 更换变形隔板；③ 检查进出水孔并重新组装测试
2. 除盐效果差、电流偏低	① 部分阴、阳膜装错；② 部分浓、淡室隔板装错；③ 膜破裂；④ 电路系统故障；⑤ 树脂膜受到污染	① 重新组装测试,更换损坏的隔板或膜；② 检查电路,排除故障；③ 对树脂进行再生
3. 电流不稳、出水流量不稳、压力表不稳	① 电渗析器内有空气；② 水泵管路漏气；③ 流量计及压力表离泵出口近,受水泵冲击而不稳或系统阻力大	① 排除内部空气；② 检查并修复管路；③ 改装仪表位置

故障现象	原因分析	应急措施
4. 出水水质下降或某段水质特别差	① 原水预处理效果差;② 膜堆和极室结垢严重;③ 某段树脂膜破裂;④ 浓、淡室间泄漏	① 检查并清洗电渗析器;② 改进预处理方式;③ 检查并修理或更换损坏部位
5. 淡室水质突然下降,电耗增加,转子流量计有铁锈	① 部分膜破裂;② 电极腐蚀断裂或电极接线松动;③ 管网腐蚀,铁溶入水中;④ 原水含铁较多	① 检查并更换破膜或损坏电极;② 检查电极线路;③ 改进原水预处理方式;④ 管路尽量不使用铁管;⑤ 及时排净管网存水,定期清洗
6. 电渗析器本体漏或变形	① 螺杆未拧紧;② 隔板边框有杂物或隔板破裂;③ 隔板和膜厚薄不均匀;④ 开车时速度过快,电渗析器骤然升压,使隔板受到冲击;⑤ 停车时速度过快,使失压过快,膜堆变形	① 检查并拧紧螺杆;② 检查并清除边框杂物或更换损坏模板;③ 开车时要缓慢,随时观察并调节压力表及流量计;④ 停车时不可过快,及时打开放空门,避免电渗析器本体受负压

第六节　医院水资源循环利用探索

　　水资源是影响一个国家的经济发展和人民生活水平的一个重要因素。我国是水资源匮乏的国家。随着社会的发展,水资源需要量急剧增加,同时由于水环境污染严重、用水不科学等原因,使得我国水资源匮乏的情况日益严重。实现水资源的循环利用,对于促进可持续发展以及环境保护,促进我国经济发展,提高人民生活水平有重要意义。因此开发利用污水这种水资源显得尤为重要。

　　医院污水资源是污水水资源的一个种类。能否实现医院水资源的循环利用对于水资源的保护有重要意义。其中,《医疗机构水污染排放标准》(GB 18466—2005)和《生活饮用水卫生标准》(GB 5749—2006)分别规定了医疗污水排放标准和医院生活给水水质标准,同时应符合以下要求:① 当医疗污水排入有城市污水厂的城市排水管道时,应采用消毒处理工艺;② 当医疗污水直接或间接排入自然水体时,应采用二级生化污水处理工艺;③ 医疗污水不得作为中水资源。因此,如何更好地处理污水,使其得以回用是未来研究的重点。

　　随着污水处理膜技术的发展,对医院水资源循环利用的研究也日益深入。而且医院水资源不仅只是医疗污水,同时也包括了景观用水、淋浴用水以及绿化用水等生活污水。对污水进行分类收集,清污分流,以人体接触和非人体接触作为分类依据进行相应的处理,实现生活污水的循环利用,具有良好的社会效益、环境效益和经济效益。

　　以南京鼓楼医院为例,南京市鼓楼医院北广场有景观水池约 2 000 m²,池深约22厘米。由于其水池面积大,深度浅,进出水口位于同侧,导致景观水无法有效流动,泥渣堆积,藻类和微生物大量繁殖。定期清理不仅费时费力,同时浪费大量的水资源。通过对小水池进出水管的调整,安装循环泵,使大小水池有效联通、循环流动。大景观水池定期排水至雨水池,通过提升泵进入现有的砂滤系统,进行初步过滤后滤液进入 TFS-OF 系统进行深度处理,使其满足景观用水要求。TFS-OF 系统反冲洗水排入雨水池再处理,砂滤系统反冲洗水排至污水站处理。整套工艺使景观水池污水处理达到可循环利用的效果。

河北张家口的宣钢医院亦采用接触氧化＋消毒工艺污水处理工艺对生活医疗废水进行处理。工艺中所利用的生物接触氧化池具有净化效果好、有机负荷率高、抗冲击能力较强、操作简单、运行方便、不需污泥回流等特点。经曝气后对污水进行消毒工艺所用的是二氧化氯法,二氧化氯对细菌、病毒等有很强的灭活能力,毒副产品含量低,还有很强的除酚能力,且消毒时不产生氯酚臭味,消毒后的污水已经达到排放标准。之后使用连续过滤器过滤污水中的大颗粒悬浮物,活性炭过滤器对连续过滤器出水中的悬浮物和色度进行进一步深度处理,处理后中水达到《生活杂用水水质标准》,回用于医院楼冲厕所和绿化,并且为医院水源热泵提供能源,成为医院生活用热水。

医院所排放的生活污水,通过膜处理技术深度处理,使其达到可回用的标准,可以用于便池冲洗、绿化用水、清扫用水、消防用水等,可为医院省下大量人力物力,减少水资源的浪费,创造不小的效益。所以合理利用中水可创造可观的社会、经济、环境效益,是建设节约型社会的重要组成,对我国的环境保护、水资源保护、可持续发展有重要作用。

目前医院水资源回用有良好的前景,但其循环利用仍存在不少的困难。首先,由于原有医院的规划设计均按照统一排水、统一给水的理念,导致难以实现分质分流和多管路供水。其次,部分医院设备陈旧,管线布局复杂,对膜技术的装配造成一定的困难。最后,国家的政策规定医疗污水不得作为中水资源。

但是,医疗污水回用还是有着很大的发展空间。虽然医疗污水有其特殊性,但总体特征与城市生活污水相似。而城市生活污水再生回用在国内外已有相当成熟的发展。美国、日本、以色列等国家是开展污水再生利用较多的几个国家。其中,以色列是在中水回用方面最具特色的国家,再生水已经作为国家水量平衡的重要组成部分。以色列在 20 世纪 60 年代将回用所有污水定为国策。截至 1987 年,已实现 100% 的生活污水和 72% 的市政污水回用,规模最大为 200 000 m^3/d。美国于 1932 年在旧金山建立了世界上第一个将污水处理厂出水再利用为公园湖泊观赏用水的工程,经过数年的发展,其再生水量达到 38 000 m^3/d,占公园需水量的 1/4。欧洲各国将再生水主要用于城市绿化、景观灌溉以及工业及市政杂用。

在我国,对城市污水回用的研究始于"七五"国家科技攻关计划,在"八五"期间取得部分成果,在泰安建立了城市污水再生利用于景观环境的示范工程,取得了较好的示范效果。"十五"期间,城市污水再生利用的研究全面发展,建立起一批又一批的再生水景观环境示范工程,比如北京市高碑店污水处理工程,日处理污水 10 000 m^3,除供本厂使用外,其余部分供城市绿化用水。天津的纪庄子再生水厂利用二级出水作为水源,通过膜法处理系统,生产高质量再生水供居民区生活杂用水、景观用水及绿化用水。

因此,随着膜技术水平不断提高,处理能力不断加强,费用不断降低,在政策允许的情况下,医院水资源循环利用有着广阔的发展空间,对环境保护、水资源保护也会产生越来越大的影响。

参考文献

[1]余态琼，刘彬，金鑫,等. 医疗废水处理方案设计[J]. 科技资讯，2017，15
　　(35)：68.

[2]胡汪婷，吴勇，冯登强，等. 地埋式一体化 A/O 工艺在医疗废水中的应用[J].
　　水处理技术，2018，44(11)：105－107＋111.

[3]陈笠，李正山，黄正文,等. 医疗废水消毒技术探讨[J]. 成都大学学报(自然科学
　　版)，2012，31(2)：185－187.

[4]康涛. 医疗机构废水处理研究与应用[J]. 广东化工，2012,39(10)：157－158.

[5]张福勇,扈志强,刘利达.MBR＋活性氧工艺在医疗废水处理中的应用[J].中国环
　　保产业,2017(01)：56－59.

[6]刘壮,王有力,刘泽洋.传染性医疗废水处理工艺设计[J].中国卫生工程学,2011,
　　10(01)：10－11.

[7]张振花.浅谈中医院医疗废水的处理工艺[J].化工管理,2015(35)：235.

[8]张蕾.关于几种常用医疗废水处理方法的比较研究[J].山东工业技术,2015
　　(18)：235.

[9]钦凡.绿色医院建设中的医疗废水处理[J].中国医院建筑与装备,2015(12)：100
　　－102.

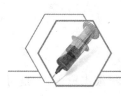

第八章　雨水回用系统

　　我国是一个水资源紧缺的国家。我国人口约占世界人口的 22%，而淡水占有量仅为 8%，随着城市人口的大量增加和工业生产的规模化，污水量大幅度增加，使水环境恶化，原本已经紧张的水资源也因污染而丧失其正常的使用价值，水资源短缺问题日益突出。雨水作为一项重要的水资源，其回用的成本低、水质好，处理简单，具有很好的应用前景。

　　医院用水是城市水系统中的重要组成部分，应在加大节水管理的同时，在基本建设中，充分利用好雨水这一天然资源，增加透水地面，建设好雨水回收处理系统，在景观用水、绿化用水、循环冷却用水、汽车冲洗用水、路面冲洗用水、冲厕用水、消防用水等方面减少市政自来水的使用量。目前，部分医院正在逐步尝试雨水回收系统的建设。本章就雨水回收的基础知识、系统组成、回收系统的方案设计案例进行宣介与展示，以期引起医院管理者的共同关注。

第一节　雨水回用的基础知识

一、雨水利用的概念

　　广义的雨水利用是指经过一定的人为措施，对自然界中的雨水径流进行干预，使其就地入渗或汇集蓄存并加以利用，包括雨水集流的家庭利用、农业灌溉和养殖利用、水源涵养、城市集雨利用和生态环境改善等水资源利用的各个方面，甚至人工增雨等。这种雨水利用的概念其外延几乎囊括了水的所有利用方式，内涵极为广泛。

　　狭义的雨水利用一般是指对雨水的原始形式和最初转化为径流或地下水、土壤水阶段的利用，包括两方面：一是雨水径流汇集利用，包括集流补灌的农业雨水利用，用于洗车、消防、冲厕、景观、城市保洁、城市绿地灌溉等的城市雨水利用，解决人畜饮水的农村生活利用等；二是雨水入渗作为储备水资源利用。

　　雨水的利用分间接和直接两种。间接利用是采用多种雨水渗透设施，将雨水回灌地下，以补充地下水资源；直接利用是将雨水进行收集、贮存和净化后，水质达到《建筑与小区雨水控制及利用工程技术规范》(GB 50400—2006)，然后加以利用。

　　天然降雨中污染指标浓度较低，水质基本良好。初期雨水污染主要为有机污染和悬浮固体污染，其他污染指标浓度相对较低。雨水悬浮物、COD、氨氮、总磷随降雨历时的延长而逐渐降低，降雨后期 COD 趋于稳定，水质较好。雨水收集经处理后，用途的选择优先作为景观水体的补充水源，其次为绿化用水、循环冷却用水、汽车冲洗用水、路面地面冲洗用水、冲厕用水、消防用水等，未经处理不可用于生活饮水和生活使用水等与人体接触的水体。

二、雨水回用的背景

水是人类赖以生存和发展的重要资源,地球上虽然70％的面积被水覆盖,但是可用于人类生活、农业及工业的仅仅占到总水量的3％。水资源在地球表面的分布并不均匀,而且人类对水质的污染也比较严重,因此导致了越来越严重的用水问题。随着我国人口的日益增长,越来越多的城区出现了水荒。为了解决这一矛盾,人们开始注重其他水源的利用,例如将雨水资源变为可利用的地下水。我国部分城市盲目开采地下水,对城区的地下空间和水质造成了极大的损害,如部分沿海地区由于水位下降导致海水入侵,而中西部干旱的地区则造成土质荒漠化。据相关部门的数据显示,我国北方城市的地下水开采量巨大,约占到全国总量的88％,地下水的流失导致地质结构受到影响。由此可见,城市化进程的加快,致使不透水的地面积加大,使得大量的雨水被浪费。如果能将雨水进行合理有效的收集、利用,不仅能减少洪灾的发生,也能解决城市水资源不足的问题。

随着社会的发展,人类对资源需求的增长和资源短缺之间的矛盾日益加剧,水的供给与需求矛盾日益突出,进行水资源的合理开发利用已成为我国乃至世界所面临的问题。绿色建筑以可持续发展的思想为指导,提倡水的循环利用、雨水与中水处理回用,使水环境系统的综合效率达到最优,降低能耗,做到无废无污染,有利于生态平衡的建筑环境的建成。

为应对这一局面,我国从20世纪80年代起就鼓励水的复用和回用,经过多年的研究和实践,我国在水的重复使用上已经取得了长足的发展,在技术和工艺上都为城市排水的重复使用积累了丰富的经验。在上述基础上,各级政府主管部门制定、完善了各种相关规定和标准,倡导和激励雨水的处理和回用。

三、雨水回用的优势及可行性、必要性

1. 雨水回用的优势

雨水作为一种宝贵的水资源,已得到全世界各国的认可。收集利用的雨水在一定范围内可代替自来水,以缓解城市水资源的短缺,同时能在一定程度上减轻城市污水管网的负荷。而屋面雨水污染程度较轻,处理成本低,更应该是我们收集利用的主要对象。与生活污水和工业废水相比,雨水具有污染程度小,处理、回用简单的优势。因而,对其收集、处理回用近年来日益受到各级政府的重视。

2. 雨水回用的可行性

雨水中杂质的浓度与降雨地区的污染程度有着密切的关系。雨水中的杂质是由降水中的基本物质和所流经的地区造成的外加杂质组成,主要含有无机阴离子和一些有机物质,同时还存在少量的重金属,初期雨水中污染物含量较高。但经简单处理的雨水应用于城市绿化用水和洗车用水、工业循环冷却水以及景观娱乐用水是完全可以的。且国外城市雨水利用的蓬勃发展值得我国城市雨水利用借鉴。德国和日本在雨水综合利用方面的研究始终位于世界的前沿。2000年1月我国政府和德国政府间的科技

合作项目"城区水资源可持续利用——雨洪控制和地下水回灌"在北京召开了通报会,专家们指出雨洪利用要以将雨水留在地面、地下为目标,建立雨洪相关产业。日本利用雨水作为生活杂用水的技术已经比较成熟,大力实施雨水渗透以补充地下水。

雨水利用的实施不仅能减小常用的合、分流制排水系统中管道的管径,还能减少雨水泵站的设计流量、合流制中的沉淀装置以及其他处理设施的设计流量,雨水初期径流所带来的潜在负荷等,此外还起到对城市暴雨高峰流量的疏导作用。现有的分流制排水体制能通过将排水面积分离来避免排水管网纳污能力的不足或提高河道的防御能力。总之,城市雨水利用的实施对城市的发展和改善城市水环境的作用是不可限量的。

3. 雨水回用的必要性

水资源短缺、劣化且污染严重,人均占有水资源量少,水资源时空分布不均且污染严重。街道随着城市化进程的迅猛发展,硬化路面面积增加,不渗水地面面积增多,城市的街道积水问题越来越突出。在城区,人们往往容易忽略雨涝的危险。其实,雨涝的灾害比洪水发生的次数更多,而且城区居民比较密集,如果一旦发生内涝,将会造成更大的损失,急需雨水收集。

雨水是城市生态环境用水的理想水源:最近几十年,我国的城市绿化程度有了大幅度的提升,城市绿地分布具有较大的分散性;而降雨也具有分散性,且水质比较好,没有异味,与城市绿地分布的特点相吻合。因此,对于城市来说,雨水是十分优质的水资源。雨水回用适用于常年降雨量大于 400 mm 的地区,而长三角地区常年降雨量大于1 000 mm,雨水资源的有效利用与开发具有广阔的前景。

四、雨水回用的国内外情况

1. 国外雨水回用情况

城市雨水利用在国外已有几十年的历史,特别是近年来在欧洲、美国、日本、澳大利亚等许多地区和国家,对城市雨水的利用与资源化非常普遍。

德国长期致力于雨水利用技术的研究与开发,目前已经成为世界上利用雨水技术最先进的国家之一,从规划、设计到应用,不但形成了完善的技术体系,而且制定了配套的法规和管理规定。如在新建小区之前,无论是工业、商业还是居民小区,均要设计雨水利用设施,若无雨水利用措施,政府将征收雨水排放设施费和雨水排放费等。其雨水利用的理念为屋顶的雨水首先通过雨漏管进入楼寓周围绿地,经过天然土壤渗入地下,若雨水大于土壤的入渗能力,则进入小区的入渗沟或洼地。入渗沟或洼地根据绿地的耐淹水准设计,标准内降水径流可全部入渗,遇超标准降水,则通过溢流系统排入市政污水管道。

日本对雨水利用研究也很多。日本建设省多年前就开始推行雨水贮留渗透计划。利用公园、绿地、庭院、停车场、道路和建筑物等场所,设置渗透井、管、池和渗透性覆盖等收集雨水的设施,将收集的雨水用于消防、洗车、冲厕所,也可以经过处理后供居民饮用。

在美国,对于雨水的利用主要倾向于提高雨水的天然渗透能力。美国在经历了1993年的洪灾后,着力开始兴建水利设施,建立了地下隧道蓄水系统、屋顶蓄水及地表回灌系统,既可利用雨水进行农田灌溉,又能防止洪灾。美国不但重视工程措施,而且还制定了相应的法律法规对雨水利用给予支持,如针对城市化引起河道下游洪水泛滥问题,科罗拉多州、佛罗里达州和宾夕法尼亚州分别制定了雨水利用条例。

国外城市雨水利用设施齐全,利用方法多样,并且制定了一系列政策法规,建立了比较完善的雨水收集和雨水渗透系统。

2. 国内雨水回用情况

20世纪90年代,雨水利用在我国各地兴起,我国的雨水利用主要偏重于严重缺水的地区,例如甘肃实施的"雨水收集工程"、内蒙古实施的"112集雨节水灌溉工程"、宁夏实施的"窖水工程",都促进了雨水集蓄措施的研究,产生了明显的经济效益、社会效益和生态效益。近年来,北京、上海等大城市相继开展雨水利用的研究。2008年北京奥运场馆中的雨水的有效利用可见一斑。

我国真正开始研究雨水的应用约从20世纪80年代开始,到90年代才逐渐发展起来。归纳我国雨水利用的发展,大约经历了以下几个过程:

(1) 试验研究阶段:自从20世纪80年代,我国对雨水的可行性进行了研究论证,并进行了相关的试验,明确了将雨水收集起来进行利用的理论和方法,并获得了一定的成效,为进一步开展雨水利用工作提供了理论依据和技术基础。

(2) 试点示范阶段:从20世纪90年代,通过我国试验区甘肃、宁夏等地对雨水的收集利用技术进行了更进一步的深入研究,由单项技术转变为综合集成技术,从单一利用模式转变为综合利用模式,由基础理论、技术薄弱逐步进入到实用阶段等。

(3) 推广应用阶段:1997—1998年,我国财政部和水利部将试点工作推广到了西北、西南和华北等地区,将雨水收集利用的工程从零散型阶段转变为集中联片型阶段。

(4) 蓬勃发展阶段:2000年,水利部编制了相关的发展纲要;2001年7月,中国水利学会成立了专口的雨水专业委员会;2001年9月,水利部就雨水的存蓄利用召开了现场会,使得雨水的收集利用达到了一个崭新的阶段。

以南京为例,当大力发挥雨水回收的作用,出台多项标准条例,促进国家级节水型城市创建:

长江中下游及其以南地区人口占中国总人口的51%,水资源占全国总量的81%。南京地处内陆,全市多年平均降水量1 062.4 mm,降雨量大,雨水作为可利用的非常规水资源,其回用有着很好的应用前景。南京市作为第四批国家级节水型城市,需继续加强城市节水工作,巩固和发展城市节水工作成果,切实发挥示范作用,对照《国家节水型城市考核标准》,继续积极开展节水型城市的创建工作,促进城市生态文明建设,增强市民节水意识,进一步改善城市水环境,努力实现水资源可持续利用与社会经济的协调发展。

《南京市城市供水和节约用水管理条例》(2008年1月1日执行的地方法规)第十三条规定:新建、改建、扩建工程应当采用节水型工艺或者设备。配套建设的节水设施应当与主体工程同时设计、同时施工、同时投入使用。在水资源匮乏的地区不得建设耗水量大的工程。规划用地面积 20 000 m^3 以上的新建建筑物应当配套建设雨水收集利用系统。已建成雨污分流排水系统的小区应当创造条件建立雨水收集利用系统。年设计用水量在 20 000 m^3 以上的项目,市建设行政主管部门应当会同市城市供节水行政主管部门对施工图中用水设施、设备情况进行审查。节水工程竣工后,应当按照国家有关规定进行验收。未经验收或者验收不合格的,不得交付使用。第三十七条规定:市政、绿化、景观、环卫等用水,应当优先使用江水、河水和再生水或雨水。居民住宅小区、单位内部的景观环境用水,有条件使用雨水或者再生水的,不得使用城市供水。

五、我国雨水回用中存在的问题

我国雨水利用取得了一定成绩,但是存在以下一些问题:

（1）资金紧张。资金不足是影响雨水收集利用的主要原因,各个相关部门应该想方设法筹集资金。据当前统计数据显示,我国雨水收集利用的面积不到 20 万 hm^2,极其不能适应目前的发展。对于雨水的高效利用务必增加资金投入,这是十分关键的,各个相关部门应该加大投资力度,给予相当的支持。同时还可制定一些相关的激励政策,鼓励社会各界支持雨水收集利用工程。

（2）雨水收集利用的工程整体缺乏周密严格的规划。对于雨水收集工程要进行深入实地的调查,因地制宜,根据各地的自然条件和社会条件建立相应的技术标准,从而建立相应的蓄水设施。既要充分高效地利用雨水,又要依据自身的情况量力而行,同时还要使得雨水的收集利用向着更先进化的方向发展。

（3）采用传统的技术,相对较落后。现阶段,我国对于雨水的收集利用,多数集中于那些干旱缺水的地区,并且技术手段还比较落后,多数采用传统的蓄水技术。例如,我国的雨水收集利用大多集中于缺水的甘肃省、宁南山区及内蒙古等地,而在山西、陕西、浙江等地仅是试点。

六、城市化引发的雨水问题及城市雨水资源利用的原则

1. 城市化引发的雨水问题

城市化进程导致了城市面积扩大,土地高度利用,直接结果就是不透水面积的增加,工业废水和生活污水增加,绿地面积减少,城市水循环陷入不健康的状态中。城市水循环系统可以定义为自然循环和人工循环两个系统(图 8-1-1)。自然循环是指水在太阳热能的作用下,不断蒸发而成水汽,上升到高空,随大气运动而散布到各处。当遇到适宜条件,凝结成降水,下落到地面。到达地面的水,除部分为植物截留并蒸发外,部分沿地面流动成为地面径流,部分渗入地下沿含水层流动而成为地下径流,最后,它们之中的大部分都流归大海。然后,又重新蒸发,凝结形成降水。人工循环主要是人类活动和水循环相结合,一般城市自来水厂从城市水系上游取水,来满足工业、生活的需求。污水经过预处理排入城市污水管网,送至污水处理厂,处理之后的水一部分直接排入城市水系下游,另一部分作中水回用。

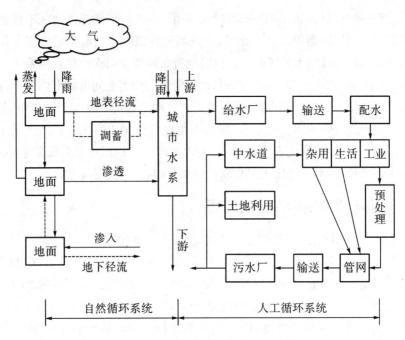

图 8-1-1　城市化引起的雨水问题

城市化的发展,一定程度上改变了城市地区的局部气候,由于这些气候因素的变化,又进一步影响到城市,特别是城市降水。目前,我国已有 600 多座城市,有 200 多个城市在原来城镇的基础上迅速发展成为中等城市,我国城市化的发展直接或间接改变着水环境,主要表现为三个城市水文问题,即城市水资源紧缺、城市水资源污染和城市减缓雨洪灾害问题(图 8-1-2)。

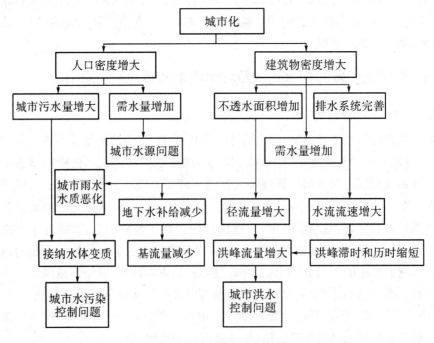

图 8-1-2　城市水文问题

2. 城市雨水资源利用的原则

（1）经济、社会、生态环境综合效益最大原则：城市雨水资源利用与径流污染控制在技术措施上应尽可能采用生态化和自然化的措施，符合可持续发展的原则。在经济上应兼顾近期目标和长远目标，资金等条件有困难时可以分阶段实施。方案比选和决策时不应仅限于经济效益，还应考虑到环境效益、社会效益等方面。

（2）工程措施和非工程措施相结合的原则：由于雨水具有很强的随机性，所以仅靠工程措施不一定能解决城市雨水问题。应坚持工程措施与非工程措施并重的指导思想，防治结合，才能多层次、多渠道地进行控制。

（3）因地制宜、合理开发的原则：不同的区域有不同的径流水质、水量特征，应根据区域特点优先选用适合该区域的技术方法，包括自然环境条件、经济技术水平、公众意识等。如在城中居住区，可以优先选用道路清扫和垃圾管理、禁止污染物倾倒等措施。而在新开发城乡交界地区，可以选用雨水湿地、低势绿地、渗透铺装等技术。具体设计时应对各种备选措施的适用性、效果等进行全面的技术、经济比较，优化组合，最终确定最佳方案。

（4）保障城市防洪排涝安全的原则：城市雨水资源利用是以保障城市防洪排涝安全为前提的，否则，城市雨水资源利用就失去了意义。

七、各类标准及水质规范

（1）《给水排水设计手册》。

（2）《建筑给水排水设计规范》（GB 50015—2003）（2009 年版）。

（3）《建筑与小区雨水利用工程技术规范》（GB 50400—2006）。

（4）《雨水利用工程技术规范》（DGJ32/TJ 113—2011）。

（5）《绿色建筑评价标准》（GB/T 50378—2014）。

（6）《民用建筑节水设计标准》（GB 50555—2010）。

（7）《室外给水设计规范》（GB 50013—2006）。

（8）《室外排水设计规范》（GB 50014—2006）（2016 年版）。

（9）《建筑中水设计规范》（GB 50336—2002）。

第二节　雨水回用系统的组成

雨，是自然降水的一种形式，在水文循环过程，即地面—大气之间连续的水文过程中，雨是水的第一形态。雨是补充河流、湖泊以及地下含水层的首要来源。河流、湖泊以及地下水都是水的第二来源。人们一般会完全依赖第二水源作为供水水源。作为第二水源，雨水自身价值往往被忽视。雨水收集直接对这首要水源的价值做出回应，就是在降雨的地方选择的最佳的雨水利用方式。

从屋顶收集雨水是最简单也是最普遍的方法，但不是唯一的方法。雨水收集可以从任何硬质表面收集,例如石头、混凝土露台等。一般雨水降落到地面上就不再是所谓的雨水了,而成了雨水径流。有些景观也可以用来保存径流。从屋顶或地面收集雨水有很多优点:可以为附近的使用者提供自给自足的供水方式,减少了用水泵抽取地下水的需要,也降低了费用;提供矿物质含量低的高品质软水,经过景观和农田处理后,雨水进入地下含水层,可增大地下水的供应并提高水质,可以将盐分通过溶解和下移而排出土壤,从而减少甚至消除土壤中的盐分;可以减缓城市洪涝,因此进一步减少了城市中的水土流失;从屋顶收集雨水通常要比其他水源更经济,屋顶雨水收集系统的建造、运行和维护均很容易。在沿海地区,咸水浸入含水层是一个问题,雨水水质良好,补充到地下水可以降低地下水的含盐量,有助于维持淡水和咸水交界面的平衡。

雨水收获和径流集水根据所需水质的等级不同,主要由 6 个部分组成,它们包括集水区、输水装置、过滤装置、贮水装置、配水装置以及净化装置。雨水收集的量取决于集水区的规模、表面构造,表面孔率以及地形倾斜度。由于在收集过程中会有径流材料的吸收、渗透、蒸发现象以及收集过程的低效等问题,不管集、输水区表面材料如何,都会有 10%～70% 的水量损失。

有很多方法可以把集水区与需水点连接起来,或者把集水区和景观保留区连接起来。本质上,景观保留区就是被动式的雨水配水系统。它是一个土质贮水池,通过地表径流系统来浇灌植物,用水渗透入土壤后被保存在植物根系中作为植物自身用水,简单的雨水和径流配水系统有景观湿地、倾斜的人行道和混凝土水沟。复杂的系统有屋顶檐沟和水落管、沥青路面的收集及配水系统、延缓或控制雨水径流的滤池和水池、多孔管和滴灌,以及泵和净化收集水的处理系统。

1. 集水区

集水区是一个确定的表面区域,它收集降落的雨水,一般来说是屋顶表面。用于非饮用的水可以从任何材料的屋面上收集。而用于饮用的水,最好的屋顶材料是金属、黏土和混凝土。饮用水不应从含有锌涂料、铜、石棉片或沥青化合物的屋顶收集。铅制防水板或者含铅涂料构建的屋顶也不行。由于地面径流中含有污染物的风险更高,所以从地面收集的雨水不应用作饮用水源,除非配水时同时伴随有净化系统以净化水。在某地区以降雨的方式得到的水的总量叫作该地区的雨水储蓄量,可有效收集雨水的实际水量称雨水资源化能力。不同大小、不同结构的集水区所收集的雨水量都不一样。一次降水中最多有 90% 的雨量可以通过屋顶被有效地收集。收集到的雨水的质量是不确定的,在某种程度上依赖于集水区质地。水质最好的水来自比较平缓、不透水的集水区或者屋面。雨水质量也取决于雨型和降雨频率,降雨强度(例如降雨范围和降雨量)及暴雨之间的时间间隔均影响汇水面积的清洁度。降雨量和降雨频率越大,进入初期弃流装置或储存单元的污染物就越少。

2. 输水装置

常用的雨水输送系统由带水落管或雨水链的檐沟组成,檐沟和水落管将雨水输送到贮水池或贮水箱。雨水链是一条长的链条,悬挂在檐沟上。用以引流雨水,这样就可以使雨水飞溅程度最小化,在雨水收集过程中,它一般是用来引导雨水到地下贮存或者至景观区。檐沟和水落管作为普通的家用建筑材料很容易获得,经过特殊设计它们可以固定在建筑物表面,并使集雨量最大化。檐沟和水落管的材料包括乙烯基、镀锌钢、铝、铜和不锈钢。作为水落管和贮水池之间的连接材料,它们的外缘要比屋顶边缘高,屋顶檐沟要有防溅水功能。

3. 过滤装置

屋面清洗是减少杂物和可溶性污染物进入雨水收集系统的第一步工序。屋面清洗系统可以使用一种或几种装置过滤或收集杂物和可溶性污染物,如檐沟落叶防护装置、雨水罩、筛网格栅或初期弃流装置。前三种装置可以在移除杂物的同时保证收集最大量的雨水。如未设檐沟落叶防护装置、落叶分离器、雨水罩,或所收集的雨水作生活用水时,就必须要使用初期弃流装置。屋顶,如同其他暴露在外的大型空间,其表面会有部分附着物,如碎屑、树叶、淤泥以及其他污染物,雨水能冲刷并且带走一部分附着物,但在任意一场降雨中,初期雨水中的碎屑和可溶物浓度极高。初期弃流装置收集并处理这些初期雨水,以免污染原先收集及贮存的雨水。初期弃流装置的能力取决于集水面积和最终的雨水用途。从屋顶收集的雨水通常会比从地表面或人行道收集的雨水更清洁,这意味着初期弃流装置的存储能力并不需要太大。从地表面或人行道收集的径流由于悬浮物较多可能需要更长的沉淀时间,因此需要一个更为复杂和更大容量的初期弃流装置。

在长时间不下雨后突然降雨的情况下,初期弃流装置尤为重要。因为在一段时间的干旱后,残渣和其他的污染物容易积聚在集水区表面,在这种情况下就需要大量的水来冲刷这些污染物。而需要的水量很可能超过初期弃流装置特定的限量,这就意味着有一部分残渣不能被排走而将会被带入雨水储存系统。若两场雨间隔小且前一场雨量足够冲净集水区,那么在第二场雨中可能不要求用初期弃流装置。然而,如果第一场雨不够大,冲不净集水区残渣,则必须保证第二次雨的最初雨水径流转流到初期弃流装置。如果所贮存的水作非饮用水用,例如绿化灌溉、洗衣店、冲洗厕所等,则第二次降雨后使用初期弃流装置只会浪费一些有价值的雨水,但贮水池中的贮水质量会得到保证。一些初期弃流装置像"安全雨水",能重新设置后使用,在离前次降雨很接近的第一次降雨时能更快地被充满,从而减少已被冲洗干净屋面雨水的浪费。一个冲洗屋顶系统通常在与檐沟、水落管上的过滤设备和初期弃流装置结合时产生最好的效果。如果想得到可以饮用的水,那么这样做就尤为正确。最普通的过滤装置是檐沟的滤网格栅,用来过滤大片叶子和其他碎片。但因滤网格栅不是为过滤小型物体所设计,所以檐沟出水经常含有小型碎片甚至是溶解的污染物,可以通过带有雨水罩自净系统的水落管增强过滤效果。

4. 贮水装置

在建筑工程中,屋顶雨水收集系统的大部分组成都要计算其投资费用。例如,所有的建筑物都会有屋顶,一般来说也都会有檐沟和水落管,大部分家庭和商业建筑在其周围都会设置景观和灌溉系统。贮水池或贮水箱是雨水收集系统中投资最大的部分。贮水池可以分为三类:放置在地面或者是地上式贮水池,地下或半地下式贮水池,住宅或商业建筑物内的组装贮水池或贮水箱。大部分贮水池和贮水箱有三个不同的组成部分,即池(箱)的底部、池(箱)体、盖子而且必须都是不透水的。它们通常还包含一些小组件,如进水口、排水口、检查口及排水管道。一个典型的贮水池应该是密封的,由砖石、钢铁、混凝土、钢筋混凝土、塑料或者玻璃纤维等组成。贮水池系统应该具有耐用、外形醒目、密封不透水的特性,并且要保持清洁,内壁要光滑,要用无毒的接口密封带密封,还要便于操作以及能承受静水压力。密封盖对于防止水分的蒸发和蚊虫滋生是必不可少的,而且可以防止虫类、鸟类和鼠类等进入贮水箱。贮水池和贮水箱内不能被阳光射入或者让藻类在容器内生长。一些贮水罐设有沉淀装置,它有利于屋顶或者路面径流污染物的沉淀,而不让这些污染物处于悬浮状态。贮水罐入口可接自砂滤池或直接接自带有落叶杂物滤网的排水槽。贮水罐必须有一个与入水口大小相当的溢流口,还要有一个排水口或排水管,通向景观洼地或附近排水系统的溢流口应该是可见的。

贮水池中的水通常分为三层。顶层好氧区是完全熟化的水,中间区是正在熟化的水,而最下面的厌氧区则是包含了绝大多数固状物的混合水。为了充分利用这种分层特点,浮动的水泵吸水口可以避免吸入含漂浮物的表面层,以最大限度地利用熟化的池水。最好的系统应该有两个吸水口,一个浮动的用于饮用水,另一个安装在水箱较低处的固定吸水口用于不可饮用混合水的引出。好的溢流口设计应该是能让水从水箱的厌氧区流出,更好的溢流还可以利用其真空吸出沉在贮水箱或贮水池底部的积泥。当水池内温度较低且无阳光照射时,水质随着时间的推移而有所改善。当没有光合作用发生时,大部分有机物会因为它们食物来源的消失而死亡。随着降雨的发生,新的沉淀物和有机物会进入到贮水系统。对于所有贮水池,选择适当的地基是非常重要的,因为水密度较大,土壤可能发生沉降而破坏水池。地下水池应设置用于清理和检修的检查口或维修孔。

5. 配水装置

储存的水可利用重力或者泵来运输和配水。如果贮水池在山上或者高于所需灌溉的地区,那么就利用重力。大多数管道设备和消准系统正常运行时需要很大的压力。城市供水压力标准一般在 275.8～551.6 kPa。泵一般用来提取地面上和低于地面的贮水池以及贮水箱的存水。地上泵或者潜水泵可以用在任何雨水集蓄系统中。含有漂浮过滤吸入口和水位不足时自动关闭功能的自吸泵是理想的设备。水存储系统的溢流口就像一个配水系统,可将多余的水传送到相邻的景观。所有这些地面上的溢出通道应设法防止啮齿类动物和昆虫进入。比如可以在管道的末端放置细网。在雨量比较大的地区,还可以像水池和厕所一样使用存水弯。在田地灌溉中,储存水在被输送到灌溉泵和配水管道之前还要经过过滤器,这是为了避免灌溉系统的阻塞。

6. 净化装置

收集的雨水如用于饮用,要经过净化,一般包括过滤器、消毒设备和控制 pH 的缓冲器。过滤可以用以下任一项:多级滤芯过滤、活性炭、反渗透、纳米过滤混合介质或慢砂滤池。杀菌方法有沸腾或蒸馏、化学药品、紫外线和臭氧。供人们饮用的雨水要经过以下的处理步骤:格栅、沉淀过滤、消毒。非饮用水则无须净化工艺。只需对雨水回用系统进行常规维护即可。每场雨之后,初期弃流装置应该放空,要清洗檐沟而且清除碎片,溢流管道中应该没有阻塞杂物。为了避免无效率的损失以及冲刷掉所有底部的碎片杂物,应该定期检查过滤器、泵和贮水容器,也应定期检查和修理所有的管道和连接处。

7. 各类雨水回收利用系统

各种不同用途的雨水回收有不同的工艺流程(图 8-2-1)。

(1) 雨水不收集,仅仅进行回渗使用:格栅—过滤—回渗。

(2) 仅仅收集雨水后绿化使用,不做任何处理,也不做回渗:格栅—过滤—蓄水模块—检查井。

(3) 仅仅收集雨水后绿化使用,不做任何处理,但是要做雨水回渗:格栅—过滤—蓄水模块—检查井—回渗。

(4) 收集雨水后绿化使用,但是经过简单处理,不做回渗:格栅—过滤—蓄水模块—检查井—简单处理设备—清水池—检查井。

(5) 收集雨水后绿化使用,但是经过简单处理,做回渗:格栅—过滤—蓄水模块—检查井—简单处理设备—清水池—检查井—回渗。

(6) 收集雨水后作为回用水,除了绿化还要冲厕,不做回渗:格栅—过滤—蓄水模块—检查井—简单处理设备—清水池—检查井。

(7) 收集雨水后作为回用水,除了浇花还要冲厕,做回渗:格栅—过滤—蓄水模块—检查井—简单处理设备—清水池—检查井—回渗。

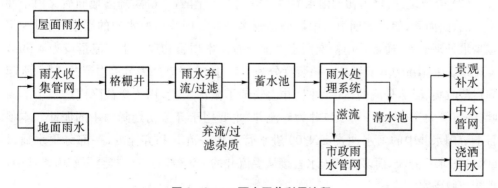

图 8-2-1　雨水回收利用流程

第三节　雨水回用系统的方案设计案例

案例1：

某市人民医院项目为医疗建筑，所在地属于暖温带半湿润季风气候，气候温和，雨量适中。医院总建筑面积为 20 万 m^2，主要建筑由 1 栋高层住院楼、2 栋多层的医技楼和门诊楼组成。本项目绿化面积较大，设有大型公共绿化广场、人工景观水体以及大面积透水装铺地面。为了节约用水，保护生态环境，项目采用了雨水回收技术，以合理的投资营造优美舒适的环境，实现绿色建筑的可持续发展。本项目主要收集屋面雨水和局部的路面雨水，经初期弃流后水质较好的雨水汇入收集池，再经一体化设备处理后补给供园区内绿化浇灌、道路喷洒等生活杂用水。各部分汇水面面积如表 8-3-1 所示：

表 8-3-1　某医院各部分汇水面面积

序号	位置	汇水面积(m^2)
1	门诊楼绿化屋面	5 500
2	医技楼绿化屋面	7 500
3	住院楼屋面	3 000
4	局部的广场、道路	46 000

（1）工艺流程：屋面雨水经过雨水斗收集后汇入盲管，再经雨水收集管道与地面雨水一起收集至上游雨水井，通过初期弃流后，收集于场地东北角的 PP 模块雨水收集池。在此过程中弃流或超出设计流量的雨水则直接接入下游雨水井，外排进入市政雨水管网。当雨水回用时，收集池内的雨水通过提升泵至雨水处理设备间进行过滤、消毒，达到处理后水质及杂用水质标准的雨水接入回用管，用于绿化浇洒、道路冲洗、车库冲洗及景观补水；当雨水收集池水量不足时，采用市政水源补给。

（2）弃流设计：降雨初期雨水溶解了空气中大量酸性气体，降落地面后又由于冲刷屋面、路面等，使得前期雨水中污染物较多。为了回收更好水质的雨水，同时为了减少水处理成本，通常采用初期雨水弃流装置。本项目初期雨水弃流量设为 4 mm，弃流系统采用重力弃流装置。该装置分为两口井：第一口井为节流溢流井，对雨水起到拦截收集、溢流分流的作用，并且井内安装了截污装置，用于拦截降雨过程中的树叶、纸屑等大直径杂质；第二口井为弃流井，主要用于弃流初期降雨中的泥沙。本项目上游雨水井中的雨水通过 DN300 进水管进入溢流井和弃流井，一部分雨水通过 DN65 排水管弃流，而多余的雨水直接从溢流井的 DN300 排水管排至下游雨水井中，再接市政雨水管。

（3）雨水储存与处理系统：本工程雨水收集池位于场地东北角，雨水收集池采用 PP 模块组合水池。PP 模块水池外侧包裹防水包裹物，使整个水池处于封闭环境中，内部盛装雨水,与外部环境隔绝。另外,在 PP 模块雨水收集池钢筋混凝土地板中心线上设置一条排泥沟槽,用于收集汇流底部泥沙,并通过排泥系统向外排泥,从而有效防止 PP 模块蓄水池因长期积泥导致雨水水质变差影响蓄水效果。当通过弃流后剩下的雨水由 DN300 雨水管进入 PP 模块蓄水池,水位达到定液位时,水泵开启提升至成品设备间进行过滤处理。反之,水泵则自动关闭。设备间过滤系统采用全自动刷式过滤器,分别通过过滤工程和反洗工程来实现雨水处理。本工程雨水经过处理后,达到《城市污水再生利用 城市杂用水水质》(GB/T 18920—2002)要求。本工程雨水溢流弃流、雨水储存及处理系统示意见图 8-3-1。

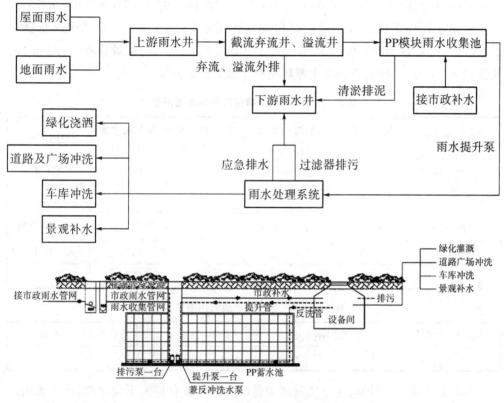

图 8-3-1 雨水溢流弃流、储存及处理示意

(4)用水量分析:根据《建筑设计给水排水设计规范》(GB 50015—2003)和《民用建筑节水设计标准》(GB 50555—2010),确定本工程设计总用水量为 416 560 m³/a,包括医疗建筑生活用水量 368 628 m³/a,生活杂用水量 17 076 m³/a 和未预见用水量 30 856 m³/a。

(5)雨水回收量:根据《民用建筑节水设计标准》(GB 50555—2010)中 5.2.4 条和《绿色建筑评价标准》(GB/T 50378—2014)中 6.2.10 条规定,可按式 8-3-1、式 8-3-2 分别计算可收集雨水量及非传统水源利用率:

$$W = (0.6 \sim 0.7) \times 10\Psi_c H_a F \qquad \text{(式 8-3-1)}$$

$$R_u = W_t \times 100\% \qquad \text{(式 8-3-2)}$$

式中:0.6~0.7——除去不能形成径流的降雨、弃流雨水等在外的可回用系数,一般取 0.65。

Ψ_c——雨量径流系数,绿化屋面可取 0.4,硬屋面、混凝土路面可取 0.9。

F——汇水面积(hm^2),取值详见表 8-3-1。

H_a——年降雨量厚度(mm),取 910 mm。

W_u——非传统水源设计使用量(m^3/a)。

W_t——设计用水总量(m^3/a)。

根据式 8-3-1 计算雨水径流总量得:

$W = 0.65 \times 10 \times [0.4 \times (0.55+0.75) + 0.9 \times (0.3+4.6)] \times 910 = 29\ 161\ (m^3/a)$。

经雨水处理系统后补给区内可用雨水回用水量 17 076 m^3/a,其中绿化浇灌 14 844 m^3/a,广场道路冲洗用水 900 m^3/a,车库冲洗 1 200 m^3/a,景观补水 136 m^3/a。根据式 8-3-2,本项目非传统水源利用率计算结果如表 8-3-3。

表 8-3-2　各用水项目可用雨水回用量

用水项目名称	用水单位 (m^2)	平均日节水用水定额	平均日用水水量(m^3/d)	年总用水量 (m^3/a)	使用情况
绿化洪涝	53 000	0.28 m^3/a	123.7	14 844	120 d
道路及广场冲洗	60 000	0.5L/(m^3·次)	30.0	900	年冲洗 30 次
车库冲洗	20 000	2 L/(m^3·次)	40.0	1 200	年冲洗 30 次
景观补水	300	—	1.3	156	120 d
小计			195.0	17 100	—

表 8-3-3　非传统水源利用率结果

雨水径流总量(m^3/a)	雨水回用水量(m^3/a)	总用水量(m^3/a)	非传统水源利用率(%)
29 161	17 100	416 560	4.1

(6)蓄水池容积计算:由于实际降雨量的时间分布有很大不确定性,连续无雨或连续降雨的设计天数难以确定,根据《雨水综合利用》(10SS705),雨水利用设施的容积一般按最大雨水日回用水量的 3 水量计算。本项目雨水日回用量为 195 m^3/d,故位于本工程场地东北角的雨水集池大小为 585 m^3。

(7)经济效益:与传统的雨水排放设计相比较,本项目雨水回收利用系统具有明显的经济效益。本项目雨水净化成本约 0.2 元/m^3,所在城市当地自来水费为 3.1 元/m^3。投资初期增加了节流溢流井、弃流井、PP 模块水池、提升泵以及消毒装置等一系列基建成本,约为 90 万元,非传统水源利用经济效益分析见表 8-3-4,非传统水源利用每年可得经济效益为 11.5 万元,若不考虑自来水涨价的因素,本项目初期投资回收期约为 8 年。

表 8-3-4 雨水回收利用系统经济效益

效益	节水量(m³)	费用单位	收益(元/a)
节约自来水费		2.9 元/t	49 590
节省城市排水设施	17 076	0.08 元/m³	1 368
因消除污染而减少的社会损失		1.2 元/m³	61 560
合计			112 518

注:据分析,消除污染每投入 1 元可减少环境资源损失 3 元,即投入产出比为 1:3。本项目排污费为 1.2 元/m³,每年因消除污染而减少社会损失为 1.2×3×17 100＝61 474 元。

(8) 环境效益:雨水作为一种可回收利用的天然资源应用于工程项目中,不仅大大减少了自来水的使用量,节约了水资源,并且对发展循环经济和改善区域内生态环境也有着显著作用。雨水的回收利用可以有效减少雨涝,缓解城市外排系统的压力,并且直接减少了雨水径流所携带的污染物,从而从面源上控制城市水体的污染,对改善城市水环境具有巨大的影响。

雨水回收利用是现代节水技术的重要组成部分。为实现水资源利用的可持续发展,在实际工程运用中,将雨水的回收利用作为城市规划的一部分进行设计与建设,并要求各专业积极合作,统筹全局,以期取得最大的经济与环境效益。

案例 2:

南京属北亚热带季风湿润气候区,雨量充沛,四季分明,年平均降雨量达 1 106 mm,雨水资源丰富。南京某高校西校区地势平坦,占地面积约 114 000 m²,其中建筑占地面积约 20 000 m²,集中绿化占地面积约 32 000 m²,道路及广场等公共区域占地面积约 62 000 m²。整个校区不透水性地面面积所占比例较大,绿化面积所占比例相对较少,降雨形成的雨水径流较多,适合雨水集中回收和利用。

(1) 平衡分析:雨水回收利用系统是该校区给排水系统的子系统,水量平衡分析的目的是根据水量盈亏平衡情况对收集、利用、排放的雨水量进行合理配置,从而确定系统各部分设计规模,因地制宜地进行雨水回收利用。

可收集雨水量计算:根据校区可供雨水收集的道路、广场及屋面面积,计算径流雨水量,其计算方法为:

$$Q = \mu\alpha\beta SH \times 10^{-3} \qquad (式 8-3-3)$$

式中:Q——该区域年平均可利用雨水量(m³);μ——雨水径流因数,不透水硬质地面如道路、广场及屋面,μ 取 0.9;

α——季节折减因数,取 0.85;

β——雨水初期弃流因数,屋面取 0.83,道路及广场取 0.72;

S——径流面积(m²);

H——年平均降雨量(mm)。

可根据 2005—2009 年南京市月降雨量统计数据(表 8-3-5)计算。按照雨水初期弃流考虑,计算可得屋面年平均可收集雨水量 $Q_1 = 13\,995\ m^3$,道路及广场年平均可收集雨水量 $Q_2 = 23\,065\ m^3$。

表 8-3-5　南京市月降雨量(2005—2009 年)(mm)

年份	月份												全年累计
	1	2	3	4	5	6	7	8	9	10	11	12	
2005	26	71	44	81	59	64	236	215	86	38	63	11	992
2006	107	61	12	132	91	156	248	107	72	9	101	10	1 107
2007	15	41	90	51	38	95	429	82	127	40	24	41	1 107
2008	110	19	32	90	81	132	193	191	42	38	28	18	975
2009	32	113	48	59	56	169	485	103	103	3	114	78	1 364
平均值	58	61	45	83	65	123	618	140	86	26	66	32	1 102

回收后的雨水主要考虑用于绿化浇灌及道路广场清洗。根据《室外给水设计规范》(GB 50013—2006)规定:道路及广场浇洒用水可按浇洒面积以 $2.0 \sim 3.0\ L/(m^2 \cdot d)$ 计算,绿地浇灌用水可按绿化面积以 $1.0 \sim 3.00\ L/(m^2 \cdot d)$ 计算。该项目应用按道路及广场用水 $2.0\ L/(m^2 \cdot d)$,绿地用水 $3.0\ L/(m^2 \cdot d)$,2 天浇洒 1 次,并从最大用水需求考虑,计算需水量(m^3)。

表 8-3-6　水量平衡分析(m^3)

可收集雨水量		收集雨水总量	需水量		总需水量
屋面	道路及广场		绿化	道路及广场清洗	
13 995	23 065	37 060	17 520	13 870	31 390

通过水量平衡分析(表 8-3-6),自校区屋面、道路及广场所收集的雨水总量能够满足绿化浇灌、道路与广场清洗等需要。

(2)雨水回收利用系统设计:由于该校区无自然水体和景观水体,该项目计划在地势较低的广场地下修建雨水收集池,充分利用校区现有地下雨水管网,不必单独敷设雨水回收管道。通常由雨水落水管收集屋面雨水,雨水口收集路面及广场雨水,就近经雨水管道汇入广场地下雨水收集池。根据实际降雨频率及持续干旱时间的间隔、雨水收集量和实际使用量,以及构筑雨水调蓄处理设施的技术和经济要求,规划浇洒面积 30 000 m^2,地下雨水收集池雨水处理能力达 $60 \sim 90\ m^3/d$ 即可。另根据南京市雨水平衡状况,储存 15 日的雨水,故该蓄水池雨水调蓄总容积设计为 1 200 m^3,即可满足校区道路、广场及绿化用水需求。系统年收集处理雨水总量为 21 000 $\sim$ 32 000 m^3。

(3)雨水处理工艺设计:该项目收集的雨水经净化后达到中水水质标准,具体工艺流程见图 8-3-2。

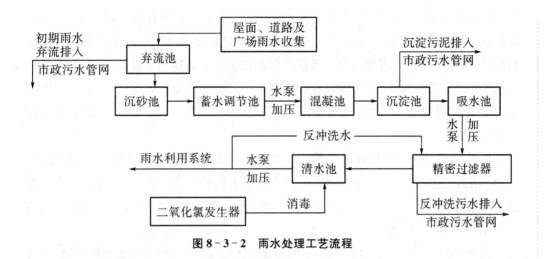

图 8-3-2　雨水处理工艺流程

自屋面、道路及广场收集的雨水经弃流池初期弃流进入沉砂池,滤去无机固体颗粒,自流进入蓄水调节池。蓄水调节池的作用主要是调节雨水收集量,并根据用水量需要,由雨水提升泵提升雨水至混凝池,去除水中 COD 和 SS 后进入沉淀池,经初步沉淀流入吸水池,再由设备控制室的精密过滤器和消毒设备进一步过滤消毒,存储在清水池中,通过供水泵抽送至校区各用水点。整个系统可周期性地由反冲洗水泵加压供水对精密过滤器进行冲洗,冲洗后的污水经管道就近排入市政污水管网。根据确定的雨水处理工艺,整个雨水回收利用系统的设计结构布局如图 8-3-3 所示。

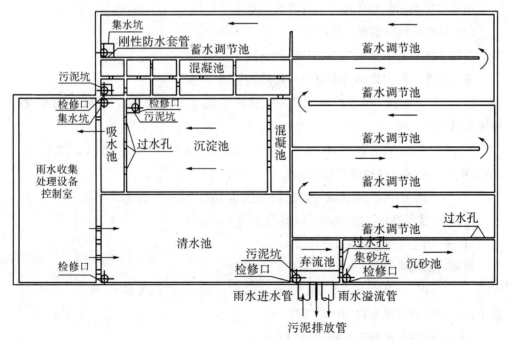

图 8-3-3　雨水回用系统结构布局

(4) 效率评估：该项目总占地面积约 705 m²，雨水收集池有效容积约 1 200 m³，雨水收集处理设备控制室面积约 105 m²，全地下隐蔽设计。系统选用人工或自动运行模式，具有自动故障报警功能。系统经后期试运行验证达到了预期效果，雨水处理后达到中水水质标准。另外，设计中还充分考虑到收集水量的不均一性，设置了雨水溢流管道，在多雨月份排出过量雨水；同时考虑接通补偿性水源，少雨月份则补充自来水。

该项目工程建设总投资造价约 198 万元。雨水回收利用系统设计使用期限为 50 年，运行费用每年约 5 万元，回收每立方米雨水的综合成本为 1.83 元。若不考虑自来水涨价的因素，南京市物业用水（自来水）价格按 3.57 元/m³ 计算，每年将节约自来水费用 113 790 元。

此外，通过雨水回收利用，截留处理原在校区屋面、道路和广场上的污染物，避免其直接进入市政排水系统，减轻了水体污染，改善了校区生态，营造了良好的人居环境。加之，利用雨水避免了水资源的浪费，有效减小了市政雨水系统的压力，为解决城市水资源困境提供了新思路，社会效益显著。

案例 3：

南京某小区南区建设，项目区域雨水下垫面总面积为 101 518.82 m²，地下车库面积 20 240.16 m²，绿化面积 45 480.43 m²，道路面积 27 816.16 m²。本项目主要计划收集屋面、路面雨水经处理后回用于绿化浇灌、道路浇洒及地库冲洗。

雨水收集利用的总体规划及计算数据如下：

(1) 年均可利用雨水量的计算

收集小区总汇水面积为 101 518.82 m²。

统计江苏省降雨数据得南京市年均降雨量为 1 062.4 mm。

根据《建筑与小区雨水控制及利用工程技术规范》(GB 50400—2006) 雨水设计径流总量公式：

$$W = 10 \times \Psi_c \times h_y \times F = 10 \times 0.45 \times 1\,062.4 \times 10.151\,882 = 48\,534.12 \ (\text{m}^3)$$

式中：W——雨水设计径流总量(m³)；

Ψ_c——雨量径流系数(取综合径流系数 0.45)；

h_y——常年降雨厚度(mm)，取值为 1 062.4 mm；

F——计算汇水面积(hm²)。

雨水可回用水量：

$$W' = W\alpha\beta = 48\,534.12 \times 0.85 \times 0.87 = 35\,890.98 \ (\text{m}^3)$$

式中：α——季节折减系数，取 0.85；

β——初期雨水弃流系数，取 0.87。

（2）年需用水量的计算

① 绿化浇灌用水：绿化喷灌用量为 0.28 $m^3/(m^2 \cdot a)$，则年用水量为 45 480.43×0.28＝12 734.52（m^3/a）；年喷灌天数为 140 天，则日平均用水量为 12 734.52/140＝90.96（m^3/d）。

② 道路浇洒用水：道路广场浇洒用水定额为 0.5 $L/(m^2 \cdot 次)$，则日平均用水量为 27 816.16×0.000 5＝13.91（$m^3/次$）。年平均浇洒次数按 35～40 次考虑，此项目考虑 35 次/a，则年用水量为 13.91×35＝486.85（m^3/a）。

③ 车库冲洗用水：车库冲洗用水定额为 2.0 $L/(m^2 \cdot 次)$，则日平均用水量为 20 240.16×0.002＝40.48（$m^3/次$）。年平均浇洒次数按 35～40 次考虑，此项目考虑为每年 35 次，则年用水量为 40.48×35＝1 416.80（m^3/a）。

考虑 10%未预见水量及管网漏失水量，总的年用水量 Q_y＝（12 734.52＋486.85＋1 416.80）×1.1＝16 101.99（m^3/a）。可见可回用水量能满足需用水量的要求。

（3）水池容积计算：南京 24 小时降雨量为 33.1 mm（0.15 年重现期）。按设计规范要求，屋面雨水初期弃流可采用 1～3 mm 径流厚度，路面雨水初期弃流可采用 3～5 mm 径流厚度，本设计综合取 4 mm，水池计算容积已考虑弃流雨水量，即实际可收集雨水量为 29.1 mm。一次降雨可直接收集下垫面雨水（径流系数按综合径流系数 0.45 考虑）：W_y＝101 518.82×0.45×0.029 1＝1 329.39（m^3）。

总日平均需用水量 Q＝90.96＋13.91＋40.48＝145.35（m^3）。根据《雨水利用工程技术规范》（DGJ32/TJ 113—2011）5.1.2 规定，调蓄设施的有效容积不宜小于 3 日的回用雨水用量按 3 日考虑调蓄设施容积，所以雨水蓄水模块有效容积＝3×145.35＝436.05（m^3），本项目拟设置 440 m^3 蓄水模块水池一座和 40 m^3 清水池一座。如本系统进入枯水期，为保证正常用水，需考虑市政自来水补给。此项目具有较好的经济、环境及社会效益。

第四节　雨水回用的经济分析及应用前景

降雨是城市生态系统中水循环的重要组成部分，但在以往的城市管理中，仅仅将其作为市政管理的内容，以防洪、排涝作为主要目的，并没有从生态的角度对雨水的收集利用进行考虑。通过工程以及非工程的多种措施实行"生态排水"，从城市生态系统的角度进行雨水的收集回用，使降水尽可能地进入自然水循环，可以减少进入城市排水系统的雨水量，促进雨水的资源化利用，减轻城市洪涝灾害，降低城市污水处理负荷和建设费用，从而维护城市水循环的生态平衡。对于大范围城市雨水进行收集回用，采用生态排水理念，可以有效解决传统的管道收集要进行大规模建设开发对水文生态产生影响的问题。采用源头控制、局部就地滞留和下渗的方法恢复天然的水循环系统，从而实现城市的可持续发展。医院雨水收集利用的工程项目投资主体一般是医院本身,此时雨水利用工程为医院带来的效益是首先应当考虑的。

1. 经济效益

雨水收集利用,首先可以产生一定的经济效益。随着城市人口的增加和水资源的短缺,水价的上涨将成为一种常态。所以回用雨水,作为低质用水的来源替代自来水,在经济上具有一定优势。日本福冈体育场的水费约为每立方 3 美元,通过雨水的回收利用每年可以节约费用 12 万美元。从整个雨水回收项目的回报期来计算,城市雨水回用的经济效益也很显著。雨水回收可节省自来水的费用和运行费用,消除污染而减少社会损失的收益,节省城市排水设施的运行费用。医院新建、改建、扩建工程项目时,应考虑雨水回收系统建设。

2. 社会及生态效益

雨水的收集回用,尤其是采用生态工程技术进行雨水的收集回用,使城区通过模拟天然水循环过程,让雨水就地滞留并下渗,大大降低了雨水流失。这对于缓解水资源危机、补偿城市生态环境、解决城市快速发展带来的排水设施的不足,投资增加等困难,以及防洪减灾等方面具有重大的社会效益和生态效益。雨水在收集、滞留的过程中,通过蒸腾、下渗等作用,可以改善小气候条件,减少城市中热岛效应,从而在局部创造良好的生态环境。目前国内医院对雨水利用好的很少,如果在医院进行雨水的资源化利用能起到较好的示范作用,不仅带动其他医院进行雨水的利用,同时也带动住宅小区、校园及其他单位的雨水的利用,从而节约城市区域大量水资源。医院作为公益性事业单位,更应该承担起环保生态责任。

3. 环境景观效益

雨水收集利用并不是单纯的技术措施,还能提升医院环境品质。景观水池、喷泉、小水塘等不仅可以收集、存储、净化雨水,病人也可以在水景边休闲娱乐,这样既能增加空气湿度、减少灰尘,也给病人带来愉悦的感观体验。雨水的利用可以加强院内绿化,减少院封闭路面,增加医院园内土壤水分的相对含量,使院内树木、草坪生长良好,可以净化院内空气、吸纳院内噪声、逐步美化院内生态环境。雨水的回用还可以解决暴雨时的积水问题,减少地面径流和洪水量,降低排水系统的压力,对暴雨起到汇集和调蓄作用。此外,还可在雨水贮留池附近设置雨水利用景观(如音乐喷泉等),采用循环水,充分利用雨水资源,既能解决用水问题,又能美化医院环境。

以上所述雨水回收利用系统处理技术主要适用于雨水相对丰沛的地区。中大型医院在新建、改造、医用建筑、景观、车库等工程时,都可以开展雨水利用。

雨水利用具有良好的产业前景,能形成新的经济增长点,雨水利用的市场前景巨大。未来若干年内,雨水与中水利用设备产业可以吸引大量的民间资本进入,形成一个吸引民间资本的新产业。这项产业在减少政府财政支出、促进经济增长等方面都会发挥出积极作用。国内外发展的经验表明,城市雨水的回收利用是一个必然的趋势,从经济、社会及生态环境的角度考虑,该项工作都是非常有意义的。

参考文献

[1]徐梦苑,张楠.某市人民医院雨水回收利用设计[J].广州建筑,2016,44(4):19-22.

[2]徐锦生.雨水回收利用生态工程——南京政治学院西校区项目实例研究[J].后勤工程学院学报,2012,28(1):59-63.

[3]南京吉佳新材料科技实业有限公司.南京诚园(南区)雨水综合利用方案说明[OL].https://wenku.baidu.com/view/06d1af18ba0d4a7303763a2b.html.

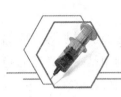

第九章 医疗建筑的水损失管理与控制

市政供水的损失,是由表观损失与真实损失两部分构成。表观损失是由计量与收费之间误差造成,真实的损失是由跑、冒、滴、漏所造成。控制,是一项系统工程,需要全民的重视与持久的投入与管理。2002年,我国城市公共供水系统平均漏损率为21%,全国每年供水约229.4亿t,漏损近100亿m^3。漏损管理已引起国家相关部门的重视,力求加强规范管理,建立评估体系,从源头上减少水损的发生。医疗建筑的水损失管理与控制同样需要持久重视,从建筑初始设计及建设阶段,就要重视水损控制措施的落实,既要提高认识,加大设备投入,也要加强施工管理,落实止损措施,减少跑冒滴漏问题的发生。同时,要提高检测手段的先进性,发现问题及时解决。本章重在提示各级要重视医疗建筑建设中的水损管理,提高医院运行效率,希望为水资源的可持续发展做出贡献。

第一节 水损失的背景现状与定义

随着人口的增加和经济的快速发展,水资源短缺已成为世界可持续发展的制约因素。而医院的水资源有使用范围广、用水量大、水质要求高、排水点多且分散等特点,因此医院建筑的水损失管理十分必要,同时,这方面的管理与控制也相对有一定的难度,需从各个方面进行管控。

一、背景现状

水构成了大约80%的地球表面,但只有1%的水是可通过传统处理方法后用于饮用的,饮用水资源仅占全球总水量的0.0076%。据调查,在全球近60亿人口中,还有约4.6亿人生活在用水高度紧张的国家和地区。中国虽然水资源总量丰富,但人均水资源仅约为世界水平的1/4,而且在区域分布上极不均匀,再加上水资源浪费和污染比较严重,水资源的开发利用程度较高(尤其是我国北方地区)。可用的安全饮用水一直以来都是推动世界人口增长的重要影响因素。许多高度发达的供水系统都面临着威胁未来水资源长期可持续性的潜在问题——水损失。大部分供水系统或企业都已经成功实现了输送高质量的水,但大多数系统在运行中出现了明显的水损失。在这样的背景之下,水资源的浪费或者说水损失现象正每时每刻发生在全世界终端用户的管道和供水商的分配管道中,水损失已然成为发达国家和发展中国家的一个普遍问题。正因如此,减少水损失,加强水损失的管理与控制更显得尤为重要且刻不容缓。

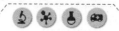

二、医院水损失管理的现状

医院的水资源使用范围很大,比如生活饮用水、清洗消毒用水、检验分析用水、诊疗用水等。不同用途的水量大不相同,造成的水损失量也不同。

医院水系统建设不同于普通的公共建筑,有其自身的特点,例如:由于其服务群体的特殊性,对环境卫生要求较高;医院建筑各房间功能复杂多样,排水点多而且分散;综合型医院不同房间、不同科室排放的污水成分不同(如检验科、放射科、口腔科、病理科、手术室、食堂等),对污水收集也有一定的限制等。因此医院的水损失管理难度较大,但十分必要。

如今,我国医院的水资源管理工作通常是由后勤部门来开展。然而,在各种因素的制约下,许多医院在水资源管理方面的效率普遍偏低,且经常出现各种问题,导致水节能工作并没有达到预期的效果。

1. 全员节水意识不强

医院大多数部门对节水的理解还存在误区,工作人员的节能意识比较薄弱,许多员工往往认为节水管理是由后勤部门来思考并执行的,与自身并没有多大关系。同时,医院内部并没有针对节约用水而设置奖惩措施,从而导致后勤部门无法有效地展开各种水损失管理工作。

2. 水计量器材计量不准

通过调阅相关数据,不难发现许多医院的水表的安装比较随意,且相关工作人员并没有仔细检查这些仪表的实用性,从而导致许多仪表的数据不够真实。同时,部分仪表并没有达到节能管理的要求,这种情况致使水损失管理工作更加难以开展起来。

3. 设备比较陈旧

虽然近十年来我国医院的改、扩建规模正在不断扩大,但综合性医院待改造旧楼内依然有很多陈旧落后设备,并且运行效率偏低,许多基础设备还需要进行维修才能正常运转,这一系列因素严重妨碍了水损失管理工作的展开。

4. 医院重视程度不够

由于医院水损失管理工作往往会消耗大量的资金,并且成本回收的速率比较慢,致使许多管理者不愿开展各项节能减排工作,重视程度不高。

5. 水损失管理难度大

由于医院的用水规模普遍较大,用水点遍布全院,管理人员所需要负责的区域较大、事务繁多,无法兼顾到所有水系统区域,这在一定程度上增加了水损失管理的难度,且使得水损失管理工作难以持续推进。

6. 水资源利用效率偏低,耗能配置不够科学

在实际操作过程中,不难发现许多医院的水资源利用情况普遍较差,使用效率偏

低,比如水并没有进行再次利用,50%及以上的洗衣设备、厨房设备和洗车设备等没有采用节水设备。冷却水补水在医院建筑总用水量中占较大比例,节水潜力很大,却未采用节水型冷却塔设备或节水冷却技术等。同时,由于部分医院并不注重耗能规划的制定,使得医院内部的耗能配置不够科学,这不利于医院水资源的节约。

7. 节能改造项目目标不明确

在改造过程中依然存在许多不足之处,一些医院并没有针对节能改造项目制定相应的目标,由于目标不够明确,未综合考量医院的长远发展,使得很多节能改造项目无法取得良好的成效,无法起到应有的功用。

三、水损失定义

医院供水损失主要有两种类型。

1. 医院真实水损失

发生在医院内终端用水点之前的水系统中实际损失的水称为医院真实水损失。真实水损失一般是由渗漏导致的,主要分为:

(1)明漏:局部水流量较大、漏点可见的渗漏现象。

(2)暗漏:需要通过检测定位找到漏点的渗漏现象。

(3)背景渗漏:渗漏流量较小,无法通过传统设备检测出的渗漏现象。

2. 医院表观水损失

表观水损失大多来自医院计量和计费数据的误差,并不是由于渗漏直接造成的。

第二节 医院水损失原因的识别与分析

每个医院的水系统都存在不同程度大小的水损失,甚至在新建的管网中也有部分管段存在一定量的真实损失。真实损失虽然不可避免,但可被管理,使其控制在一定限值之内。

一、医院水损失的原因

1. 医院发生真实水损失的原因

最常见的水损失原因如下:

(1)医院建设前期管件材料选定质量不高。

(2)安装时处理工艺粗糙不精。

(3)设计压力计算偏小,运行时压力骤变。

(4)管道锈蚀腐蚀。

(5)缺乏适当的定期维护。

医院建设施工前如选择劣质的施工材料,安装时低劣的制作工艺及材料的处理

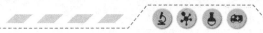
不当使得后期使用过程中渗漏率大大提高;运行过程中的压力骤变极易导致接口处等管段渗漏,且水损失量的大小随管网压力的大小变化;当然,外界极端的环境造成的管道腐蚀等现象也会增加爆管的可能;后期运维时缺乏适当的定期巡检等原因都会造成真实水损失。

压力管理是水损失管理的一个重要方面。在设计供水管网时,水专业设计师考虑到供水系统的压力水平,规定一定的最小压力值的同时,却没有考虑过大的压力所带来的影响,没有设计适宜的压力区间。过大的压力不仅会引起相应类型的渗漏,还会影响干管爆管发生率,同时还会造成供水能耗不必要的增加。

2. 发生表观水损失的原因

与真实损失相比,医院内的表观水损失并非是由渗漏原因造成的,最常见的原因是水表不准所导致的测量结果误差。造成水表流量测量不准确的原因主要有:水表安装不正确、长时间的磨损、化学物质结垢沉淀、光洁度差做工差、所用水表的型号或口径错误、缺乏日常检测和维护、粗糙的维修方式等。此外,用水量核算时也可能发生人为误差,在计费和水量核算中发生政策漏洞等情况也会造成表观损失。造成表观水损失的另一个主要原因是非法用水,例如对水表或读表设备进行干扰,这与后期的运营管理息息相关。

二、医院的供水管网的主要特点

(1) 水管网布局的不合理性。在医院的管网设计之初由于对院区建设缺乏系统性的规划,新老楼整体负荷设计不均等,导致后期管线增加、更改变动较大,使得整个供水管网繁杂交错。

(2) 医院对老院区进行改造时随意性太大。部分地下管网过于隐蔽,未能被探出,于是深埋地下,无人问津。或是改造时没有经过专业的图纸会审,也未考虑到医院未来的长期发展,只考虑近两年的改造需求,没有放眼未来的长久规划,只是暂时性的随意增加/减少水管管线,不仅增加了维保管理的难度,后期再改造时这些临时管线又将是一笔不小的资源浪费。

(3) 水管网本身的复杂性。由于医院部分管线年代久远,错综复杂,勘探过程中可能不易被发现,一直被弃置于地下。管线经过长年累月的侵蚀严重锈蚀,随时存在爆管泄露的隐患。管道敷设在道路下面,承受一定的静荷载和动荷载,还有管道的自重、管中的水重,随时间的增长,会使管道产生一定量的沉降;同时,当路面经过雨雪融化后,地面松软,也会产生自然的沉降,当管道荷载较大时,会使管道受力不均匀,容易导致管道破裂而漏水。管道使用年限较长,部分管道腐蚀老化,就容易成为漏水点。

三、医院水损失的特点

(1) 建造期留下基因缺陷:医院水系统设计不合理;管材规格选取不合理;施工过程中操作不规范等。

（2）院内频繁改造无系统规划：医院地下的深埋管线定位不准；院区改造未经系统设计分析；对漏损频繁处改造无重点。

（3）缺少先进工具、设备和方法：卡压配件质量劣质，导致后期频繁更换；未运用先进的检漏仪器（如检漏球、探地雷达等）；未运用先进的远程监控系统、漏点报警系统。

（4）运维期缺少有效管理：无有效定期检修，抢修后缺少复盘分析；抢修效率低下耗时太长；被动管理，如发现爆管再抢修，而不是通过巡检将隐患消除在萌芽状态。

（5）全民节能减排意识不强：用水人员素质参差不齐，"一人住院一家用水"，用热水洗拖把，用自来水浇灌绿化等。

（6）医院缺少用水审计和绩效考核：用水计量未与科室绩效考核挂钩。

四、医院水损失原因的识别分析

综合以上管网与水损失的特点分析，医院的水损失原因可归结如下：

（1）渗漏：管道接口处密封不严、水压不稳定造成阀门处渗水，末端洁具质量差、安装不到位、末端压力不稳。

（2）浪费：节能意识薄弱，非必要用水，末端水量调整不合适，维修不及时。

（3）缺少再利用环节：无废水回收、二次使用等节水设计。

（4）管理不善：未张贴节水标识，无智能监控计量管理，无用水审计及绩效考核机制。

第三节　医院水损失控制的对策与设计

在过去的 10 年里，对于渗漏的特性和影响已经做了大量的研究，并形成了高效的方法和技术，已成功地在全世界应用，用以减小、控制和管理真实水损失。准确估算供水系统的水损失量和充分利用这些可视为控制损失的最佳措施，应当成为所有医院管理者首先要解决的问题。

对于医院的水损失管理，可以从建设者、使用者和管理者三个方面加以控制。从最初的施工方面来说，医院建设者从系统设计方案选择、材料选取、现场考察三个方面把关能提高施工质量，严守材料和工序两个关卡，严格按照施工流程作业，提高监理与验收质量，防止配件、卡压接头等工程问题的出现，可以为医院建成后的水损失控制打下坚实的基础。医院的水资源使用者主要是临床医务人员、患者及其家属，通过提高使用者的节水意识能减少水损失。第三道"防线"便是医院后勤管理者，做好医院水资源的管理工作是控制医院水损失最直接最有效的方法，能为医院节省下一笔不小的经济开支。

一、从建设者的角度

1. 优化的系统设计

在规划设计阶段，考虑到医院内的水系统一般由市政与辅助用水结合供水，设计之初最好根据医院的用水情况及设计规范进行系统分区,采用多系统管线设计融合,做到最优化供水。管道压力和渗漏率是存在一定的关系的,过大的压力不仅会引起相应类型的渗漏,还会影响干管爆管发生率,同时还会造成供水能耗不必要的增加。因此,在设计供水管网时,设计应通过相关水力计算规定一个水压区间。具体设计时还需考虑到管径的选择,防止在使用过程中出现水压过大导致的漏水、渗水现象。此外,选取优质的施工材料,比如选用管材、管道附件及设备等供水设施时,在考虑到运行中不会对供水造成二次污染的前提下,选用高效低耗的设备,如变频供水设备、高效水泵等,采取管道涂衬、管内衬、软管、管内套管道等以及选用性能好、零泄漏的阀门及配件等措施可很大程度上避免渗漏。

从节能角度考虑,还需注意以下问题:①尽量加大外窗的可开启面积,为自然通风创造条件,减少空调系统的负荷,从而节约空调用水资源。②尽量减少内区,降低通风空调设备的能耗。③散发大量余热的设备,如中心供应室、食堂、洗衣房以及大型医疗设备等,宜靠外墙布置,利用自然风消除余热。④各类机房尽量靠近负荷中心布置,以减少输送过程中的能耗损失。⑤使用节水龙头,对医院建筑来说,由于医护人员洗手频率高、用水量大,而感应龙头的节水率约为30%～50%,节水量可观,故除有特殊功能要求外,所有洗手盆均应采用感应龙头。淋浴器采用刷卡计费,用者付费,能有效节约洗浴用水。这两项对医院节水意义重大。

目前,很多医院已经开始普遍采取非传统水源再利用的节水设计了,对于医院建筑来说,非传统水源主要是收集雨水及有条件时利用市政中水。从卫生安全角度考虑,医院非传统水源主要用于绿化、车库道路地面冲洗、水景补水和冷却补水等,绿化用水采用雨水和再生水等非传统水源是节约市政供水的重要措施。另外,增加辅助设备,如太阳能系统供热、节水型冷却塔设备、节水冷却技术、智能水表、一体化变频泵等先进设计,都能大大节省医院水资源的消耗。

2. 全面的施工交底

在设计交底阶段,组织施工单位参加设计交底,对容易忽略的且在建筑物维护运行中经常发生渗水的部位、区域、节点处提出质量和规范要求,要求施工单位制定切实可行的施工预案、质量控制措施。在涉及防水施工的验收中,要求施工人员出具工序交接记录、监理单位出具完整的过程监督记录。一般情况下施工单位在防水施工过程中往往强调24小时存水试验,以证明防水施工的质量,而忽略了后续施工作业对防水层可能造成的破坏。在真实环境中,水源往往是通过地砖表面突破防水层下渗,所以医院基建项目技术负责人有必要通过前期提要求和施工中间验收两步骤进行质量预控,在确保上下道工序质量合格的前提下,对重点部位地砖面进行存水试验,以验证施工的最终质量。

3. 高水准的施工团队

施工团队需要具备高质量的安装和制作工艺水平,安装前的材料处理得当;在水管的安装过程中,如果采用的是优质管材、阀门等配件,安装施工质量也能较高的话,可以保证在施工这一环节的高质量水准,为之后的运维管理提供坚实可靠的基础。例如连续焊接的钢管,每隔一定距离也要设置可伸缩接口,以适应温度变化的需要,否则在薄弱环节处,如闸门法兰处会被拉坏。

另外,施工过程中根据气候环境条件选取最合适的方案,严格按工艺要求正确地施工回填,施工单位在落实每一步工序时需自检自验,工序间互检交接。进行压力调试及每一根管道的防腐防护工作时,监理人员应在场督促验收。从前期设计到后期运维的每一步如果都能把控好管理质量,必然能有效地控制真实水损失。

二、从使用者的角度

1. 加强宣传,提高医院职工节水意识

节约水资源对于人们的生存和发展而言是极为重要的,每个人均有义务参与到这项活动中来。伴随着我国社会主义进程的不断推进,国家越来越注重资源的节约。如今,我国正处于水资源短缺的境地,要想进一步减轻水资源短缺所带来的压力,那么就非常有必要强化人们节约能源的意识,并采取一切措施来避免浪费现象。在全国的节约水资源活动中,各个医院应该有针对性地展开不同类型的宣传活动,并加大医院内部宣传的力度,细化到科室内部以此来提升每一位工作人员的节水意识。实施智能淋浴系统,分时段供水,限定职工每天洗澡的时间,以计时的方式控制用水量,最大限度地减少不必要的浪费。适当调低淋浴温度,洗澡时应该及时关闭自来水开关,减少不必要的浪费。同时,医院还应让员工们养成良好的生活习惯,比如随手关水龙头、洗澡时应该及时关闭自来水开关,以减少不必要的浪费等。

2. 张贴"节水"标识标语,提高大众节水意识

不仅从本院职工做起,各级医院还应在公共区域及门诊病房大力宣传节约用水,比如,在必要的场所和部位设置节水节能的告示牌或标识。在患者办理入院后,临床科室进行住院相关节水教育,发放住院教育手册,提示患者及家属在院期间养成随手关灯、随手关水的良好习惯;平时要对医院各类电器、用水设施多加爱护,如果出现故障要及时上报,杜绝一切因素造成的水电成本的浪费现象。营造出全院的节能环保氛围,提高大众的节能节水意识。

3. 提高水电维修人员的业务水平与责任心

医院水系统的正常运作有赖于水电维修人员对其进行常规性检查、维修、维护。由于医院许多用水设备使用的时间比较长,难免出现部分设备无法正常使用、急需进行维修处理等现象。设备常见的问题有阀门关不紧、卡压松动、垫圈老化、管道锈蚀等,这些问题均会造成不同程度的水损失现象,甚至导致部分系统无法正常运转。维修人员常误以为一些非常严重的爆管是造成了大量的水资源浪费的主要原因,实际上,这种可见的、能被及时发现并进行抢修的情况可以在短时间内及时处理好;相反的,若管道发生较小的暗漏,可能会持续很长时间后才会被发现维修,医院的水系统

监控系统如果没能追踪到小流量的水损失,维修人员也没有定期巡查,由此所造成的水损失量则非常巨大。这深刻地说明了一个道理:水损失主要取决于两个主要变量——流量和时间,在制定水损失管理策略时两者都必须考虑到。这就要求维修人员要定期检修、维修、更换。因此,水电维修人员不仅要有高超的维修水平,而且还需具备较强的责任意识,只有这样才能确保在设施出现故障时能够快速解决,从而在一定程度上尽可能减少水损失。针对水电维修人员进行相关方面的思想和技术培训教育,提高水电维修人员的业务水平和思想层次,从而促使他们的工作能力有所提升,这也是相当必要的。

三、从管理者的角度

1. 健全医院的水损失管理体系,严格奖惩制度

医院水损失管理工作既全面又系统,其往往需要综合考虑多方面因素的影响,故医院非常有必要制定出一套适宜的水损失管理制度,这能够在很大程度上确保水损失管理工作顺利展开。水损失控制其实是管理理念的体现。科学高效的后勤管理模式必然能将水损失控制在一个较低的水平,为医院节省能耗,减少非必要损失。医院建立健全节水工作责任制,建立组织机构,成立领导小组,把节水工作纳入岗位职责、日常管理和工作考核中,制定日常巡检制度、节水惩治制度等多项制度,让全院都高度重视起来。目前,许多医院的水损失管理体系还存在着一些漏洞,需要相关人员进一步改进和完善。同时,医院应该依照各部门的实际情况来进行量化管理,这样将会更加有针对性,并能够取得较好的成效。在水损失管理过程中,施行"指标到户、计量收费、节约留用、超用收费"的方法,这种管理模式将会促使员工的节约行为与津贴、奖励之间建立起紧密的联系,员工因此会更加注重水资源的节省。

2. 加强医院能源方面的管理

医院是公众性的场所,其主要是为了给病患提供医疗方面的服务。要想确保医院内部的各个工作环节能够正常完成,并为人民群众提供更加优质的服务,那么医院就非常有必要强化能源方面的管理工作,从而确保医院能源供应方面不会出现各种漏洞,这有助于医院各项工作的正常展开。医院可以与节能公司之间建立起合作关系,两者共同来制定各种节能方案,从而一步步地提升医院的节能效率。医院可以与节能公司进行协商,具体策略是让节能公司来投入技能改造方面的技术以及资金,以此来推进医院的各项节能建设,比如老院区水管网的改造、雨水回收、中水二次利用等,通过这些措施来强化节能的效果。同时,节能公司可以依据约定比率来获得电费方面的分成。这种改进方式能够很好地将节能公司与医院紧密联系在一起,并能够在一定程度上推进医院能源方面的管理,对医院的可持续发展有着重大意义,值得推广运用。

3. 注重运维管理的高效、高质量

后期运维时,首先要对竣工图纸十分熟悉。建筑物框架结构上下两层同一位置

进行比对,找出平面位置对应的柱、梁、板,确定其断面尺寸和尺寸关系。核对二次装修竣工图功能布局和水电隐蔽管线走向,确定渗水源头范围。其次,对渗水源头范围进行检查。如果是墙体饰面板易拆装复原。则可选择代表性部位拆解检查,例如瓷砖墙面可凿除表面瓷砖,铝塑板墙面可拆解铝塑板贴面,拆解时要注意墙体内的水电管线,有电源插座的拆解位置要对电源火线做绝缘包裹。渗水维修实施中涉及工种、材料、工序较多,要合理调度、通力协作,保证每道工序的质量。

对于用水末端和水费的管理应该设专人负责,职责、分工应明确细化。后勤全体工作人员应该更新观念,不断加强经济意识,认识到成本核算在医院经济管理中的作用,成本核算工作只有得到全体工作人员的支持和重视,才能取得成功。成本核算是一项系统性的工作,综合性强,涉及面广,因此各部门必须共同配合,分工合作。加强成本管理,在具体的管理过程和业务过程中使管理措施不断融合。在后勤部门,实物资产的真实价值、真实状态是很难确定的,所以应该制定具体的成本管理策略,充分运用成本源流管理的思想,使医院的经济效益和社会效益达到最大化。

4. 采用先进的技术工具

医院在新建、改建工程项目中,积极推广新型保温节能材料和资源智能管理系统。同时,对现有设施设备大力实施节能技术改造,坚决淘汰高耗能、低产出的设施设备,重点加快锅炉、空调节能改造和提高可回收水资源利用率。

利用先进的技术工具,能在发生水损失前起到很好的预警作用,在发生渗漏时准确检测到漏点,节省了人工检漏的时间,减少了不必要的水资源损失。检测渗漏的方法有很多种,最基本的是被动检测法、阀栓听音检测法、地面听音检测法,这些方法需要花费大量的时间和人力,且漏点不易被检测出。现在运用的检漏技术有区域装表法/测漏法、不间断流量检测法、负压波法、应力波法、雷达检测法,以及最新的独立计量区域(DMA)漏损控制技术等,通过多种途径监控漏水量,随时发现问题,防止跑冒滴漏,持续改进挖潜,不断提高节水效果,是实现医院水损失高效管理的关键一步。

目前常用的检漏方法有被动检漏法和主动检漏法。

(1)被动检漏法:被动检漏法以发现明漏为主,是一种最原始的检漏方法,它是待地下管道漏水冒出地面被发现后才进行检修的方法。供水企业定期组织专业的检查人员依据所在区域的管网布置图进行巡查,同时设置专线调度系统,通过该系统传递漏点信息并安排维修任务。与此同时还接受广大市民的义务报漏。该方法优点是设备资金少,管理费用低;缺点是无法发现并判断不是明漏的漏水点,因此单凭该方法不能把漏水率降低到较好的水平,同时过分依赖广大民众的报漏,会引发市民对供水管理部门的不满,使之服务声誉受到影响。

(2)主动检漏法:主动检漏法即在地下管道的漏水冒出地面之前,通过各种仪器和方法将之检查出,主要包括以下几种:

① 听音检漏法:听音检漏法是目前国内外使用最广泛的一种检漏方法,约可查出80%的地下漏水。它采用听音仪器在管道沿线或管道的阀门、水表处发现并确定

漏点的位置。听音检漏法分为阀栓听音和地面听音两种。前者简称漏点预定位,用于查找漏水的线索和范围;后者简称为漏点的精确定位,用于确定漏点的位置。漏水声的大小与水管的特性、周边环境、漏水孔的大小及水压等有关,此法受环境干扰程度大,须在夜间进行,且适用于埋深较浅的管道。目前,使用听音检漏法来确定漏水点是较为有效的手段,但是由于听音检漏法测试的范围小、检测周期长、人工费用昂贵,因此使用受到了限制。

② 区域装表法:区域装表法是在检测区域的进水管和出水管上分别安装流量计,通过计量进水总量和出水总量并计算其差值得出小区的漏失水量。漏失水量若在允许范围内,则不需检修,若超出允许范围,则需用其他方法进一步进行检漏并确定漏点的具体位置。该法适合于单管进水的居民区,以及除一两个进水管外其他与外区联系的阀门均可关闭的地区。

③ 雷达检测法:雷达检测法是通过探地雷达对地磁波的反向收集,测定地下管道并精确地绘制地下管道的横断面图,然后根据管道周围的图像判断是否漏水。雷达检测法难以实时检漏,并且在漏损的初期难以准确判定。

④ 干管流量分析法:干管流量分析法分为管网停止运行和不停止运行两种分析方法。停止运行的方法为除了留一个安装有水表的旁通管外,将干管两端及出水支管上的阀门均关闭。取一封闭待测系统,若该系统漏水,外高压水就会通过旁通管流入系统,由水表读数可知漏水量。然后通过调整封闭系统缩小待检漏区域,继续重复进行上述操作,最后即可确定漏点大概位置。不停止干管运行方法为,将一对电磁流量计放入待测主管线刚端,测定管线中心流速,定时读数,然后调换两只流量计,调节流量,最后运用特定的分析方法分析各流量读数,判定管线是否漏水。

此外,还有氢气检漏法、最小流量法、互相关法、压力波检漏法、示踪剂检漏法等不太常用的方法。

第四节　医院水系统的智能监测与审计

水系统的监测包括流量监测和水压监测,在不同的监测点安装远程智能追踪装置能实时了解每个节点的管线情况,若有渗漏现象,装置报警,管理人员定位出漏点后立即补救,事后还能根据计算机中的存储数据进行复盘总结。在如今的医院大数据环境下,一体化的智能供水平台将是二次供水的发展趋势。

一、源表精度对水审计与水损失控制计划的重要性

审计的有效性在很大程度上受到供水计量精度的影响,数据如果有任何错误,会影响整个用水审计成果,并将其不确定性传递给表观损失和真实损失。因此,各个楼层的供回水管段均应安装水表,这些水表在技术上应该是最新的,精度高、可靠、维护良好,并且最好使用监控和数据采集系统或类似监测系统连续监测。

供水量值是由源水表日常计量的几个水量数据中最重要的数据。要确保供水量值准确计量,必须满足如下 3 点要求:

(1) 在供水设施的关键计量地点安装合适的水表,使水量能可靠计量。

(2) 水表必须维护良好并进行校准,确保其计量数据的准确性。

(3) 水表数据必须可靠,而且是经精确计量取得的,最好是连续和实时监测。

在进行水审计时,审计人员应评估这些要求是否得到满足,对于不足之处应予以纠正。应该将安装、测试、校准、维修或替换水表视作整个审计工作的一部分。在关键地点缺少水表计量的数据存在严重误差时,这项工作尤其重要。

二、源表精度与测试程序

为了确认水表计量的精确性,首先,确认水表安装后是水平的,大多数水表的设计并非针对倾斜或垂直向运行;检查水表,查看硬水水垢是否影响计量;还要检查确认选择记录器是否合适并且安装正确的。最后,确认记录读数正确,或者水表的信号通过监控和数据采集系统传输无误。

测试水表有 4 种方法,按效果递减的次序列举如下:

(1) 在合适的地方测试水表。为了测试水表,可能需要更换部分水管。

(2) 将水表读数与原表同系列的校准表读数比较。

(3) 在规定的时间内记录某流量水表读数。拆下水表并换上校准表。在相同时间内、相同流量条件下记录校准表读数,并比较这两种读数。

(4) 在水表测试设施上测试水表。这通常是不可行的,或者对大型水表而言不划算。

准确的水量计量可以提供有价值的信息以反映用水量变化趋势,而且这是评估损失控制及节水计划所需要的。

三、案例

(一) 国外经验——费城

1. 费城供水

费城,这座城市的水损失曾被认为是历史上较高的。费城的城市水系统管理正面临着复杂的挑战:要向挑剔的市民提供全方位的供水和废水处理服务;同时保持与自然环境的和谐相处;需要提高供水水质并调蓄暴雨洪水。他们编制了综合投资计划和修复计划,重点是优化资产,并采用最好的管理方法有效运行供水系统。费城在 20 世纪 90 年代,探索采用与时俱进的水损失管理方法和技术,成为美国供水单位中的佼佼者。

2. 费城水损失

水对工业发展是十分重要的。费城沿海地区有着丰富的水资源,技术人员开发

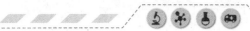

这些水资源，成功建设了供水基础设施。随着社区的增加、工业的发展，城市对水的需求量也随之增加，为此建设了新的水井或泵站。但早在 1898 年，费城水务局局长开始根据商业或家庭管道设备（而不是实际用水量）来评价水的变化。他对这座城市区庞大的废水量十分关注，认识到安装水表是鼓励节水的最好做法。第二次世界大战后，通过为用户安装水表，开始推广对用水的计量。20 世纪 60 年代中期，费城完成了其配水系统的扩展和水处理厂的现代化，其基础设施每天能提供 4 亿加仑（约合151.4 万 t）的高质量水。

他们在应用几项新技术（独立计量分区、在线损失探测器）后，并通过进一步的损失探测、改进流失维修计划和水管更换（安装自动读表系统）、合理选择大水表、恢复遗漏的计费和市所属单位的用水计量与记账等综合措施，减少了水损失量。在 2008 年实行的新的用户计费系统也增强了该市在监测用水趋势和确定水损失方面的能力。费城水务局在推广新技术为其用户改进系统运行和服务方面继续扮演着先锋角色。

3. 寻求最好的水损失控制管理

20 世纪 90 年代，费城水计量委员会倾力研究了发生在费城供水系统的大量水损失的性质。21 世纪初，国际水协会和美国供水工程协会的一些有激情的研究人员和工程技术人员共同提出了对水损失的认识，并在北美探索应用国际水损失处理方法。国际水协会的水损失工作组于 2000 年出版了新的水审计方法。这个方法是水审计"最实用"的方法，是世界水审计历史上的一个里程碑。

4. 年度水审计的重要性

费城水务局强烈支持由水务公司进行系统水审计，一是作为标准的商业运作，二是作为管理机构评价供水效率的一种手段。水审计最好每年编制一次，以公历年或财务年为周期都是可以的。费城水务局以会计年度为周期编制其水审计，水审计报告与其另外的业务年度报告的周期一致。

5. 评价和控制真实损失

2001 年，费城完成了水损失管理评估项目，成功地将费城水审计转化到了国际水协会和美国供水工程协会的审计形式，并评估费城水务局损失和配水系统资产管理。水损失管理评估项目为主动管理损失、减少损失量提供了的新的方法和技术。

自完成损失管理评估项目以来，费城水务局在几项工作中继续应用新的漏损控制技术。最大的发现是，背景漏失不能由声波探测，但可通过压力管理或者管线修复减少；漏失探测技术在大直径水管很难进入的管段进行漏失探测是非常精确和实用的；综合孔径高空雷达系统在设备插入管道几分钟内就能确定漏点。

费城水务局在水工业中发挥了重要作用，倡导将国际水协会和美国供水工程协会水审计方法作为水务公司评价供水效率所必须采用的方法，推行更好地控制大量的水损失和收入损失，这些损失相信在饮用水供水企业中均存在。从长期来看，费城水务局从改进用户供水管线漏失管理中,在减少漏失方面获得的效益最大,也从细化跟踪漏失事件工作程序中获益。

(二)国内经验——上海

1. 上海市水务漏损现状

上海市市北由于供水区域切换、水表安装不到位、老工业区的水表计量不准确、集中化供水抄表到户的计量方式等导致表观漏损偏高,此外,老小区的漏损率可能在50%以上。上海市市南则采取了较为细致的水量统计方式,近年来水量变化不大,这一方面与其细致的水量分类统计、及时的管网更新改造密切相关;另一方面,市南对绿化环卫用水进行了严格的控制,由巡检队伍严禁绿化管理单位擅自打开消火栓取水,而环卫用水也根据养护单位的出车情况进行水量估算后才予以办理借用手续。该举措极大地避免了绿化环卫用水取用消火栓的任意性和不可估情况。

2. 宏观策略与技术路线

上海市执行的是国际水协的漏损控制策略:

(1)水压管理:研究表明水压与漏失水量呈正相关关系,在保障用水户压力需求的同时,尽量降低管网压力,可样既省能耗,又能减少漏失水量。

(2)积极地检漏控制:即采取多种现代探漏技术积极查找暗漏点,及时发现漏水点。

(3)快速优质的漏点修复:即采取多种措施有效地减少漏点漏损的时间,以减少漏失水量。

(4)加强对管网和相关设施的建设和维护管理,保持管网良好的运行状态,减少漏水点的出现,延长管网服务时间。

结合上海的实际情况,具体技术路线:

(1)建议水务集团把漏损控制目标定为漏损率不高于15%。

(2)供水企业必须及时详细掌握管网现状资料,应建立完整的供水管网技术档案,逐步建立和完善供水管网信息化管理系统,重视漏损控制相关IT技术开发并开展相关应用。

(3)在管网检测和模型评估的基础上,制定中远期管网改造与建设规划;结合现有供水规划,制定近期管网改造与建设计划,按计划做好老化管网改造工作,重点是管网布局的优化,即实现区块化管理。

(4)强化水量计量管理,增大水费回收率,减少计量误差,实事求是对各类水量进行统计分析,制定并推广水量审计制度。

(5)在中心城区重视市政管网末端水平衡分析,推广小区总表核对技术,小区总表数据进入营业收费系统与小区居民户表抄表数据总和进行自动比对,对总分表数据差异大的小区重点进行漏点定位并及时修复。

(6)摸清哪些市政消火栓经常被开启用于绿化和冲洗道路,有针对性地给这些

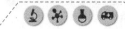

消火栓安装计量仪表。

（7）在管网分区或支网为主的管网上推广全系统多级水平衡管理，在此基础上对重点管段进行漏点定位并及时修复。

3．组织管理

水务集团成立领导小组，负责制定漏损控制目标、体制机制保障方案；以上海本地专家为主，聘请国内著名专家，积极引进外国专家，成立专家委员会，制定宏观策略和微观技术方案，进行技术审核把关和人员培训；成立中青年工作组，在专家组指导下具体实施相关技术方案。专家委员会负责以下工作：

（1）组织多次内部讨论，做好顶层设计，制定中长期规划和近期工作计划，提出高效控制漏损的技术方案。

（2）事先对中青年工作组进行培训，以便更好贯彻实施专家组的技术路线。

（3）实施过程中，及时组织专家组和中青年工作组的跨组讨论，及时发现实施中的问题并纠正，根据问题调整和细化实施方案。

（三）国内医院——南京

图9-4-1～图9-4-3分别是对南京市九家省、市三级综合性医院用水情况的调研分析。

图9-4-1中，除了医院5，其他八家医院2015—2017年的总用水量基本维持在同一水平值，经核实，医院5在2016年进行了中水回收工艺改造。将中水消毒处理后提升至过滤器进行过滤处理，经过石英砂、活性炭过滤后的中水各项指标均可达到"生活杂用水水质标准"，保证了中水安全性，即可按需回收利用。过滤处理后的中水流入蓄水池再由提升泵通过中水回用管道输出，目前，医院5回收的中水主要用于卫生间冲洗马桶、绿化植物浇灌及场地冲洗等。于是我们看到，该院2017年的总用水量相比2015年、2016年大大降低，甚至只有2015年总用水量的一半，医院减少了能

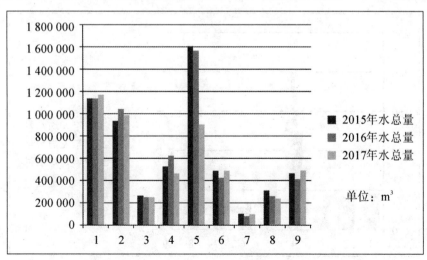

图9-4-1　2015—2017年度用水总量

源消耗,也节省了大笔开支。

图 9-4-2 为九家医院的年度单位面积用水量,这张图中医院 4 的 2016 年单位面积用水量值明显高于该院 2015 年及 2017 年的数值,也比其他八家医院的数值都要高。实际情况是医院 4 在 2016 年启用了南扩新大楼,医院总使用建筑面积增大,计算下来单位用水量也增大,而该院自新大楼启用,也对水系统进行了改造和升级,例如对景观水池进行改造,结合现有的一套雨水回收系统,运用可靠地膜处理技术,实现水资源循环回收利用;锅炉房装备蒸汽冷凝水回收装置;全院空调系统用水量很大,经过简单处理后循环使用,将污水站排放水进行深度处理后制再生水进行补给,减少自来水消耗。锅炉房用水量大,对水质要求也相对较高。为了节约水资源,采用了冷凝水回收装置,并搭建能源管理平台实时监控管理。显然图中的数据明显表明,这一系列的节水措施于 2017 年有效地达到了节省能耗的目的。

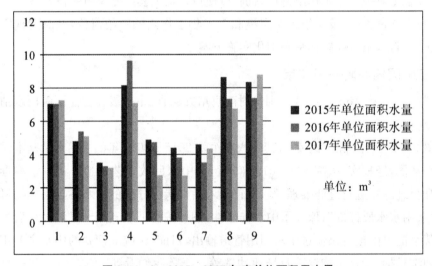

图 9-4-2 2015—2017 年度单位面积用水量

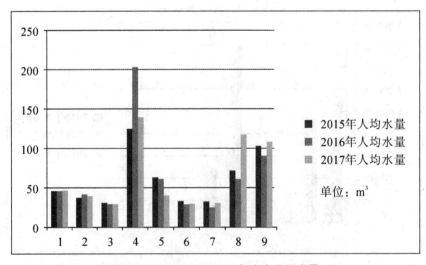

图 9-4-3 2015—2017 年度人均用水量

根据调查数据,江苏某医院 2015 年度在医院诊疗人次、出院人次、手术台次分别上涨 6.4％、9.82％、8.33％ 的前提下,水消耗量较上年下降了 13.27％,后勤管理部门通过加强用水日常巡检、维修及用水过程精细管理等手段,完成了水平衡测试,节约水费 24.5 万元,大大节省了医院经济成本。

表 9－4－1　2018 年南京 7 家医院节水改造措施问卷汇总

医院	节水改造措施						
	淋浴刷卡计费	采用节水型感应龙头	雨水回收	太阳能系统辅助供热	采用一体化变频泵	风冷热系统	其他措施
1	√		√				√
2	√	√		√		√	√
3		√	√				√
4	√			√	√	√	√
5							√
6	√	√	√	√		√	√
7	√	√	√				√

我们通过问卷调查,分析了南京 7 家医院水损失管理与控制情况,其中 4 家医院进行了水审计,还有 3 家医院未进行水审计;2018 年各家医院单位面积用水量约在 4～10 m³;在过去的 3 年里有 6 家医院进行了专项用水节能新建或改造,除了表 9－4－1 中的几项节水改善措施外,几家医院还进行了水平衡测试、管道查漏修复、地下供水管网改造、老院区管网改造、采用自动冲水小便斗等节水措施,这些措施实施后,有 5 家医院达到了每年节约 40 万元以上的节水目标,甚至有 2 家医院能够节省 80 万元以上的经济成本(图 9－4－4),这就是医院积极进行水损失管理带来的最直接可观的成效。另一方面,我们也发现,仍然有近一半的医院还没有进行水审计管理,医院应将审计"水量、水质、制度、水效"与后勤管理的绩效考评相结合,从而进一步提高水损失管理水平。

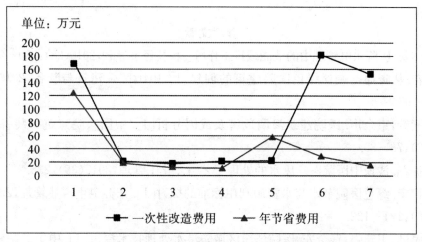

图 9－4－4　南京 7 家医院水系统改造费用及改造后经济效益汇总

调查显示,近三年来南京 7 家医院中 6 家医院进行了水系统节能改造,医院 1、6、7 三家医院改造范围较大,投入的改造建设成本也较高,但收益也是同样显著。医院 6、7 均刚完成改造工程,后期经济效益还会持续累加,对于技术管理水平的提高更加效果显著。医院 5 改造后的节约费用远远超过了当初改造的建设费用,这与医院 5 采取了水审计、一体化水系统平台等水损失管理措施密切相关,由此可见,水损失管理在提升医院经济效益方面同样重要。

第五节　总　结

我国水资源紧张,近年来,随着改扩建规模的日益扩大,医院用水量逐年增加,用水结构复杂,供水管网不断扩大,漏损率也有上升的趋势。而各级医院在管网漏损控制管理方面尚缺乏完整统一的控制指标、技术策略和评价标准。在理论研究方面,漏损的研究虽然从理论分析发展到试验阶段,但一直没有相对完善的理论和计算方法,未能很好地指导医院建设过程中的水损失管理。希望近几年医院建筑漏损控制能有突破性的革新,通过建立一套漏损状况的指标或者标准,进行大数据分析,研究供水管网漏损控制的背景漏失和经济漏控评价方法,通过对供水管网的运行状态进行评估,更系统的分析管网漏损状况,能科学合理的选择最适合的漏损控制策略,有效地提高医院的经济效益和管理、服务水平。

现今,针对节能减排、生态建设和环境保护,建立资源节约型和环境友好型社会的理念已经在国人心中形成共识。医院作为我国能源消耗较高的公共服务机构,节能改造任务和需求巨大。后勤是医院生存的保障,水资源是后勤保障的基础,是医院运行系统的中流砥柱。如何让患者能得到及时的救治,愉快健康地返回工作岗位和家庭,如何让患者和医护人员有一个舒适的治疗环境和工作环境,水的保障是关键,水资源的科学管理更是关键。让我们大家携手努力,从我做起,推己及人,共同贯彻勤俭节约的思想,为医院的美好未来贡献出一份力。

参考文献

[1]林书安.医院水电管理中的节能减排工作[J].科技经济导刊,2016(28):230-232.

[2]林花.从暖通空调谈绿色医院建筑的创建[J].中国医院建筑与装备,2016(04):94-97.

[3]肖素芳,束余声.医院建筑渗漏危害及成因分析[J].中国医院建筑与装备,2015(12):78-80.

[4]张振花.浅谈中医院医疗废水的处理工艺[J].化工管理,2015(35):235.

[5]徐广宁.绿色医院节水与水资源利用标准的探讨[J].江苏卫生事业管理,2012,23(06):121-122.

[6]徐家健,王建强,钱全安.医院洁净区域防渗水处理技术探讨[J].中国医院建筑与

装备,2012,13(12):95-97.

[7]范林华,程坤.大型医院水、电、气消耗及对策[J].科技视界,2012(26):498-499.

[8]白雪,孙静,李爱仙,金明红.水计量管理:水资源可持续发展的基础——《用水单位水计量器具配备和管理通则》国家标准出台[J].中国标准化,2010(09):52-54.

[9]蔡勇,吴建良,刘亚林.医院节能减排的实践探索[J].卫生经济研究,2009(11):37.

[10]吕扬.冷却塔水损失变化规律及节水方法的研究[D].山东大学,2009.

[11]甘少彬.健全医院水电管理档案——控制水电费过度开支[J].广西医科大学学报,2007(S1):330-331.

[12]胡庆和,胡军华.水资源管理模式发展趋势探析[J].人民长江,2007(01):66-68.

[13]黄强,张向宏.某医院楼宇自控系统中中央空调冷却水系统节能措施的实现[J].智能建筑与城市信息,2005(09):53-55.

[14]David Baguma,Willibald Loiskandl,Helmut Jung. Water Management,Rainwater Harvesting and Predictive Variables in Rural Households[J]. Water Resources Management,2010, 24 (13):3333-3348.

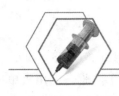

第十章 水系统运维管理

水系统运维管理是后勤运维管理的重要组成部分,水系统的运维管理工作做得完善与否直接影响后勤的服务质量与服务效果,也影响医院的整体支撑保障工作。

医院水系统运维管理涉及各类与医疗活动和医患生活相关的水系统,包括本书中提到的生活给水、生活热水、空调用水、消防用水、医疗用水、污水系统等。医院水系统运维管理工作涉及范围较广,需要按照一定的规则执行,不同的系统的运维方式不同,不同的管材设备需要做不同的保养。本章以空调水系统、生活给水系统、生活热水系统作为典型的水系统进行运维的分析和介绍,内容包括维保策略简介,系统、管道、设备、阀门部件等维保操作,日常巡检保养细则,以及信息化运维等几个方面。

第一节 空调水系统运维管理

空调水系统是空调建筑中必有的设施。全年有 2/3 以上的时间需用空调对建筑物的内部环境进行调节。

一、空调系统维保

空调系统主要由主机(冷热源)、系统循环(冷却水系统、冷冻水系统)、空气处理末端设备(空气处理机组、风机盘管、风道等)组成。

空调的维修养护管理主要对水冷系统和设备设施做定期养护和及时维修,以确保中央空调设备设施各项性能完好。在空调系统运行周期中,长时间运行会导致空调冷冻水、冷却水系统,制冷主机等出现水垢、油垢、锈蚀问题,如长时间不维护会导致设备通风不畅、换热性能下降,以致造成不必要的损失,减少设备使用寿命。有关数据统计,空调系统问题若不及时处理会使耗电量或燃料消耗量明显上升,超出正常使用的 35% 左右。所以空调系统的定期维保是保证工作效率提高、设备正常安全运行、各种设备设施寿命增加的重要举措,也是医院管理人员应该重视并长期进行的工作。

由于空调设备设施的维修养护对技术要求较强,且需要考虑维护使用的频度、运行状况、有无故障隐患、合理维修养护的时间(避开节假日、特殊活动日等),故应在每年年底制订下一年维修养护计划。维修养护计划的内容需包括维修养护项目条目、实施维护时间、费用预算以及备品备件计划情况等几方面。

空调系统的维修保养主要涉及冷水(热水)机组、空气调节处理设备、冷却水系统、电气控制等系统设备。空调系统维护保养周期及维保事项参见表 10-1-1 和表 10-1-2。

表 10-1-1　空调系统维护保养周期

序号	系统设备	维保周期及事项
1	冷却塔	每半年对冷却塔进行一次清洁、保养
2	风机盘管	每半年对风机盘管进行一次清洁、保养
3	冷凝器、蒸发器	每半年对冷凝器、蒸发器进行一次清洁、保养
4	冷却水泵机组、冷冻水泵机组	每半年对冷却水泵机组、冷冻水泵机组进行一次清洁、保养
5	冷冻水管路、送风管路、风机盘管管路	每半年对冷冻水管路、送风管路、风机盘管管路进行一次保养，检查冷冻水管路、送风管路、风机盘管管路处是否有大量的凝结水或保温层已破损，如是则应重做保温层
6	阀类	每半年对阀类进行一次保养
7	压缩机	每年对压缩机进行一次检测、保养

表 10-1-2　不同设备系统的日常保养细则

序号	设备系统	日常维保细则
1	冷水（热水）机组	① 清除机组表面灰尘，金属表面除锈加防锈油 ② 检查机组地脚螺栓有无松动，机组有无异常振动及噪声并立即进行处理 ③ 用氟利昂电子检漏仪检测机组有无氟利昂渗漏，当发现有渗漏时，应立即进行修复止漏 ④ 检查油位油压是否正常，出现油位低应立即补充冷冻机油 ⑤ 真空锅炉燃气压力和泄漏检查 ⑥ 真空锅炉真空度和水质检查
2	空气调节处理设备	① 检测风机盘管出风口风量及出风口温度是否正常，清理出风口、回风口灰尘 ② 清扫新风空调机柜表面灰尘，检查机组地脚螺栓、连接螺栓有无松动，螺栓、防火阀金属表面有无锈蚀，发现故障立即处理
3	冷却水、冷冻水系统	① 检查水泵油杯油箱中润滑油是否正常，轴承有无磨损，出现问题时及时更换润滑油或轴承 ② 检查水泵轴封是否漏水，运转是否正常，机组地脚螺栓有无松动，止回阀进出口闸阀有无漏水 ③ 检查冷却塔是否正常工作，连接螺栓、机组地脚螺栓有无松动锈蚀，管道及自动电动阀门运行有无故障
4	电气控制等部分	① 检查各类温度传感器、压力传感器控制器、水流控制器、温度计、压力表安装有无松动。发现问题立即处理 ② 首先切断电源，清扫电控柜内外灰尘，检查电控柜、启动柜内元器件、导线及线头有无松动或异常发热现象，发现问题立即处理

　　空调机房的值班人员日常进行系统设备检查时，应注意按照制定的检查项依次进行，将发现的问题实时记录并反馈。通过检查第一时间发现问题，可避免设备长期带病运行造成设备运行故障。空调系统日常检查项概述如下：

（1）检查机组的动作情况，记录运行数据。

（2）检查润滑油循环系统及油温，如有需要，分析油质。

（3）检视润滑油及冷媒是否泄漏。

（4）检查机组是否有不正常的噪音现象。

（5）检查电气控制系统；观察电流表指针移动情况，对比电流表数据与实际是否相同。

（6）检查清理机组配电柜继电器触头及接线端子。

（7）检测调整扇门马达开启度。

（8）检测各个温度探头及各个安全参数是否正常。

（9）检测主机微处理器各组态设定值是否正常。

（10）检测冷却循环水、冷冻循环水的水流量压力差是否正常，必要时调整。

二、空调运行相关水系统设备运维

在空调运行过程中，运行相关水系统有冷却水系统、冷冻水系统、循环水系统、冷却塔等，与之相关的设备有冷凝器、蒸发器、水泵、管路等（图 10-1-1）。通常对于水系统的维修保养，以冷却水系统为例，一般有以下几项注意点：

（1）检测主机在正常运行时，冷却水进水与出水温度相差值为 5℃。

（2）测试冷却水及其水源酸碱 pH 值（JIS-K0101）；大于此值就会影响到主机的使用寿命，时间过长则会使铜管腐蚀。

（3）检查冷却水塔旁通 Y 形过滤器是否有水垢、脏物等堵塞或其他不良情况，导致水流压力不够，主机保护动作则不制冷。

（4）检查循环水泵在正常运行时没有堵塞，表面温度最高不超过 40℃。

（5）检测冷却水散流片是否有污垢和是否有变形，导致散热效果降低。

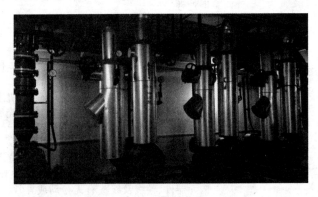

图 10-1-1　医院空调水系统

为了对空调水系统的维保更细致、更全面，可将维护保养工作分为换季保养和计划性检查维护两部分（表 10-1-3）。换季保养是指每年对相关设备系统进行的全面保养。计划性检查维护工作是指为确保空调系统的正常运转，有计划性地定期对系统各设备较易发生问题的部位进行的检查维护。

表 10-1-3 换季保养和预防性维护保养的细则

序号	设备系统	保养类型	保养周期	维保细则
1	空调主机(以离心式冷水机组为例)	换季保养	每隔 3 个月保养一次	① 开机运行,观察机组运行,记录运行参数 ② 开机运行,分离冷媒中冷冻油,排除制冷机组油箱内冷冻油 ③ 利用抽排泵装置,将冷媒(制冷剂)抽至冷凝器储存或指定冷媒钢瓶内储存 ④ 关闭各个相应的截止阀,拆卸、清理更换冷媒过滤器,拆卸、清理更换引射过滤器,拆卸、清理更换冷却马达电机冷媒过滤器,检查、清洗、更换油过滤器 ⑤ 检查、清理电气线路控制部分,清理接触器触点,检查各个安全保护装置,必要时调整;检查压缩机马达绝缘情况 ⑥ 检查有无脱落或过热现象的电气元件,收紧松动的接触器触点及螺栓;检测扇门、导叶开启度,必要时调整 ⑦ 打开冷凝器盖板,物理清理冷凝器铜管,检查盖板腐蚀程度;根据冷凝器铜管内壁结垢情况进行化学药物清洗(使用专用清洗剂) ⑧ 对机组加入氮气进行查漏,抽真空除湿;加入新冷冻机油,送电对油加热;打开各个相应的截止阀 ⑨ 平衡机组冷媒,待制冷机组油箱温度达到指定温度(60℃左右)开机调试运行;对缺少冷媒的机组进行补充 ⑩ 观察机组运行情况,检测各个温度传感器的安全参数
2	循环水泵、补水泵	换季保养	每隔 3 个月保养一次	① 泵体应无破损、铭牌完好、水流方向指示明确清晰、外观整洁、油漆完好,紧固机座螺丝并做防锈处理 ② 补充润滑油,若油质变色、有杂质,应予更换 ③ 检查易损件:泵的主要易损件包括弹性联轴器、机械密封、动静环、O 形橡胶卷、轴承、叶轮螺母、填料压板等,维保时应注意仔细检查,如损坏应及时更换 ④ 清理各水泵附属除污器,确保过滤网完好 ⑤ 水泵电机接地线连接良好,拆开电机接线盒内的导线连接片,用 500 V 兆欧表测试电机绕组相与相、相对地间的绝缘电阻值应不低于 0.5 MΩ,电机接线盒内三相导线及连接片应牢固紧密 ⑥ 点动判断水泵转向是否正确,若有误应予更正 ⑦ 保养完毕启动水泵,观察电流表、指示灯指示是否正常 ⑧ 观察水泵运转应平稳,无明显振动和异声,压力表指示正常 ⑨ 控制柜各电气元件无不良噪音

序号	设备系统	保养类型	保养周期	维保细则
3	冷却塔及冷却水、冷冻水系统	换季保养	每隔3个月保养一次	① 检查冷却塔冷却水是否清洁,若不清洁应全部更换 ② 清洗冷却塔、塔盘 ③ 清洗冷却水管上的过滤器 ④ 在冷却水系统中根据水质监测情况加入缓蚀剂、阻垢剂(可外委进行) ⑤ 检查冷却塔和膨胀水箱补水浮球阀是否正常 ⑥ 检查系统阀门有无渗漏,清洁系统设备的表面 ⑦ 在冷冻水系统中监测软化水水质情况,检查软化水系统 ⑧ 风叶螺柱紧固,检查转动时是否振动、刮塔壁 ⑨ 齿轮箱油位检查、补油,皮带及皮带轮检查,轴承温升检查并补加润滑油 ⑩ 检查布水装置是否有异物堵塞情况 ⑪ 塔盘、塔体倾斜校正 ⑫ 检查水塔补水装置是否正常 ⑬ 运行前检测风扇电机绝缘情况 ⑭ 检查填料使用情况及是否有堵塞或破损 ⑮ 检查冷却塔管路及结构架、爬梯等锈蚀情况,及时进行处理 ⑯ 对系统管路除锈刷漆,检查管路保温是否完好
4	相关阀门、管道及附件的保养	换季保养	每隔3个月保养一次	① 各个阀门的开关应灵活可靠,内外无渗漏 ② 单向阀动作应灵活,阀体内外无漏水 ③ 压力表、温度计指示准确,表盘清晰(经校验) ④ 分、集水缸及水管路,各附件保温完好,外表整洁美观、无裂纹,油漆应完整无脱落
5	系统各设备电气控制柜	换季保养	每隔3个月保养一次	① 断开控制柜总电源,检查各转换开关,启动、停止按钮动作应灵活可靠 ② 检查柜内空气开关、接触器、继电器等电器是否完好,紧固各电气接触头和接线端子的接线螺丝 ③ 清洁控制柜内外灰尘 ④ 合上总电源,检查电源指示应正常
6	冷却塔	计划性维护保养	每隔半年进行一次清洁、保养	① 用500 V摇表检测电机绝缘电阻应不低于0.5 MΩ,否则应干燥处理电机线圈,干燥处理后仍达不到0.5 MΩ以上时则应拆修电机线圈 ② 检查电机、风扇是否转动灵活,如有阻滞现象则应加注润滑油;如有异常摩擦声则应更换同型号规格的轴承 ③ 检查皮带是否开裂或磨损严重,如是则应更换同规格皮带;检查皮带是否太松,如是则应调整(每半个月检查一次);检查皮带轮与轴的配合是否松动,如是则应整修 ④ 检查布水器是否布水均匀,否则应清洁管道及喷嘴 ⑤ 清洗冷却塔(包括填料、集水槽),清洁风扇风叶 ⑥ 检查补水浮球阀是否动作可靠,如不可靠应修复(不定期) ⑦ 拧紧所有紧固件 ⑧ 清洁整个冷却塔外表

续表

序号	设备系统	保养类型	保养周期	维保细则
7	水冷式冷凝器、蒸发器	计划性维护保养	清除污垢等维保事项	① 配制 10% 的盐酸溶液（每 1 kg 盐酸溶液里加 0.5 g 缓蚀剂） ② 拆开冷凝器、蒸发器两端进出水法兰，封闭，然后向里注满酸溶液，酸洗时间为 24 小时。也可用酸泵循环清洗，清洗时间为 12 小时 ③ 酸洗完后用 1% NaOH 溶液或 5% Na_2CO_3 溶液清洗 15 分钟，最后再用清水冲洗 3 次以上 ④ 全部清洗完毕后，检查是否漏水，如漏水则申请外部委托维修；如不漏水则重新装好（如法兰密封胶垫已老化应更换）
8	冷却水泵、冷冻水泵	计划性维护保养	每半年进行一次清洁、保养	水泵维修保养： ① 转动水泵轴，观察是否有阻滞、碰撞、卡阻现象，如是轴承问题则对轴承加注润滑油或更换轴承；如是水泵叶轮问题则应拆修水泵 ② 检查机封是否漏水成线，如是则应研磨或更换机封 ③ 检查弹性联轴器有无损坏，如损坏则应更换弹性橡胶垫（不定期） ④ 清洗水泵过滤网 ⑤ 拧紧水泵机组所有紧固螺栓 ⑥ 清洗水泵机组外壳，如脱漆或锈蚀严重，则应重新油漆一遍 电动机维修保养： ① 用 500 V 摇表检测电动机线圈绝缘电阻是否在 0.5 MΩ 以上，否则应进行干燥处理或修复 ② 检查电动机轴承有无阻滞现象，如有则应加润滑油，如加润滑油后仍不行，则应更换同型号规格的轴承 ③ 检查电动机风叶有无擦壳现象，如有则应修整处理
9	冷冻水管路、送冷风管路、风机盘管管路	计划性维护保养	每半年进行一次保养	检查冷冻水管路、送冷风管路、风机盘管管路处是否有大量的凝结水或保温层是否破损，如是则应重做保温层

三、阀门、管道、电气控制系统及元件等运维

空调系统的运行维护除对机组、水泵等的操作，还需注意各种阀门、设备、元件、检测部分、控制部分等的维保，相应阀门设备种类如表 10 - 1 - 4 的介绍所示。阀门类、电气控制部分、检测部分的运维保养措施如表 10 - 1 - 5 所示。

表 10-1-4　不同阀门简介

序号	名称	简介	作用
1	蝶阀	驱动方式：手动/电动；连接方式：对夹/法兰/凸耳/焊接	主要起切断和节流作用，安装在设备、水泵进出口两端
2	止回阀	单向阀	防止介质倒流，安装在循环水泵出水段
3	电动二通阀	普通型/比例式（积分）电动二通阀	实现温度自动调节
4	Y形过滤器	—	清除介质中的杂质，安装在水泵或热交换设备的入口段
5	压差旁通阀/压差平衡阀	静态压差平衡阀	用于在冷水机组的集水器与分水器之间的主管道上，其原理是通过压差控制器感测集水器与分水器两端水压力，然后根据测试到的压力计算出差值，再由压差控制器根据计算出的差值与预先设定值进行比较决定输出方式，以控制阀门是增加开度或减少开度，从而来调节水量，以达到平衡主机系统的水压力的目的
6	电子水处理装置/物理化学水处理仪	—	用于水质的处理，除去长时间循环的冷水、冷却水中的重碳酸盐、细菌、藻类等

表 10-1-5　设备部件保养细则

概述	保养周期	分类	设备及部件	保养细则
阀类维修保养	每半年对阀类进行一次保养	—	截止阀	① 检查是否泄漏，如是则应加压填料 ② 检查阀门开闭是否灵活，如阻力较大则应对阀杆加注润滑油 ③ 如阀门破裂或开闭失效，则应更换同规格阀门；检查法兰联结处是否渗漏，如是则应拆换密封胶垫
		—	调节阀	① 检查是否泄漏，如是则应加压填料 ② 检查阀门开闭是否灵活，如阻力较大则应对阀杆加注润滑油；如阀门破裂或开闭失效，则应更换同规格阀门 ③ 检查法兰联结处是否渗漏，如是则应拆换密封胶垫
		—	电磁调节阀	① 干燥过滤器：检查干燥过滤器是否已脏堵或吸潮，如是则更换同规格的干燥过滤器 ② 电磁调节阀：通断电检查电磁调节阀是否动作可靠，如有问题则更换同规格电磁调节阀
		—	压差调节阀	① 干燥过滤器：检查干燥过滤器是否已脏堵或吸潮，如是则更换同规格的干燥过滤器 ② 压差调节阀：通断电检查压差调节阀是否动作可靠，如有问题则更换同规格压差调节阀；对压差调节阀阀杆加润滑油，如填料处泄漏则应加压填料

续表

概述	保养周期	分类	设备及部件	保养细则
控制部分维修保养	每半年进行一次保养	控制部分	整体	① 清洁控制柜内外的灰尘、脏物 ② 检查、紧固所有接线头,对于烧蚀严重的接线头应更换
			交流接触器	① 清除灭弧罩内的碳化物和金属颗粒 ② 清除触头表面及四周的污物(但不要修锉触头),如触头烧蚀严重则应更换同规格交流接触器 ③ 清洁铁芯上的灰尘及脏物 ④ 拧紧所有紧固螺栓
			热继电器	① 检查热继电器的导线接头处有无过热或烧伤痕迹,如有则应整修处理,处理后达不到要求的应更换 ② 检查热继电器上的绝缘盖板是否完整,如损坏则应更换
			自动空气开关	① 用 500 V 摇表测量绝缘电阻应不低于 0.5 MΩ,否则应烘干处理 ② 清除灭弧罩内的碳化物或金属颗粒,如灭弧罩损坏则应更换 ③ 清除触头表面上的小金属颗粒(不要修锉)
			信号灯、指示仪表	① 检查各信号灯是否正常,如不亮则应更换同规格的小灯泡 ② 检查各指示仪表指示是否正确,如偏差较大则应作适当调整,调整后偏差仍较大应更换 ③ 按规定送检的仪表必须及时送检
			中间继电器、信号继电器	对中间继电器、信号继电器做模拟实验,检查二者的动作是否可靠,输出的信号是否正常,否则应更换同型号的中间继电器、信号继电器
			PC 中央处理器、印刷线路板	如出现问题必须及时更换
检测部分维修保养	每半年进行一次保养	检测器件	温度计、压力表、传感器	① 对于读数模糊不清的温度计、压力表应拆换 ② 送检温度计、压力表合格后方可再使用 ③ 检测传感器参数是否正常并做模拟实验,对于不合格的传感器应拆换 ④ 检查装检测器的部位是否渗漏,如渗漏则应更换密封胶垫

　　在前期空调系统设计中应考虑空调系统各部件的运维要求。比如膨胀水箱应设置在水管路最高点 1～2 m 处且应连接在冷冻水泵的吸入侧(或尽量靠近),水箱容积应选 0.5～1 m³(通常按系统水容量的 0.5%～1%考虑),膨胀水箱应加盖;管道防腐与保温,应给无缝钢管刷红丹防锈漆两道,冷冻水管、冷凝水管应加贴保温棉,并用网络线铝箔贴面、加保护层。

四、空调水系统的清洗与维护

　　空调水系统分为冷却水系统和冷冻水系统,其中冷却水系统主要靠冷却塔散热。

水在冷却塔中滴溅成无数小水珠或在填料表面成膜状流动,充分与空气接触,把空气中大量灰尘、微生物、可溶性盐类及腐蚀性气体带入冷却水中,使水中杂质浓度不断增加。此外,由于水不断蒸发、泄漏、飞散,也使水中杂质浓度增高,这将给空调系统的运行带来很多危害。

清洗空调冷冻水系统可以有效地减少冷冻水流阻力,降低能耗,同时可以增加空调制冷制热效果,起到节能减排的作用。

空调运行前,应对其水系统进行清洗,以除去安装过程中的焊渣、油污等。值得注意的是,在清洗冷媒水系统干管时,应先关闭冷源机组蒸发器、风柜和风机盘管的进水阀,开启旁通阀,使污水通过旁通阀排出管外。蒸发器、风柜和风机盘管的清洗需单独进行。

在运行过程中,每隔一到两周应对水质进行监测,调整 pH 在规定范围内(6~8),将冷却水浓缩为原来的 0.3~0.4 左右,同时,应及时对系统进行排污和补水。

根据水质的情况,进行合理的水处理,按时添加缓蚀阻垢剂、分散剂和杀菌灭藻剂,以减少腐蚀,防止水垢形成和藻类、细菌的繁殖。常用锌-铬酸盐、锌-聚磷酸盐作为缓蚀剂,用聚磷酸盐、聚丙烯酸作为阻垢剂,用氯或次氯酸盐作为杀菌灭藻剂。

定期清洗循环回路上过滤器和除污器中的泥沙和杂物。停机后应将冷却水全部放掉,对于冷媒水,若水质符合要求,可以不放掉。但是若是在冬季停机,为防止管道冻裂,则需将系统中的水全部放掉。放水后应对除污器和过滤网等进行彻底清洗。

另有研究表明,将冷却塔的进水和出水温度降到 20~30℃,将冷却水系统中的冷却水流速度控在 1.8~2.5 m/s 范围内,可以控制菌类的滋生速度,同时水中的钙、镁离子也不易聚结成垢,这是保持中央空调水系统清洗的关键之一。

五、水质处理维保与水处理方法

在中央空调的使用过程中,水质的优劣直接影响到传热设备的使用效果和使用寿命,如果不及时清洗与维护,中央空调水系统就会出现管道结垢、堵塞、腐蚀、泄漏、管道变形、效率降低等一系列问题。根据以往的维保经验以及专业厂家的建议,表 10-1-6 对冷却系统与冷冻系统的水质处理内容和处理频率做一介绍。

表 10-1-6　水质处理内容及处理频率

水处理内容		处理频率
冷却系统	1. 加药周期	2 次/月(夏秋季开机期间)
		1 次/月(春冬季开机期间)
	2. 取水样次数	2 次/月
	3. 提交水质报告次数	1 次/月
	4. 清扫冷却塔	2 次/月
	5. 巡视冷却塔	2 次/月

续表

水处理内容		处理频率
冷却系统	6. 冷却塔填料清洗	根据运行需求
	7. 主管道过滤网清洗	根据运行需求
	8. 水泵过滤网清洗	根据运行需求
	9. 冷水机冷凝器通炮清洗	1次/年（保证趋近温度<3℃）或根据运行需求
	10. 冷却系统清洗	1次/年
	11. 冷却系统预膜处理	1次/年
冷冻系统	1. 加药周期	1次/月（开机期间）
	2. 取水样次数	1次/月
	3. 提交水质报告次数	1次/月
	4. 清扫膨胀水箱	1次/月
	5. 主管道过滤网	1次/年
	6. 水泵过滤网清洗	根据运行需求
	7. 冷冻系统清洗	1次/年
	8. 冷冻系统预膜处理	1次/年

通常对于空调的水系统的水质处理,首先要对冷却、冷冻水系统投加化学清洗药剂,开泵循环清洗约 8 小时后将冷却水全部排空。其次冷却塔散热片及接水盘用高压水枪冲洗干净;拆开两台主机冷凝器后端盖,逐根通刷冷凝器铜管,并用清水冲洗干净;拆洗冷却,冷冻水路"Y"形过滤器。最后冷却、冷冻水系统循环置换干净后,投加钝化预膜水处理药剂。

为确保设备的使用寿命,使制冷空调机组在最优化状态下运行,必须对循环水进行专有的化学药物处理,以确保水质,阻止其水垢的形成、腐蚀的产生,提高制冷效果,延长设备使用寿命,节省运行费用。

对于一般循环水的水质处理建议如下:

(1) 首先认真查看管路走向,查看补水、排污及各阀门方向是否正常。

(2) 然后清洗膨胀水箱(补水箱)。

(3) 接下来投放清洗剂、杀菌剂,开泵循环清洗 15～30 小时,等待足够的时间除去整个管路系统中的锈、垢、油污等。注意:清洗过程应开通所有表冷器及风机管盘的电磁阀,以便清洗液流经所有管路系统。

(4) 清洗达到效果后于最低点打开排污阀,排去清洗液。

(5) 确认系统清洗干净,换入新水,建议投放钝化预膜剂,循环运行 20～30 小时,进行钝化、预膜。重新注水时应注意排去管道中的空气。

处理过程中需要注意:

(1) 若遇开机无法泄空排水,则可采用循环排水方法,直到水清(即采用边补水边排水方法,注意:应补水大于排水,才能避免空气进入系统)。

(2)密闭系统一旦投入保养系列药剂,将不能再排水。

在日常的养护监测管理过程中,一般操作为加入缓蚀剂,避免金属生锈,同时加入阻垢剂,通过综合作用,防止钙镁离子结晶沉淀,并定期抽验,监控水质。要注意冷冻水一般是不允许大量泄漏的。膨胀水箱要定期清理,由于自来水中有不少的沉积物,经一段时间后,会有不少的淤泥沉积于补水箱底,所以定期的调查及清理均是很有必要的。最后是分析测试工作,为使其水质质量稳定,得需定期检测水质指标,以准确掌握水质变化情况。

后期,如中央空调水系统出现较为严重的恶臭、锈蚀、结垢等现象,需要对水系统进行全面清洗,需由专业的系统维护公司到设备现场取样、调查,进行全面诊断,然后确定具体的清洗方案。

根据《采暖空调系统水质》(GB/T 29044—2012)的规定,全年水质的控制需要遵循一定的标准,表10-1-7介绍了相关的参数标准。

表10-1-7 《采暖空调系统水质》(GB/T 29044—2012)的参数标准

序号	项目	单位	一次冷却水	二次冷冻水	二次采暖水
1	pH		7.5~9.5	7.5~10.0	7.5~10.0
2	浊度	FNU	≤20	≤10	≤10
3	电导率	$\mu s/cm(25℃)$	≤2 300	≤2 000	≤800
4	钙硬度	mg/L($CaCO_3$)	—	≤300	≤300
5	总碱度	mg/L($CaCO_3$)	≤600	≤500	≤500
6	钙硬度+总碱度	mg/L($CaCO_3$)	≤1 100	—	
7	总铁	mg/L	≤1.0	≤1.0	≤1.0
8	Cl^-	mg/L	≤500	≤250	≤250

第二节 生活给水系统运维管理

一般建筑物的给排水系统包括给水系统和排水系统,它是任何建筑物必不可少的重要组成部分。给水系统主要由引入管(进户管)、水表节点、给水管道、配水装置和用水设备、控制附件、增压和储水设备等部分组成。生活给水系统作为给水系统的重要组成,主要供给医院饮用、盥洗、洗涤、烹饪等生活用水和各类卫生设备冲洗用水,其水质必须符合国家规定的饮用水质标准和卫生标准。

医院内的生活给水系统可分为市政给水系统和加压给水系统。市政给水系统是指由市政自来水管网主干网接入,在院内分不同管线管路到供应地点,供低区生活给水及室外消火栓给水;加压给水系统是指由市政自来水管网主干管接入院内,经给水泵房加压后,供至全院高区给水管道系统,并向设在医院高层屋顶的消防水箱供水。

无论是高区供水还是低区供水,进入主楼之前均应设置相应阀门,便于控制。

一般情况下,用户会在引入管(进户管)上安装水表,在其前后设置阀门和泄水装置,在供水管相应节点安装压力表和流量表,监测水流压力和流量。随着近些年信息化及能耗监测的普及,大部分医院会在主进水管和各楼栋进水处安装智能表,以监测用水量,通过对能耗的有效管理,可以及时发现跑冒滴漏现象,杜绝安全隐患,详细将在本章第四节介绍。

一、生活给水系统的管理

生活给水系统与日常医院生活、工作息息相关,通常情况下,为保证水系统正常的供应,会以经常性检查的方式和定期性检查的方式对系统进行管理,其中管理内容需明确,并需要制定管理的标准要求,使得流程有章可循。

(一)管理内容

生活给水系统的管理,主要从水质情况、水系统设备故障发生及处理以及设备维保等方面着手,管理过程中应注意:

(1)防止二次供水污染,对水池、水箱定期消毒,保持其清洁卫生。

(2)对供水管道、阀门、水表(图 10 - 2 - 1)、水泵、水箱进行经常性维护和定期检查,确保供水安全。

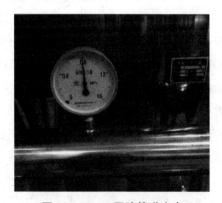

图 10 - 2 - 1　医院管道水表

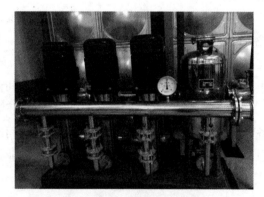

图 10 - 2 - 2　医院水系统水泵

(3)发生漏水、停水故障,应及时抢修。

(4)露于空间的管道及设备须定期进行检查和刷防腐涂料,以延长设备的使用寿命。北方寒冷地区还应注意管道冬季防冻。

(5)对于临时停用设备和备用设备,要按规定的时间进行一次使用试验,使设备经常处于备用状态。

(6)检查水泵(图 10 - 2 - 2)、电机有无异常声响,如发现情况要及时处理。对使用到期或过期的残旧设备应及时更换,防止重大事故的发生。

(二)管理要求

建立正常供水、用水制度是对后勤有关部门对生活给水系统管理的基本要求,具

体要做到:

(1) 加强配水管网的管理。大型物业的配水管网是比较复杂的,需要做好管网的压强、流量测量工作,搞好平差计算和管网分析,全面掌握管网负荷、压力和完好程度。有计划地调整和更新不合理的管道,充分发挥管网的配水能力。

(2) 狠抓节约用水,防止跑冒滴漏。大力宣传节约用水,设立奖罚制度,建立节水管理机构,努力提高水的利用效率;做好供水量的计量和收费,定期进行数据的统计和分析,发现异常情况应及时处理;建立责任制,由专人负责日常供水、用水的监督检查,做好巡视工作,保证供水的安全进行,防止大面积跑水事故的发生。

(3) 做好供水设备和设施的维护,制定管理办法。明确规定各项设施、设备的维修周期、技术要求和质量标准,按规定进行设备设施的检修、改造、更新,定期进行性能测定,保证设备效率。

(三)人员职责划分

生活水系统设备设施的维保、运行操作及管理由医院的后勤有关部门负责。医院后勤部门对水班组可配置管理人员、维修人员、值班人员。

对与水系统相关的机电设备的管理,工作人员需对所管辖范围内的设备情况有清楚的了解。其中对维修人员的各项要求较高,包括需要熟练掌握设备的结构、性能、特点和维修保养方法,负责处理故障问题和设备设施的维修保养工作,对所发生的问题、所执行的操作做好故障记录和处理记录,并定期汇报;定期进行设备运行巡检,若发现问题可及时处理,做好巡检记录;掌握设备故障处理操作程序,对于紧急情况可应急处理,并做记录;保持设备清洁和水泵房环境清洁,做好水泵房安全管理工作。值班人员需要熟悉设备情况,在值班期间做好值班记录和交接班记录。

而管理人员除了需要配备专业技能外,还需要负责值班调度、仓库物资及相关设备资产、财务情况的管理;负责人、财、物、时间的调度;负责物品采购、使用、库存等管理;负责资料文档的管理;负责安全管理、专业技术、质量服务等培训工作。

(四)值班与交接班管理

由小组班长制定值班表,各水泵房人员建议执行 24 小时值班,2 组轮换,值班人员至少保证有 1~2 人。

在值班期间,工作人员要对给排水设备设施的运行情况做详细记录,最后整理成册,按月度存档。

值班人员需按时交接班,在交接班时应把值班情况交代清楚,查看交接班时填写的"给排水设备设施运行记录",值班人员按照现场情况检查设备情况和工器具完整情况,检查工具、物品是否齐全,确认无误后在"给排水设备设施运行记录"上签名。如果出现异常情况或特殊情况一般不做交接班,如运行情况不明,填写的"给排水设备设施运行记录"不完整、不规范,工作不到位,出现异常情况正在处理中,此时应在情况处理完成后交接班。

（五）规范操作程序

为了确保正确、安全的操作,要规范水系统设备设施的操作程序。尤其应注意水系统设备设施中水泵的日常操作程序及注意事项。

1. 启动水泵前的检查

在启动水泵前,先检查水泵的进、出水闸阀是否已经打开,否则应打开闸阀。检查水泵机组是否有空气,有的话应予以排除。检查电压表、信号灯等仪表指示是否正常。水泵轴转动3圈,应灵活无阻滞。

2. 启动水泵

打开水泵控制柜的电源开关,将转换开关置于"手动"位置。启动水泵的启动按钮。水泵启动时,注意观察启动电流,如果一次不能启动成功,可以再试启动两次,每次应间隔3分钟,如果三次未启动成功,停下来查找原因,排除故障后才能再启动。如果启动成功,水泵运转5分钟以上,同时观察运转时电流表指示,确定运转时有无异常情况(如异常声响、气味等),检查运转时水泵漏水是否严重,是否漏水成线,若出现漏水严重情况,查找原因,水泵停止运转后进行维修。维修完毕后再次按上述要求启动水泵。若一切正常,按水泵"停止"按钮,水泵停止。然后将水泵开关置于自动位置,水泵自动启动并运行。

3. 停止水泵

水泵在正常运转过程中,若要停止水泵,要将转换开关置于"0"(停止)位置,水泵停止运转。如果需要长时间停止运转或检查,应拉下电源开关,关闭水泵的进出水闸阀。

二、生活给水系统的维保

生活经水系统所涉及的维修保养内容如下:
(1) 个别楼层停水。
(2) 维修墙内水管。
(3) 阀门接头漏水。
(4) 水龙头漏水。
(5) 疏通地漏。
(6) 洗脸盆下漏水。

除了以上举例外,生活给水系统还会出现各种状况,工程部维修人员应注意维修方法,在不造成大面积漏水的前提下,满足维修要求。

1. 给水管道的养护

(1) 给水管道的检查:维修养护人员应对给水系统十分熟悉,经常检查给水管道及阀门(地上、地下及屋顶等)的使用情况,经常注意地下有无漏水、渗水、积水等异常情况,如果发现有漏水现象,应及时进行维修。

（2）给水管道的保温防冻工作：在每年冬季来临之前，维修人员要注意做好管道、阀门等的防冻保温工作。

2. 给水管道的维修

（1）管道漏水：漏水是给水管道及配件常见的主要问题。明装管道可沿管线检查，即可发现渗漏部分；对于埋地直管，首先进行观察，对地面长期潮湿，积水和冒水的管段进行检漏，同时参考原设计图纸和现有的阀门位置，准确确定渗漏位置，进行挖开修理。

渗漏管道的维修常用方法有：

① 哈夫夹堵漏法：用铅楔或木楔打入洞眼内，然后垫以 2～3 mm 厚的橡皮布，最后用尺寸合适的哈夫夹夹固。

② 换管法：对于严重锈蚀的管段则需进行更换。地下水管的更换有时需锯断管子的一头或两头，再截取长度合适的新水管，用活接头予以重新连接。

（2）管道冻裂：对发生冰冻的上水管道，宜采用浇以温水逐步升温或包保温材料的方法，让其自然化冻。对已经冻裂的水管，可根据具体情况，采取补焊或换管的方法处理。

3. 给水水池、水箱的维护与管理

（1）贮水池的清洗：根据环保和卫生防疫部门的要求，为确保水池水质，每季度应对水池清理一次（表 10-2-1）。

表 10-2-1　贮水池清洗操作

阶段	操作要求
准备工作	① 操作人员必须持有卫生防疫部门核发的体检合格证 ② 通知监控室开始清洗水池，以免发生误报警 ③ 关闭双联水池进水阀门，安排临时排风设施、临时水源，打开水池进口盖
清洗操作	① 当双联水池内水位降低到 1/2 或 1/3 时，将待洗水池出水阀关闭，打开底部排污阀，打开另一联进水阀以确保正常供水。不允许一只水池排空清洗，另一只水池满水工作，这样会因负荷不均，造成水池壁受压变形，产生裂纹 ② 清洗人员从进口处沿梯子下至水池底部，用百洁布将水池四壁和底部擦洗干净，用清水反复冲洗干净 ③ 水池顶上要有一名监护人员，负责向水池内送新风，防止清扫人员中毒，并控制另一联水池的水位
结束工作	① 清洗结束，关闭清洗水池的排污阀，打开水池进水阀开始蓄水 ② 当两个水池水位接近时，打开清洗水池的出水阀门，收好清洗工具。将水池进水盖盖上并上锁 ③ 通知监控室清洗结束，做好相关记录

（2）高位水箱的清洗消毒：高位水箱由于多种原因导致异物侵入而造成水质污染，从而达不到生活用水标准，故应每年进行一次水箱清洗工作，每 3 年进行一次水

箱消毒工作。

（3）高位水箱渗漏及浮球阀的维修：水箱渗漏的主要原因是产生裂缝。修复裂缝的方法是向裂缝中灌注环氧树脂。浮球阀关不住的原因主要是胶皮磨损，维修时应换胶皮垫。浮球阀不出水的原因主要是挑杆锈蚀，水眼被堵，维修时应除锈通眼。

（4）离心水泵的检修：离心水泵零部件的缺陷通常是泵壳体发生裂纹或局部凹陷，轴和叶轮磨损，出现裂纹、弯曲或断轴，密封环磨损，密封填料泄漏，轴承损坏。

离心水泵的拆卸步骤为：拆下联轴器护罩的固定螺栓，取下护罩，拆卸电动机地脚螺栓，拆下电动机；拆卸联轴和附属管线；卸下泵盖；拧下螺帽，用木槌沿叶轮四周轻轻敲击拆下，若叶轮锈结在轴上，可用煤油浸洗后再拆下叶轮；拆下泵体与托架间的连接螺母，取下泵体，卸下填料压盖，取出在填料函体内的填料后，再卸下泵体；顺序卸下托架上的前后轴承压盖，再用母锤敲击（向联轴器方向敲击），拆下泵轴。

设备检查前应先将污垢冲刷干净，再用煤油（柴油）将轴、叶轮、密封环、填料盒（包括水封环）、引水管、挡水环、轴套等零件及滚珠轴承清洗干净，并依次排列好，然后检查壳体有无裂纹。如果有裂纹，用锤轻轻敲打，会发出破哑声音，应查出裂纹的起点和终点。检查轴和叶轮有无裂纹和磨损的程度以及轴是否弯曲，密封环表面光洁度有无破坏，滚珠轴承有无破碎或损伤等。

对于裂纹的泵壳体，可在裂纹两头钻孔，打上销钉，使裂纹不致进一步扩大，然后在裂纹两边开 V 形槽，再用电气焊焊补。

25 mm 以下的弯曲泵轴，可在欲敲击处垫上软金属板，用水槌校直；25 mm 以上的弯曲泵轴，可在压床上校正。出现裂纹的轴应更换新轴。对磨损轴常用镀烙，堆焊的方法修复。对叶轮的裂纹可用焊补后再车、锉光滑的办法修复。

维修后的离心泵应按拆卸的相反程序进行装配。注意，填料密封时应先将填料做成填料环，切开 45°斜口，相邻两道填料切口应相互错开，错开角度大于 90°，且每装一道后，随时压紧。水封环外圆槽要对准填料函的进液孔。轴承压盖止口上所开的缺口应与轴承箱上的进油孔的位置一致。

三、水泵房管理

（一）水泵房管理的规定

（1）建立给排水系统设施设备按时巡检制度，防止设施设备跑、冒、滴、漏现象发生，保持高位生活水箱、水池清洁卫生，防治二次水质污染，定期为水箱、水池进行消毒。严防生活用水、中水和污水系统串管混流。

（2）值班人员应对水泵房进行日常巡视，检查水泵、管道接头和阀门有无渗漏。

（3）经常检查水泵控制柜的指示灯状况，观察停泵时水泵压力表指示。在正常情况下，生活水泵、消防水泵、喷淋泵、稳压泵的选择开关应置于自动位置。

（4）生活水泵规定每星期至少轮换一次，消防泵每月自动和手动操作一次，确保消防泵在事故状态下正常启动。

（5）泵房每星期由分管负责人员打扫一次，确保泵房地面和设备外表的清洁。

（6）水池观察孔应加盖并上锁，钥匙由值班人员管理，透气管应用不锈钢网包扎，以防杂物掉入水池中。

（7）按照水泵保养要求定期对其进行维修保养。

（8）保证水泵房的通风、照明及应急灯在停电状态下的正常使用。

（二）水泵房安全管理

（1）非值班人员不准进入水泵房，若需要进入，须经班组长同意并在值班人员陪同下方可进入。

（2）水泵房内严禁存放有毒、有害物品，严禁堆放各类杂物。

（3）水泵房内需配备灭火器材并放置在方便、显眼处。水泵房内严禁吸烟。

（4）水泵房内、外蓄水池需做到随时用防护盖板盖好以防人员坠落发生意外。严禁往池内扔杂物，严禁从池内取水他用。

（三）水泵房设备管理

（1）水泵房及蓄水池全部机电设备应由指定人员负责监控，定期进行保养、维修、清洁工作，定时进行巡检，了解设备运转情况，认真做好检查记录。

（2）设备设施要求做到表面无积尘、无油渍、无锈蚀、无污物，油漆完好、整洁光亮。

（3）电控制柜上所有的选择开关位置、操作标志都应标识明确、清楚。

（4）操作人员如果下蓄水池检修，必须有至少一人留守池口看护，禁止在无人看护的情况下独自下池作业。

（四）水泵房运行管理

（1）水泵应每24小时自动轮换运行，并定期检查泵的运行情况。

（2）水泵房机电设备每天由专人巡视、操作、记录，其他无关人员不得擅自操作，也不得进入水泵房。

（3）所有水泵应保证随时都能投入使用，所有长期停用的水泵需每月进行一次预防性运转。

（4）水泵每次启动或停泵后，都应仔细观察有关仪表、指示灯及水泵运行是否正常，发现异常情况及时上报。

四、应急事件处理

1. 主水管爆裂

主水管爆裂时，维修工查看确认漏水后，须立即关闭主控供水水阀。维修工处理漏水时，若能立刻修复的，须立即维修；若维修工程量大、不能立刻修复的，须对爆裂部位的管道前端进行封堵,并安排尽快修复。

与临床人员沟通处理好有关事宜,对现场出现的情况、处理的方式、处理过程、完成结果拍照存档。

2. 给水支管爆裂处理

给水支管爆裂时,维修工须立即关闭该单元的给水支管阀门。维修工视情况须对附近的电表箱、电梯井道等用电设备进行保护,防止进水,将电梯升到漏水层上方并锁梯。

安排保洁员迅速清除积水,现场放置"小心地滑"等警戒标识。维修班长须组织尽快修复损坏的供水设施,恢复供水。

3. 水泵房进水

水泵房进水时,工作人员视进水情况处理,若进水量小,应立即采取堵漏措施。若进水量大,则需要关闭机房运行设备,并关闭电源开关;立即通知有关部门;堵住漏水水源,关闭漏水相关阀门,立即组织排水;排干水后,应立即对进水设备设施进行除湿(烘烤)处理;确认进水已消除,各机电设备的绝缘电阻符合要求后,开始试运行,如无异常则可投入运行。

4. 水泵房发生火灾

水泵房值班人员发现火灾,应第一时间采取措施灭火,采用消防器械或者用湿布扑灭;切断与电相关的设备,比如电源、配电箱等;工作人员应按火警、火灾应急处理标准作业规程组织灭火并对现场进行控制,酌情打火警电话,开启自动喷淋灭火系统、排风排烟系统、消防水泵,以保证灭火的水供应。

灭火结束后,对有关设施进行盘点,若有损毁,上报并提出修复或补充申请;组织有关部门、专业人员配合上级部门进行事故调查和上报;总结经验教训,进行事故后续处理,增添防范措施。

第三节　生活热水系统运维管理

医院是人员密集的公共场所,综合医院建筑主要分为医技建筑、门诊建筑、病房建筑等几种形式,而每种形式均具有其自身特点。医技建筑医疗设备集中,防护要求严密。门诊建筑功能科室齐全,科室、人员分散。病房建筑科室、人员较为集中。在医院建筑生活热水系统设计阶段,结合业主的要求和各医院建筑的特点,可以更好地满足医院建筑的使用要求。目前大型综合医院还有食堂、车库及人防等区域,不同功能区域的用水特点不尽相同,应充分考虑。

医院建筑生活热水系统基本分为两种系统形式——分散型生活热水系统和集中型生活热水系统。分散型生活热水系统指一个生活热水用水点或几个生活热水用水点单独由一个热水供水设备供给,如电热水器、快速水加热器等;集中型生活热水系统指所有生活热水用水点或大部分生活热水用水点均由一套或几套热水供水设备供给,如热水锅炉、热交换器等。分散型生活热水系统具有系统简单、控制方便等优点,也有耗电量高等缺点。

医院一般采用集中热水供应,综合性医院设有统一的锅炉房制备蒸汽来满足整个医院的要求,热水机房一般集中设置在锅炉房。经过统一整合,锅炉房蒸汽可以作为生活热水系统的热媒。蒸汽经过换热器换热产生 50~60℃热水,供给各个生活热水系统。医院各个部门对生活热水的要求不同,一般手术室,妇产科病房,儿科病房中的分娩室、洗婴室等专用功能房间,生活热水用水要全日供水,而普通病房,生活热水用水要定时供水。

由于功能科室分布和业务特点的差异,各部门生活热水系统和热水换热器要分开,单独供应。《建筑给水排水设计规范》(GB 50015—2003)第 5.4.3 条规定:医院热水供应系统的锅炉或水加热器不得少于 2 台,一台检修时,其余各台的总供热能力不得小于设计小时耗热量的 50%。热水换热器也属于水加热器的一种,也要满足规范规定。

生活热水系统供水可靠性是保证医院建筑正常使用的重要一环,也是热水系统设计和应用中所必须重点考虑的。如何保证供水的连续性,首先应保证加热设备、热交换器、热水循环泵组等的正常运行,在设计中应根据规范考虑以上设备的备用,使其在设备检修时不影响系统运行。其次,应当保证生活热水的储存备用量,用以满足一定时间段的生活热水用水。最后,要做好设备设施以及日常的操作维保工作,延长设备的使用寿命。

一、热水系统管理班组职责

热水系统管理班组应建立责任制,工作人员需对所管辖范围内的相关机电设备有清楚的了解。维修人员要熟练掌握设备的结构、性能、特点和维修保养方法,负责处理故障问题和设备设施的维修保养工作,对所发生的问题、所执行的操作做好故障记录和处理记录,并定期汇报;掌握设备故障处理操作程序,对于紧急情况可应急处理,并做记录;掌握设备巡检保养操作,做好巡视记录工作,保证供水的安全进行,防止大面积跑水事故的发生,保持设备清洁,保持热水机房和锅炉房环境清洁,做好安全管理工作。

热水系统管理班组主要涉及锅炉房和热水机房的管理,其中锅炉房的规范管理广受关注,科学、合理地设置锅炉房岗位,可以保证热水系统安全有序地供应。

(一)岗位设置与人员职责

锅炉班组应设置班组负责人、司炉工、维修人员、水质化验员。

(1)班组负责人:工作职责包括:管理锅炉房工作人员,做好各级领导检查的接待工作;负责与医院领导的联络工作,有问题及时向上级领导汇报,根据具体情况编制各岗位的人员排班及工作时间;监督并督促各岗位人员的工作,确保锅炉的正常运行;编制锅炉的检修计划并组织锅炉的各种检修工作,确保锅炉房内人员和设备的安全。

(2)司炉工:需要持证上岗,且需严格遵守操作规程和技术要求以及班组负责人的管理和任命。司炉工具体岗位要求:

① 加强交接班制度,认真填写好交接班记录。

② 不能擅离职守,禁止在上班前和工作时间喝酒,上班时要集中思想、集中精力,不做与操作无关的事。对违反安全的行为,要勇于提出批评。

③ 服从命令,听从指挥,但对有碍锅炉安全运行的指挥可拒绝执行,并向锅炉安全监察机关反映情况。

④ 填写运行记录要严肃认真,字迹要端正,记录要真实。

⑤ 下班前搞好锅炉房、设备的清洁卫生,严格做到设备"六不漏"(不漏气、不漏水、不漏油、不漏风、不漏灰、不漏煤)。

⑥ 不允许闲人进入锅炉房内,确保设备完好运转,杜绝任何事故。

⑦ 定期打烟管,定期排污,定期检查暖气片,发现问题及时告之维修工解决。

⑧ 要节约煤、水、电,对烧过的煤渣要及时处理,严防火灾。爱护设备,以主人翁态度管好锅炉房。

⑨ 热爱本职工作,勤奋学习,不断总结经验,不断提高操作技术。

(3)维修工人:在岗期间主要工作要求如下:

① 每天定时检查锅炉及附属设备。发现异常,及时修理,不让小毛病发展成大事故。

② 锅炉发生故障,要随叫随到,克服各种困难,及时抢修,保证锅炉正常运行。

③ 遵守维修操作程序,做到及时、高效、优质、安全地完成维修任务。

④ 遵守巡回检查制度,并填写检查记录,做好锅炉房清洁卫生。

⑤ 严格填写维修记录,做到大修、中修、小修同样认真对待。

⑥ 完成医院后勤相关部门安排的其他工作。

(4)化验员:锅炉房管理团队需配置化验员岗位,主要做好对水质、仪器设备等的管理工作,其工作职责主要包括:

① 每天定期进行水质化验,严格遵守化验规程。

② 认真填写每次化验记录,包括水样的采集,原水、软化水、炉水的化验项目和合格标准。

③ 记录每次化验所需药品的配制及标定,确保化验结果的准确性。

④ 定期整理化验记录,并根据记录数据分析水质合格程度。

⑤ 维护好化验仪器及设备,定期维护,确保水质合格,保证锅炉正常运行。

(二)交接班制度

锅炉房管理应建立完整的交接班制度,确定交接班人员的责任界限。由班组负责人制定值班表,值班人员需要熟悉设备情况,在值班期间做好值班记录和交接班记录。在值班期间,工作人员要对给排水设备设施的运行情况做详细记录,最后整理成册,按月度存档。

(1)交班前,交班人员应对所管辖的设备认真进行检查,并将检查情况如实记录;将操作场地的设备打扫和擦洗干净,保持锅炉房的清洁整齐。

(2)交班前,司炉工最后清除一次灰渣;各岗位操作人员将设备运行情况报告当班班组负责人。

(3)事故未处理完或正在交接班时发生事故,须将事故处理完,待锅炉恢复正常运行后,才能分岗位交班;如果处理事故需很长时间,在征得领导同意后,还必须征得接班班长同意,也可交接。

(4)向接班人员介绍锅炉运行情况及所存在的问题,介绍安全附件和辅助设备的运行情况。

(5)向接班人员介绍各种阀门的开关位置,各种热工仪表、电器仪表、电气设备、自控系统的运行情况。

(6)接班人员应按时到岗,因故不能按时接班,应事先向值班班长报告。

(7)接班人员除了听取交班人员介绍运行情况外,还应按岗位了解设备运行情况,并认真阅读上一班运行记录,结合现场检查与交班记录情况是否一致。

(8)接班人员应按规程及时而慎重地检查所管辖的设备。

(9)对交接下的常用工具及备品备件,应进行清点,并检查其完好情况。

(10)当面交接运行记录,当面填写交接班记录,经双方签字后,交班者方可离开现场。

(三)巡回检查制度

锅炉房管理应建立完整的巡回检查制度,确定巡检有关人员的工作要求和责任界限。

(1)巡回检查要按照规定的时间、确定的路线、确定的检查内容,由持证值班人员执行。

(2)检查者应备好检查工具(如手电筒、温度计、检查记录等)。

(3)检查者应身体健康。检查时应思想集中,做到眼看、耳听、手摸,正确判断设备的运行情况。

(4)检查时发现锅炉某一元件有不正常的现象时,检查者应根据有关规定和具体情况及时做出处理。

(5)由于检查者工作疏忽,应该发现而没有发现的缺陷造成事故时,检查人员应承担主要责任。

(6)每次巡回检查后,应将检查的情况做好记录,以备日后待查。

(四)锅炉房管理制度

在锅炉房管理过程中,应建立完善的锅炉房管理制度,锅炉房管理细则包括以下几点:

（1）锅炉管理要责任到人，各尽其责，职责分明。

（2）加强计划检修，根据锅炉的运行状态，安排好锅炉大、中、小修计划，坚决克服"不坏就不修"的错误思想，做到"无病先防，有病早医"，把事故消灭在萌芽状态。

（3）加强设备的维修保养工作，根据设备的运转特点，制定开机、停机的操作步骤、要点和要求，对转动设备，明确规定添加润滑油的时间。

（4）保证安全附件的灵敏可靠，压力表每年校验一次；水位计每班按正常操作步骤冲洗一次；安全阀每星期进行手动漏汽试验，每月让其自动进行排汽试验一次。所有的安全附件要配备双套，即一套使用，一套备用，定期拆换校验、保养，始终保持安全附件的灵敏、准确、可靠。

（5）加强对备品备件及专用工具的管理，易损备品及检修工具应设有专柜，并分门另类按固定位置摆放，交接班时，由班组负责人进行交接手续。

（6）建立设备检修记录，掌握设备的整个运行情况，做到心中有数，然后确定检修时间、内容、工艺、技术措施、检修人员以及检修后的验收人员等内容，且详细记录，以备日后考查。

二、热水系统运维管理制度

（一）建立供水用水制度

建立正常供水、用水制度是对后勤有关部门做运维管理的基本要求，一般大型三甲综合医院生活热水用水高峰时段是晚饭前后，大致在 16:00～19:00，尤其是夏季，因生活热水高峰使用时间相对一致，在采用集中式生活热水供水方式时，为提高能源利用效率，应优先选择晚上供水，尽可能避免管路无效循环的能源消耗和热量损失。

第一，建立正常热水供应制度，并建立晚间热水供应制度（时间在 16:00～19:00）。根据医院不同需求以及不同功能科室需求，也可在管理上采用定时供水的方式，例如高区供水时间为 6:30～9:30，15:30～18:00；低区供水时间为 6:30～9:00，15:30～19:30；中区 24 小时供水。

第二，注意做好设备维保工作，严防重大漏水事故。搞好供水设备和设施的维护，制定管理办法，制度上墙。明确规定各项设施、设备的维修周期、技术要求和质量标准，按规定进行设备设施的检修、改造、更新，定期进行性能测定，保证设备效率。

（二）建立维修保养制度

（1）司炉人员应明确设备保养维护工作的内容、验收标准，并认真填写锅炉运行记录。

（2）随时对压力表、温度计、水位计进行目测检查。

（3）每天应检查水泵运转是否异常，发现问题应及时解决。

（4）每天进行水位调节器功能的检查，检查是否能自动上水、停泵。

（5）每天对转动、滑动，凸轮部位进行功能检查。

（6）每班冲洗水位计至少一次，蒸汽锅炉每班至少排污一次，热水锅炉每周至少排污一次,方法要正确;每天放水一次。

(7) 每周进行一次超低水位停炉试验,既可用模拟缺水停炉又可排污,来检查超低水位停炉的功能。

(8) 每周进行一次燃烧器控制系统和电源检查。

(9) 每周进行阀门盘根要进行充填更换,消除跑、冒、滴、漏。

(10) 每月应对锅炉给水系统,逆止阀,平衡阀,清理一次,每两个月清理一次疏水装置。

(11) 每月要清理、清洗煤气管路上的过滤器。

(12) 安全阀每月手动,自动排放一次,手动安全阀受柄轻抬轻放,手动排放成功后进行自动排放,安全阀每年至少校验一次。

(13) 压力表每半年校验一次。

(14) 锅炉每年应进行一次全面保养。

三、规范操作程序

1. 锅炉系统运行管理

大型机电设备系统管理,如热水锅炉系统与水系统运行管理相关的注意点,主要是锅炉系统操作准备、启停注意事项、锅炉维修保养几个方面。

(1) 锅炉系统操作前的准备工作:

① 检查电源是否正常,电源开关应合上,电压正常。

② 查看上一班的运行记录,了解锅炉运行状态,如果是停炉,应了解停炉原因和时间。

③ 打开供水阀检查自来水压力是否正常,锅炉补水箱的水位不应超过玻璃液位计的一半。

④ 检查各压力表阀是否打开,各压力表是否灵敏准确,烟囱风门是否打开。

⑤ 检查柴油供油管或管道煤气阀门启闭是否正确。

(2) 当启动热水炉供应热水时,执行操作注意项描述如下:

① 合上配电开关箱内的开关,给锅炉送电。时间继电器开关拨至"ON"位置。

② 将锅炉电控箱面板上的温度控制旋钮设置到 70℃。

③ 设置锅炉电控箱面板上的开关到"ON"位置启动锅炉,此时电源指示灯(红)亮,锅炉的风机应该运行,约 45 秒后燃烧器点火,此时指示灯(绿)亮,完成启动过程。

④ 打开与启动的锅炉相对应的热交换器一次循环水泵管道上的阀门(只启动一台锅炉的情况,则关闭另一台热交换器的冷水阀)。

⑤ 将一次循环泵的转换开关转到"自动"位置,启动与锅炉相对应的水泵。

⑥ 检查热水罐上的温控器是否设定在 60～65℃。

⑦ 打开回水泵管道上的阀门,按电钮,启动任意一台回水泵。

(3) 当锅炉系统停炉时,执行的操作注意项如下:

① 按锅炉电控箱面板上开关到"OFF"位置,锅炉即停止运行。

② 将一次循环水泵转换开关转至"停止"位置。

③ 如用户不需要供应热水,则停止回水泵运行;如用户继续用热水,则回水泵继续运行。

④ 关闭石油气阀门。

⑤ 打扫锅炉房卫生。

(4) 锅炉系统维护保养操作项如下:

① 如果连续停炉超过3天,则重新启动需将供水系统(包括热水罐)内的剩余水排放干净,重新灌入新鲜的自来水。

② 锅炉内的一次循环水第3个月更换一次(注意:任何时候锅炉内必须充满水)。

③ 一般情况下,一年用高级除垢剂清洗一次板式热交换器。如结垢严重,影响热交换,则随时进行清洗。

④ 如发现锅炉内结垢严重(具体反映在排烟温度明显升高和每小时用煤气量明显增加),则请厂家技术人员指导清洗锅炉(注意:清洗剂对金属应无腐蚀性)。

⑤ 系统的压力表和温度计每年要送技监部门校验一次或更换新表。

⑥ 石油气系统出现故障,不是紧急情况一般不要自行修理,要及时通知燃气公司派人来处理。

⑦ 操作人员还要熟悉供热系统设备(如锅炉、水泵、热水压力罐等)的结构、性能和维护、保养要求,按设备的使用说明书的指引进行维护保养。

2. 锅炉系统运行管理及注意事项

经常检查自来水压力、锅炉补水箱水位、石油气压力、锅炉内和热水罐内的水温。以上参数应符合下列要求:补水箱水位不超过玻璃水位计一半,锅炉内水温70～80℃,热水罐内水温60～65℃。

经常检查锅炉和水泵的运行状态。发现锅炉故障指示灯(红)和超温指示灯(红)亮时,要及时排除故障,重新启动。发现水泵有异常声音或严重漏水,必须立即停泵维修。

在一次循环水泵运行情况下,热交换器冷水出口温度应超过60℃。如温度低于55℃,则要检查原因。如果是热交换器结垢,则需要清洗处理。

两台锅炉应轮流使用,使两台累计运行时间大致相同。

接班后,交班前必须记录设备运行状态(参数),平时每2小时记录一次。

如需锅炉自动定时启、停,则将时间继电器调至所需的启、停时间,开关拨"AUTO"(自动)位置。此时应关掉相应的一次循环水泵,待锅炉启动时,再启动循环水泵。

如锅炉内或热水罐内的水放干净,重新加水后,必须将管道内的空气排干净,否则循环泵或回水泵不能工作。

第四节　信息化助力运维管理

一、资料文档在线管理

水系统设备设施的基础资料管理主要包括给排水设备设施静态台账资料、设备运行记录资料和设备维修资料档案。所有水系统设备设施（包括相关机电设备如热水锅炉、空调等）均应在建设初期建立完善的可查阅的资料档案。若是后期接管，应根据原始资料档案核对清晰，新设备建立完整档案。

随着信息化工具的普及，现在多数医院利用信息化工具管理水系统。

在信息化系统中，首先应该按照系统-子系统-设备-部件的逻辑划分层级（图10-4-1），建立设备唯一编码，如同身份证一样。能够快速识别指定设备，将设备赋予独立唯一性，是设备信息化管理的第一步。

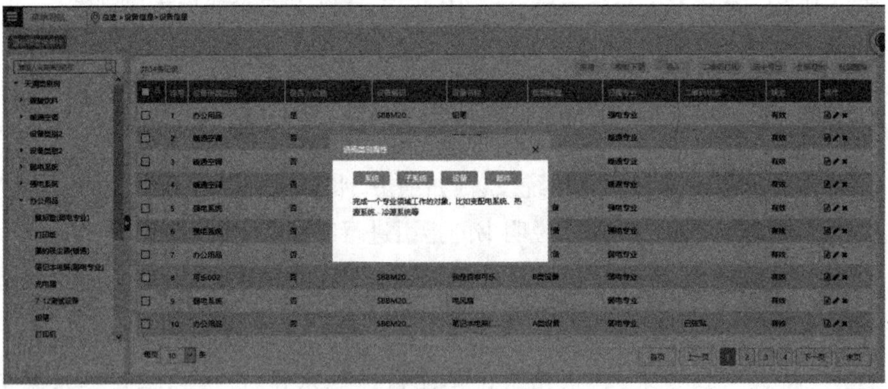

图10-4-1　按系统-子系统-设备-部件划分层级

其次，建立设备档案卡片，记录有关设备的各项明细资料，如水系统设备类别、型号、名称、规格、技术特征、开始使用日期、所在位置、归属专业、使用状态信息、维保情况等。

与设备相关的供应商信息、维保人员信息、排班信息、空间信息、维保物料信息等均在线管理，若有信息更新，除系统自动化更新的部分，需要工作人员手动录入。

设备档案除台账和维保的基本信息，还有相关档案资料，比如有水系统工程CAD图纸、管道管线布施图纸、竣工图、产品与配套件的合格证、水系统设备的检验合格书、供水的试压报告、水系统设备设施基础资料等等。以上有关资料可在医院合同档案管理系统中进行管理，多年积压的文件档案等进行文件扫描电子化管理（图10-4-2），及时将新入档案的电子档存储。如此不仅能使文件管理更规范，也方便查找调阅更新。

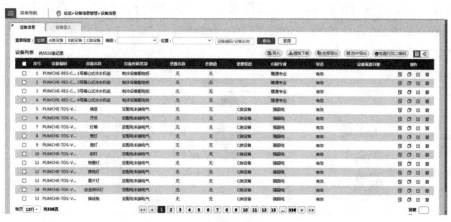

图 10 - 4 - 2　设备台账基本信息

大量信息化应用案例说明,利用信息化进行设备信息管理,不但数据可追溯,方便调阅,而且大量的数据沉淀,形成大数据分析基础库,后期价值也不可估量。

二、智能化设备维保

医院关于水系统设备设施的维修,通常是发现问题后打电话给维修工人,维修单据、回访记录都以手工填写纸质记录本的方式进行,工单统计以人工统计的方式进行,效率较低,耗费时间较长,过程中不免有缺漏丢失的现象,纸质单据一般不易保存和查询,工单处理全凭经验。

对于水系统设备设施的维修档案资料,记录和统计数据需要按照时间周期存档。比如每次维修填写的报修单、按季度汇总归档;运行记录,值班人员每天填写设备运行记录,按季度汇总归档;检查记录,平时的设备检查记录,按年度、季度汇总归档;运行月报,管理部门每月上报一次运行情况总结,按年度汇总归档;维保记录,例行维护保养的记录单;考评资料,定期或不定期检查记录奖罚情况,按年度、季度汇总归档;技术革新资料,设备运行的改进、设备更新、技术改进措施等资料,及时存档更新。

随着医院后勤信息化普及与应用,越来越多的医院采用设备管理信息化工具,运用信息化工具,一方面能够使数据单据自动归档沉淀,数据真实可靠且节省工作量,另一方面也能使设备维保有所保障,且保障及时、安全、高效。

设备信息化管理的理念是以设备、空间为基础,任务的提交、审批和执行为主线,以提高维修效率、降低总体维护成本为目标,有诸如故障报修、巡检、保养等多种设备运维模式,集成物资管理、预算管理、项目管理、财务管理等协同应用,达到设备全生命周期管理、设备运维的持续优化的效果。

现在多数医院应用的信息化设备维修,将临床发起报修到临床评价维修工作的整个流程采用 PDCA 闭环管理模式,将设备维修的过程细分为报修-派单-接单-处理-反馈-验收-评价(图10-4-3),采用线上与线下相结合方式,实现自动化派单、线上实时反馈以及自动化归档。维修过程中的维修时间、维修耗材数量、维修成本、响应时间均记有记录。

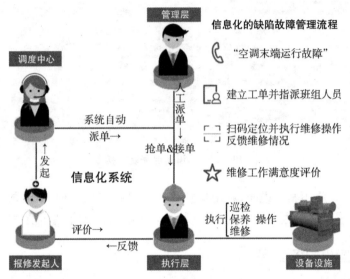

图 10 - 4 - 3   设备信息化维保流程

信息化系统会对工单总数、完成率、响应时间、平均完成时间、总工时、平均工时、满意度、耗材金额等项目进行统计,以完成占比分析、时间分析、部门分析、专业分析、设备分析、空间分析等多维度分析,分析结果按照时间、事件等不同维度展示,满足医院不同部门的领导不同的数据需求和管理决策。

全国大型三甲医院后勤维修系统已经越来越多,采用"一站式服务中心"的调度模式,将 PC 端与手机端结合起来,使设备运维快速、高效、闭环管理。

医院传统的设备巡检,例如空调巡检管理,一般是线下操作,而信息化设备巡检,要根据医院的巡检规则,通过信息化系统定期下发巡检任务,周期性重复巡检工作,按照巡检路线-选件区域-巡检任务的形式完成任务,并形成结果反馈-验收机制,若巡检发生问题可以发出问题处理机制,形成自动化处理流程。围绕巡检制的要求和特点,在确保管理顺畅、切合实际的前提下,尽最大可能简化、优化流程,减少巡检人员的劳动强度。

巡检数据的信息化管理与沉淀(图10-4-4)为设备的运行状态提供数据分析来源,提供对设备运行状态的经验分析,供设备管理者决策参考,同时避免紧急缺陷故障的产生,在最小成本耗费和程序化的基础上,产生最高可靠性,并在合适的时间进行相应的维护,达到更高层次的维修。

设备信息化保养,首先制订保养计划。保养计划是依据设备设施的生命周期、设计要求、运行环境、运行时间所设计制订的。按照时间节点进行预防性维护,将保养计划分为年计划、月计划,并根据保养计划自动生成保养任务并执行。

设备信息化保养是将需要定期执行的重复性保养工作，基于时间周期触发。制订保养计划后，自动生成保养任务，定时定点触发，并进行任务下达。

设备信息化管理可规范设备运维的业务流程，使作业流程有章可循，有据可查。通过灵活定义业务流程，充分发挥工作流对设备管理的有效控制，使医院可以按照统一、标准、自动化的业务流程工作，实现环环相扣、责任明确。

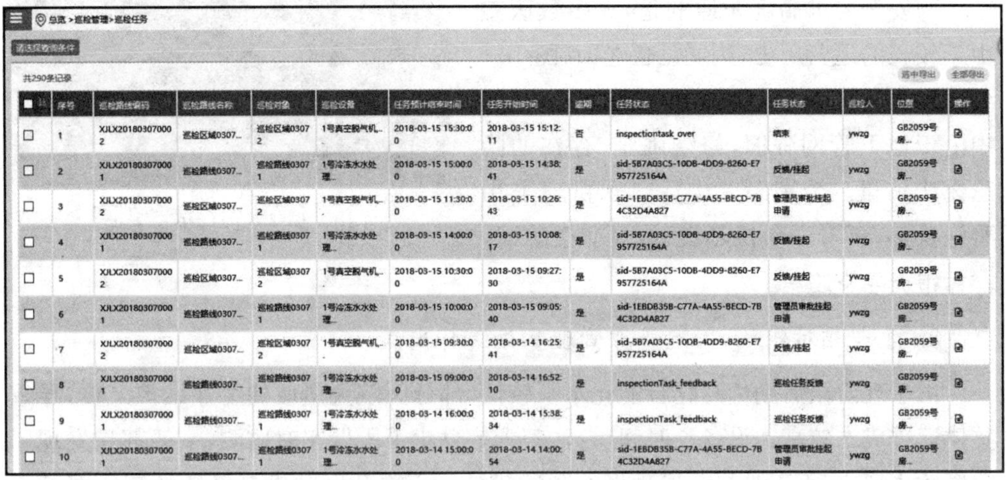

序号	巡检路线编码	巡检路线名称	巡检对象	巡检设备	任务预计结束时间	任务开始时间	逾期	任务状态	任务状态	巡检人	位置	操作
1	XJLX20180307000 2	巡检区域0307...	巡检区域0307 2	1号真空脱气机...	2018-03-15 15:30:0 0	2018-03-15 15:12: 11	否	inspectiontask_over	结束	ywzg	GB2059号房...	
2	XJLX20180307000 1	巡检路线0307...	巡检路线0307 1	1号冷冻水水处理...	2018-03-15 15:00:0 0	2018-03-15 14:38: 41	是	sid-5B7A03C5-10DB-4DD9-8260-E7 957725164A	反馈/挂起	ywzg	GB2059号房...	
3	XJLX20180307000 2	巡检区域0307...	巡检区域0307 2	1号真空脱气机...	2018-03-15 11:30:0 0	2018-03-15 10:26: 43	是	sid-1EBDB35B-C77A-4A55-BECD-7B 4C32D4A827	管理员审批挂起申请	ywzg	GB2059号房...	
4	XJLX20180307000 1	巡检路线0307...	巡检路线0307 1	1号冷冻水水处理...	2018-03-15 14:00:0 0	2018-03-15 10:08: 17	是	sid-5B7A03C5-10DB-4DD9-8260-E7 957725164A	反馈/挂起	ywzg	GB2059号房...	
5	XJLX20180307000 2	巡检区域0307...	巡检区域0307 2	1号真空脱气机...	2018-03-15 10:30:0 0	2018-03-15 09:27: 30	是	sid-5B7A03C5-10DB-4DD9-8260-E7 957725164A	反馈/挂起	ywzg	GB2059号房...	
6	XJLX20180307000 1	巡检路线0307...	巡检路线0307 1	1号冷冻水水处理...	2018-03-15 10:00:0 0	2018-03-15 09:05: 40	是	sid-1EBDB35B-C77A-4A55-BECD-7B 4C32D4A827	管理员审批挂起申请	ywzg	GB2059号房...	
7	XJLX20180307000 2	巡检区域0307...	巡检区域0307 2	1号真空脱气机...	2018-03-15 09:30:0 0	2018-03-14 16:25: 41	是	sid-5B7A03C5-10DB-4DD9-8260-E7 957725164A	反馈/挂起	ywzg	GB2059号房...	
8	XJLX20180307000 1	巡检路线0307...	巡检路线0307 1	1号冷冻水水处理...	2018-03-15 09:00:0 0	2018-03-14 16:52: 10	是	inspectionTask_feedback	巡检任务反馈	ywzg	GB2059号房...	
9	XJLX20180307000 1	巡检路线0307...	巡检路线0307 1	1号冷冻水水处理...	2018-03-14 16:00:0 0	2018-03-14 15:38: 34	是	inspectionTask_feedback	巡检任务反馈	ywzg	GB2059号房...	
10	XJLX20180307000 1	巡检路线0307...	巡检路线0307 1	1号冷冻水水处理...	2018-03-14 15:00:0 0	2018-03-14 14:00: 54	是	sid-1EBDB35B-C77A-4A55-BECD-7B 4C32D4A827	管理员审批挂起申请	ywzg	GB2059号房...	

图 10-4-4　巡检数据电子化管理

另外，通过信息化应用可以增强对委外单位的管理能力，设备管理人员通过信息系统了解委外单位的维修质量和维修成本信息，通过对历史维修信息的对比分析和不同委外单位的对比分析，评价委外单位的服务水平。

三、信息化管理辅助节能降耗、提高运维水平

近年来，随着广大群众对医疗服务要求的日益提高，医院的规模在不断扩大，人员、设备、建筑物大幅增加，医院的能源消耗也呈逐年增长的趋势。

（一）医院能源与设备管理的现状

面对逐年上涨的能源消耗和严峻的设备使用状况，如何应用信息化手段使设备和能源的使用清晰明确，有效管理，是医院后勤工作者应该思考的问题。据统计，现在医院的能耗和设备使用一般存在以下问题：

1. 能耗水平高

目前，全世界建筑能源消耗约占能源总消费量的30%，我国建筑能源消耗占社会总能源消耗的水平逐渐接近世界平均水平，在我国建筑能源消耗中，我国医院平均建筑能耗是一般公建的1.6～2倍，而密集的建筑结构和超大量的流动人口是导致医院成为耗能大户的主要原因。

2. 安全运行压力大

医院由于其救死扶伤特殊意义,对于用能安全有极高的不间断运行及高质量要求,与一般公建不同,其服务的人群特殊,安全问题往往会导致更严重的社会问题。

与安全要求高度矛盾的是,大多数医院由于较长的运营历史,用能设备老旧(图10-4-5),水电管线不清晰,安全隐患非常多,其中由于地下管网陈旧,修缮困难,存在的隐患无法估量。个别医院生活热水供应采用蒸汽换热,仅有一台换热设备,且非常陈旧,存在很大安全隐患。

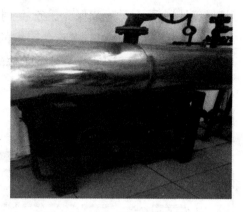

图10-4-5 现场设备老旧

3. 管理相对粗放,医院能源管理基础工作尚浅

由于现阶段后勤信息化智能化水平较低,部分医院大量雇佣物业维护人员,导致整体运维成本较高。设备长时间运行,若无信息化手段做实时监测,一般都是发现了问题才去解决,而不是提前发现做好预防措施。大部分医院设备系统的管线图纸不清晰,所有记录文档均为纸质,资料查找费时费力,部分图纸缺失,管线的修缮带来极大的困难。

从节能的角度来看,现今医院没有完整的节能管理解决方案,缺乏系统性与连贯性,造成医院建筑节能效果不尽如人意;从人员管理的角度来看,相应管理制度不完善,后勤操作人员不足,已有的系统未能充分应用,长期被动式管理;从能源考核方面来看,医院现有的情况为缺乏能源合理规划,能源分项计量系统建设不完善,内部缺少能源考核管理机制,约束性不强,导致用能不合理。

(二)医院能源与设备信息化管理

为响应国家政策要求,也为了满足医院的切实需求,需要对能源和设备做信息化的管理。《智能建筑设计标准》(GB 50314—2015)中明确指出建筑设备管理设施应包含建筑能效管理系统和建筑设备监控系统。其中明确要求,医疗建筑智能化系统应适应医疗业务的信息化需求,应向医患者提供就医环境的技术保障,应满足医疗建筑物业规范化运营管理的需求。

通过末端加装传感智能设备,将数据信息通过医院内网或运营商网络传输至系统层,在系统顶层做数据分析,以运维管理的思路构建医院能耗监管系统与设备监控系统。通过信息化系统辅助能源的管理,通过数据多维度分析查找能耗漏洞,使能源消耗清晰,从而安排节能管理工作。通过信息化系统辅助设备的管理以及数据深层挖掘分析和维保过程管理,对设备实现全生命周期管理,从而预测设备使用寿命与生命周期阶段。

　　现在全国三甲医院基本都有能耗监管系统,通过能耗监管系统的数据获取分析,能够及时发现水系统跑冒滴漏的现象,杜绝能耗浪费。某医院屋顶水箱补水,水表安装在水箱补水管上,用水趋势基本为每3小时补水一次。如由于水箱浮球开关损坏,导致水箱漏水,信息化系统中能够检测到能耗突增情况,系统报警工人维修后,用水趋势正常(图10-4-6)。

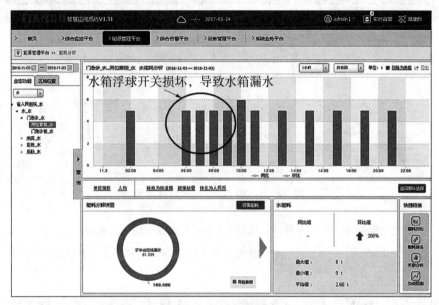

图 10-4-6　用水异常

　　通过数据监测分析,能够发现明显的能源浪费的现象,比如非空调季,主机等设备待机能耗高,在空调主机不开的情况下仍有待机能耗(图10-4-7)。

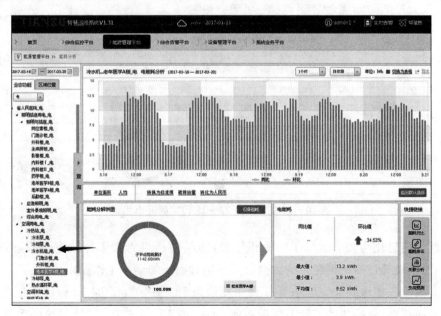

图 10-4-7　用电异常

通过能源数据的管理与应用，能够合理验证节能效果，也可以用数据支撑说明节能改造是否合理。江苏某三甲医院北住院楼原为蒸汽制取开水集中供应，后改为屋顶开水器集中供应，改造后开水器日均耗电 260 kWh，每日凌晨和中午开启，10 月 22～25 日共耗电 1 044 kWh(图 10-4-8)。

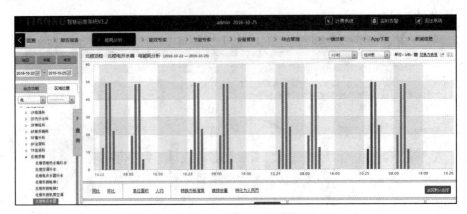

图 10-4-8　10 月 22～25 日耗电情况

但 10 月 22～25 日实际开水用量仅为 8 t(图 10-4-9)，根据公式 $Q=cm\Delta t$ 可知，需用电 840 kWh。仅 4 天就浪费电能 200 kWh，说明节能改造方案设计不合理。根据改造前后数据对比来看，改造效果并不理想。

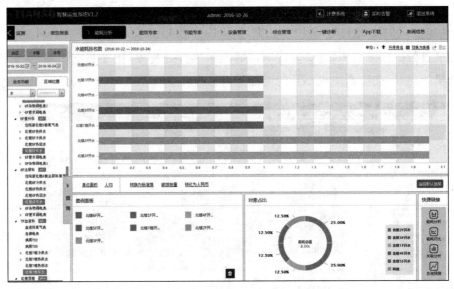

图 10-4-9　10 月 22～25 日实际开水用量

线上信息化与线下运维工作有机结合，能够使运维管理工作效率更高，效果更好，同时也能通过线上信息化的数据分析结果对现场的运维工作做出监督、验证与指导。某大型三甲医院非空调季节，2 台蒸发量为 5 t 的锅炉，仅供应 2 台消毒柜和 1 套蒸汽水换热器，此换热器实际需汽量不到 1 t/h(图 10-4-10)，造成供给严重过剩的现象,长期使用会影响锅炉寿命且浪费能源。从数据分析可推测,现场运维人员无法具体分析用汽量,只是机械地进行锅炉的启停操作。

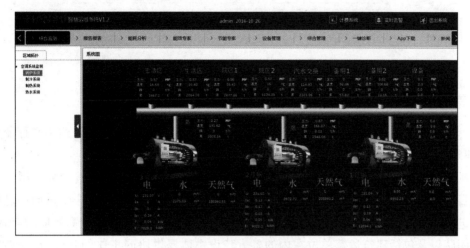

图 10-4-10 锅炉蒸汽用量

当然,节能降耗工作要贯彻落实,与人员息息相关,节能降耗做得好,离不开管理者的支持与坚持,还有员工专业与勤恳的工作态度。所以医院的全体员工需团结一致,有共同的节能目标及理念,通过分工合作,再辅以信息化管理,适当调整运行策略,并以信息化系统验证节能效果,达成节能降耗的目标。

参考文献

[1]孙涛,赵育龙,李瑞博.医院建筑给排水设计探讨[J].陕西建筑,2010(5):21-22.

[2]江洪.医院建筑给水排水设计中的几个关键问题初探[J].科技创新导报,2010(17):56-57.

[3]建筑给排水设计规范 GB 50015—2003(2009 年版)[S].北京:中国建筑工业出版社,2009.

[4]李鸿奎.浅谈现代医院建筑设计中给排水专业的几个问题[J].给水排水,2003,29(3):64-68.

[5]萧正辉.医院给排水技术的发展沿革及面临的问题[J].给水排水,2004,30(10):112-113.

[6]马世豪.凌波.医院污水污物处理[M].北京:化学工业出版社,2000.

[7]陈昀.浅谈建筑消防给水设计[J].山西建筑,2010,36(28):166-167.

[8]徐进峰.试论医院管理中的信息化建设[J].经营管理者,2012(11X):262.

[9]贾红志,刘勇,张保民,等.对医院信息化建设与管理的思考[J].计算机光盘软件与应用,2014(22):150-151.

[10]宋方芳,沈凯明,徐丹红,等.医疗安全管理系统及其应用[J].医院管理论坛,2015(1):13-15.

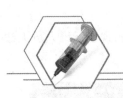

第十一章　建筑信息模型（BIM）技术在水系统中的应用

第一节　概况与现状

BIM 的英文全称是 Building Information Modeling，国内较为一致的中文翻译为"建筑信息模型"。

BIM 技术是一种应用于工程设计建造管理的数据化工具，它通过参数模型整合项目的各种相关信息，并让这些相关信息在项目策划、运行和维护的全生命周期过程中进行共享和传递，使工程技术人员对各种建筑信息做出正确理解和高效应对，为设计团队以及包括建筑运营单位在内的各方建设主体提供协同工作的基础，在提高生产效率、节约成本和缩短工期方面发挥重要作用。

BIM 是以建筑工程项目的各项相关信息数据作为模型的基础，进行建筑模型的建立，但它并不是简单地将数字信息进行集成，还是一种数字信息的应用，是可以用于设计、建造、管理的数字化方法，支持建筑工程的集成管理环境，可以使建筑工程在整个进程中显著提高效率、大量减少风险。目前的 BIM 应用中，还是以三维浏览、专业间的协同工作和碰撞检查居多。BIM 贯穿于建筑工程整个生命周期，通过项目设计、建造、运营过程的沟通和协同，提高整个进程的效率，优化资源，从而实现巨大的经济价值和社会效益。

一、特点

1. 可视化

可视化即"所见所得"的形式，对于建筑行业来说，可视化的真正运用在建筑业的作用是非常大的，例如经常拿到的施工图纸，只是各个构件的信息在图纸上的线条绘制表达，其真正的构造形式需要建筑业参与人员去自行想象。对于一般简单的东西来说，这种想象也未尝不可，但是现在建筑业的建筑形式各异，复杂造型在不断地推出，那么这种光靠人脑去想象的东西就未免有点不现实了。所以 BIM 提供了可视化的思路，将以往的线条式的构件形成一种三维的立体实物图形展示在人们的面前。现代建筑业也可出设计效果图，但是这种效果图是分包给专业的效果图制作团队进行识读设计制作的线条式信息，并不是通过构件的信息自动生成的，缺少了与构件之间的互动性和反馈性。而 BIM 提到的可视化是一种能够同构件之间形成互动性和反馈性的可视，在 BIM 建筑信息模型中，由于整个过程都是可视化的，所以，可视化的结果不仅可以用于效果图的展示及报表的生成，更重要的是项目设计、建造、运营过程中的沟通、讨论、决策都在可视化的状态下进行。

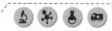

2. 协调性

协调性是建筑业中的重点内容,不管是施工单位还是业主及设计单位,无不在做着协调及相配合的工作。一旦项目实施过程中遇到了问题,就要将各有关人士组织起来开协调会,找施工问题发生的原因及解决办法,采取相应补救措施。在设计时,往往由于各专业设计师之间的沟通不到位而出现各种专业之间的碰撞问题,例如暖通等专业中的管道在进行布置时,由于管道线路是绘制在各自的施工图纸上的,真正施工过程中,可能在布置管线时正好在此处有梁等构件在此妨碍管线的布置,这种就是施工中常遇到的碰撞问题。而 BIM 的协调性服务就可以帮助处理这种问题,也就是说,BIM 建筑信息模型可在建筑物建造前期对各专业的碰撞问题进行协调,生成协调数据,提供给施工方。当然,BIM 的协调作用也并不是只能解决各专业间的碰撞问题,它还可以解决如电梯井布置与其他设备布置净空要求之间的协调,防火分区与其他设备布置之间的协调,地下排水布置与其他设备布置之间的协调等。

3. 模拟性

模拟性并不是只能模拟设计出的建筑物模型,还可以模拟不能够在真实世界中进行操作的事物。在设计阶段,BIM 可以对设计中需要进行模拟的一些东西进行模拟实验,例如节能模拟、紧急疏散模拟、日照模拟、热能传导模拟等。在招投标和施工阶段可以进行 4D 模拟(三维模型加项目的发展时间),也就是根据施工的组织设计模拟实际施工,从而确定合理的施工方案来指导施工。同时还可以进行 5D 模拟(基于3D 模型的造价控制),从而实现成本控制。后期运营阶段可以模拟日常紧急情况的处理方式,例如地震人员逃生模拟及消防人员疏散模拟等。

4. 优化性

事实上整个设计、施工、运营的过程就是一个不断优化的过程,当然优化和 BIM 不存在实质性的必然联系,但在 BIM 的基础上可以做更好的优化。优化受三样东西制约:信息、复杂程度和时间。没有准确的信息做不出合理的优化结果,BIM 模型提供了建筑物实际存在的信息,包括几何信息、物理信息、规则信息,还提供了建筑物变化以后的实际存在。建筑物复杂到一定程度,参与人员凭自身的能力无法掌握所有的信息,必须借助一定的科学技术和设备的帮助。现代建筑物的复杂程度大多超过参与人员本身的能力极限,BIM 与其配套的各种优化工具提供了对复杂项目进行优化的可能。目前基于 BIM 的优化可以做到的工作有:

(1) 项目方案优化:把项目设计和投资回报分析结合起来,设计变化对投资回报的影响可以实时计算出来。这样业主对设计方案的选择就不会主要停留在对形状的评价上,而可以更多地了解哪种项目设计方案更有利于自身的需求。

(2) 特殊项目的设计优化:例如裙楼、幕墙、屋顶、大空间到处可以看到异型设计,这些内容看起来占整个建筑的比例不大,但是占投资和工作量的比例却往往要大得多,通常也是施工难度比较大和施工问题比较多的地方,对这些内容的设计施工方案进行优化,可以带来显著的工期和造价改进。

5. 可出图性

BIM 并不是为了出大家常见的建筑设计院所出的建筑设计图纸及一些构件加工的图纸,而是通过对建筑物进行可视化展示、协调、模拟、优化以后,帮助各施工单位出的图纸有:

(1) 综合管线图(经过碰撞检查和设计修改,消除了相应错误以后)。

(2) 综合结构留洞图(预埋套管图)。

(3) 碰撞检查侦错报告和建议改进方案。

二、设计规范及标准

《建筑信息模型应用统一标准》(GB/T 51212—2016)

《建筑信息模型施工应用标准》(GB/T 51235—2017)

《建筑信息模型分类和编码标准》(GB/T 51269—2017)

《江苏省民用建筑信息模型设计应用标准》(DGJ 32/TJ 210—2016)

《南京市建筑信息模型招标投标应用标准》(T/GCZTB 001—2017)

《建筑给水排水设计规范》(GB 50015—2003)(2009 年版)

《消防给水及消火栓系统技术规范》(GB 50974—2014)

《自动喷水灭火系统设计规范》(GB 50084—2001)(2005 年版)

《室外排水设计规范》(GB 50014—2006)(2014 年版)

《室外给水设计规范》(GB 50013—2006)

《综合医院建筑设计规范》(GB 51039—2014)

《医院洁净手术部建筑设计规范》(GB 50333—2002)

《医院污水处理设计规范》(CECS 07:2004)

《医疗机构水污染物排放标准》(GB 18466—2005)

《建筑给水排水及采暖工程施工质量验收规范》(GB 50242—2016)

《民用建筑节水设计标准》(GB 50555—2010)

第二节 BIM 技术在建筑给排水设计中的应用

一、BIM 技术对水系统的可视化设计

医院建设项目涉及多个专业,管线比较复杂,给排水系统由给水系统、热水系统及开水供应、排水系统、消防水系统、空调水系统、雨水系统等组成。在建筑给排水设计中,通过使用 BIM 技术对其进行设计,能够在很大程度上弥补传统平面设计的不足之处,大大提高了设计人员的工作效率及设计成果的质量。利用 BIM 技术设计给排水的优势主要体现在可视化设计,协同设计,碰撞检测、综合管道空间布局上的一

目了然,自动计算相关参数,自动统计材料表,以及可进行施工模拟演示分析。

BIM 的三维视图和可视化是不能分割的,三维视图的出现就是为了通过视觉效果,从不同的角度认识、了解建筑。在 BIM 的三维视图中,软件不再是一种画图的工具,更是一种设计的手段,基于 BIM 的三维可视化特点,设计人员的设计构思能够得到实时性呈现,不再局限于通过平面图、立面图、剖面图的想象。BIM 的三维视图不仅能够实时呈现设计构思,同时还允许设计人员任意角度观察、绘制及修改模型,使整个设计过程变得鲜活流畅。

传统设计模式下,土建专业向给排水专业提供资料时主要基于传统 CAD 平台,使用平、立、剖三视图的方式表达和展现。给排水专业设计人员有个"平面到立体"阅读和还原的过程,同时还需要整合结构梁高和位置的信息。因此在项目复杂、工期比较紧的情况下,在信息传递的过程中很容易造成三维信息割裂与失真,造成差错。而 BIM 的"所见即所得"具有先天的直观性和实时性,保证了信息传递过程中的完整与统一。更重要的是,不同于土建专业按楼层划分的设计模式,给排水设计是基于各自独立的系统(例如给水系统、自动喷水灭火系统等),各系统的组成部分位于多个楼层,局部的修改(例如立管管位的调整)常常会影响到多个楼层平面。在普通的 CAD 绘图中,当任意管道或设备要修改时,相对应的其他图纸均需要自行修改,系统图更需要设计人员通过空间想象来绘制。而在运用 BIM 进行给水排水设计时,设计人员可利用多窗口、多角度、多剖面进行同时观察、同时设计,并且在任一窗口进行的设计修改结果会实时反馈到其他窗口,这对于空间管线布置及设备连接有很大帮助,也避免了人为疏忽造成的错误或遗漏。同时 BIM 能够自动生成系统图(即三维视图),保证了系统图与平面图的完全一致,不仅减少了烦琐的工作量,更减少了错误的出现,保证了对系统的理解及把控。

在运用 BIM 技术进行设计时,所有的设备构件都与实际的尺寸一致,在设计时,就能够合理地布置设备,确定管道走向、管径大小、管道材质及管道连接方式等,如图11-2-1 所示。

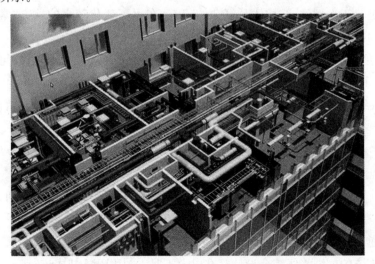

图 11-2-1　BIM 技术可视化参考图

二、BIM 技术下的协同设计

传统设计模式下，设计人员都依赖 CAD 进行绘图，然而 CAD 模式下无法加载太多的附加信息，于是给排水设计在绘图之外需要向结构专业提荷载、向电气专业提用电负荷。BIM 模式下，所有专业信息都在模型中汇总（例如水泵的电量、质量、尺寸），跨专业可以直接读取，甚至水专业的水泵电量修改后，电气专业负荷计算可以实时更新。所有专业都围绕着一个统一的模型，一方面简化了工作模式，另一方面也强化了协同的有效性和联动性。另外目前各大设计院采用的基于 CAD 平台的网络协同设计采用的是互相引用参照的方式，在重新加载图纸之前，别的设计人员作的修改并不能实时反映，并且由于引用的图纸其实是一个大的块，其中各个图元的信息无法直接读出，影响信息的传递。而 BIM 模式下由于是在同一个模型中工作，给排水系统设计人员可以实时观察到其他专业设计人员的修改，这就大大提高了设计团队的工作效率，避免了后期各专业产生的冲突。

三、BIM 技术在综合管道设计中的应用

1. 传统二维管线综合的缺陷

在大型复杂的建筑工程项目设计中，设备管线的布置由于系统繁多、布局复杂，常常出现管线之间或管线与结构构件之间发生碰撞的情况，给施工带来麻烦，影响建筑室内净高，造成返工或浪费，甚至存在安全隐患。为了避免上述情况的发生，传统的设计流程中通过二维管线综合设计来协调各专业的管线布置，但它只是将各专业的平面管线布置图进行简单的叠加，按照一定的原则确定各种系统管线的相对位置，进而确定各管线的原则性标高，再针对关键部位绘制局部的剖面图。总的来说存在以下缺陷：

（1）管线交叉的地方靠人眼观察，难以进行全面的分析，碰撞无法完全暴露及避免。特别是对于大型的、结构体系复杂的建筑，在梁高变化较大的地方，常常解决了管线之间的碰撞，却忽略了管线与梁之间的碰撞。

（2）管线交叉的处理均为局部调整，很难将管线的连贯性考虑进去，可能会顾此失彼，解决了一处碰撞，又带来别处的碰撞。

（3）管线标高多为原则性确定相对位置，仅局部绘制剖面的位置有精确定位，大量管线没有全面精确地确定标高。

（4）多专业叠合的二维平面图复杂繁乱、不够直观。仅通过"平面＋局部剖面"的方式，对于多管交叉的复杂部位表达不够充分。

（5）虽然以各专业的工艺布置要求为指导原则进行布置，但由于空间、结构体系的复杂性，有时无法完全满足设计原则，尤其在净空要求非常高的情况下，需要因地制宜地变通布置方式，这时二维的管线综合设计方式的局限性就显露出来。

由于传统的二维管线综合设计存在以上不足，采用 BIM 技术进行三维管线综合

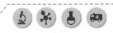

设计方式就成为针对大型复杂建筑管线布置问题的优选解决方案。

2. BIM 三维管线设计的优势分析

对于大型复杂的工程项目,采用 BIM 技术进行三维管线综合设计有着明显的优势及意义。BIM 模型是对整个建筑设计的一次"预演",建模的过程同时也是一次全面的"三维校审"过程。在此过程中可发现大量隐藏在设计中的问题,这些问题往往不涉及规范,但跟专业配合紧密相关,或者属于空间高度上的冲突,在传统的单专业校审过程中很难被发现。与传统二维管线综合对比,三维管线综合设计的优势具体体现在以下几个方面:

(1) BIM 模型将所有专业放在同一模型中,对专业协调的结果进行全面检验,专业之间的冲突、高度方向上的碰撞是考量的重点。模型均按真实尺度建模,传统表达予以省略的部分(如管道保温层等)均得以展现,从而将一些看上去没问题而实际上却存在的深层次问题暴露出来。

(2) 土建及设备全专业建模并协调优化,全方位的三维模型可在任意位置剖切大样及轴测图大样,观察并调整该处管线的标高关系。

(3) BIM 软件可全面检测管线之间、管线与土建之间的所有碰撞问题,并反馈给各专业设计人员进行调整,理论上可消除所有管线碰撞问题。

(4) 对管线标高进行全面精确的定位,同时以技术手段直观反映楼层净高的分布状态,轻松发现影响净高的瓶颈位置,从而优化设计,精确控制净高及吊顶高度。

(5) 除了传统的图纸表现,再辅以局部剖面及局部轴测图,管线关系一目了然。三维的 BIM 模型还可浏览、漫游,以多种手段进行直观的表现。

(6) 由于 BIM 模型已集成了各种设备管线的信息数据,因此还可以对设备管线进行精确的列表统计,部分替代设备算量的工作。

总之,BIM 三维管线综合设计能更直观、明了、高效、充分、精确地帮助我们协调各专业的管线布置(如图 11-2-2 所示)。

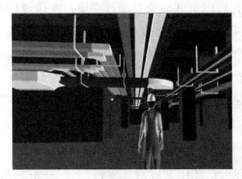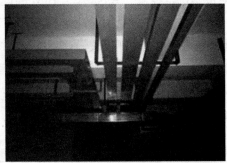

图 11-2-2 Navisworks 模式下漫游检测管道碰撞图

四、BIM 工程造价全过程管理

在给排水工程设计中,工程造价管理一直以来都是工程管理中的难点之一,造价管理周期长,涵盖了工程建设的每一个阶段,与每一个业务环节息息相关。因此,造价管理相关的每个对象都有海量的数据且计算十分复杂。随着经济发展,城市大型复杂工程剧增,造价管理工作难度越来越高。传统手工算量、单机预算软件应用都已大大落后于时代的需要。伴随着我国建设领域近 20 年的高速发展,工程造价行业内涌现了百余家造价软件公司,促进了工程造价管理效率的整体提高。但是,工程造价管理软件大多仍停留在单机构、单条套定额的计价软件,造价管理依然局限在事前的招投标和事后的结算阶段,无法做到对造价全过程的管理和控制,即使部分管理软件达到过程管理,但其精细化水平和实际效果不太理想。BIM 给工程造价管理带来了重大变革(可视化、动态化、系统性)。

BIM 技术在水系统造价方面的应用价值主要表现在以下几个方面:

1. 提高工程量计算效率

基于 BIM 的自动化算量方法将造价工程师从烦琐的机械劳动中解放出来,节省更多的时间和精力用于更有价值的工作,如询价、评估风险,并可以利用节约的时间编制更精确的预算。

2. 提高工程量计算的准确性

BIM 模型是一个存储项目构件信息的数据库,可以为造价人员提供造价编制所需的项目构件信息,从而大大减少根据图纸人工识别构件信息的工作量以及由此引起的潜在错误。因此 BIM 的自动化算量功能可以使工程量计算工作摆脱人为因素影响,得到更加客观的数据。同时,随着云计算技术的发展,BIM 算量已可以利用云端专家知识库和智能算法自动对模型进行全面检查,提高模型的准确性。

3. 提高设计阶段的成本控制能力

首先,工程量计算效率的提高有利于限额设计。基于 BIM 的自动化算量方法可以更快地计算工程量,及时地将设计方案的成本反馈给设计师,便于在设计的前期阶段对成本进行控制。其次,基于 BIM 的设计可以更好地应对设计变更。在传统的成本核算方法下,一旦发生设计变更,造价工程师需要手动检查设计变更,找到对成本的影响,这样的过程不仅缓慢,而且可靠性不强。BIM 软件与成本计算软件的集成将成本和空间数据进行了一致关联,能够自动检测哪些内容发生变更,直观地显示变更结果,并将结果反馈给设计人员,使他们能清楚地了解设计方案的变化对成本的影响。

4. 提高工程造价分析能力

传统环境下,工程造价管理中的造价分析是使用多算对比发现问题、分析问题、纠正问题并降低工程费用。多算对比通常从时间、工序、空间三个维度进行对比,但是实际工程只分析一个维度可能发现不了问题。BIM 模型丰富的参数信息和多维度的业务信息能够辅助不同阶段和不同业务的成本分析和控制能力。同时,在统一的三维模型数据库的支持下,从开始就进行了模型、造价、流水段、工序和时间等不同维

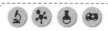

度信息的关联和绑定,能够以最少的时间实时实现任意维度的统计、分析和决策,保证了多维度成本分析的高效性和准确性,以及成本控制的有效性和针对性。

5. BIM技术真正实现了造价全过程管理

(1)估算阶段:造价工程师能从BIM模型获取粗略的工程量数据,这些粗略的工程量数据和造价指标数据结合,能计算出准确的估算价。

(2)概算阶段:可以从BIM模型获得项目的各种项目参数和工程量。将项目参数和工程量结合,查询指标数据库或概算数据库,可以计算出准确的概算价。通过BIM模型进行不同的设计方案论证,造价工程师可以针对不同的设计方案测算指标,从而指导设计人员开展价值工程和限额设计。

(3)施工图预算阶段:可以建立准确详细的BIM模型,为编制准确的施工图预算提供准确的工程量。

(4)招投标阶段:根据BIM模型可以编制准确的工程量清单,达到清单不漏项、工程量不出错的目标。投标人根据BIM模型获取正确的工程量,与招标文件的工程量清单比较,可以制定更好的招标策略。

(5)签订合同价阶段:BIM模型与合同对应,为承发包双方建立了一个与合同价对应的基准BIM模型,它是计算变更工程量和计算工程量的基准。

(6)施工阶段:BIM模型记录了各种变更信息,并通过BIM模型记录了各个变更版本,为审批变更和计算变更工程量提供基础数据。结合施工进度数据,按施工进度提取工程量,为支付申请提供工程量数据。

(7)结算阶段:BIM模型已经与竣工工程的实体一致,为结算提供了准确的结算工程量数据。

五、BIM材料统计

以往编制材料表时一般都依靠给排水设计人员根据CAD文件进行测量和统计,工作效率相对来说比较低,并且还很容易出现错误。如果图纸修改,重新统计是件非常烦琐的事。这就使得材料计算的过程变得十分复杂。BIM本身就是一个信息库,可以提供实时可靠的材料表清单,使用这种方式对工程进行计算的时候就变得比较简便。另外,通过BIM技术进行成本预算工作效率也比较高,从这个角度来看,BIM技术的应用对设计单位具有十分重要的意义,其不仅能够有效地减少设计过程中需要的人力、物力,还能够提高工作效率,获得更高的效益。

六、BIM在给排水设计方面存在的问题

目前国内BIM设计还没有形成统一的满足施工要求的设计标准。缺少符合中国建筑设计标准的构件,族库需要完善,如市政工程的管道、管件类型,机械设备族库。

BIM在生成二维图纸功能方面的能力较弱,需要二次深化。BIM希望其内在的

参数能够涵盖设计、概预算、施工、竣工、运维管理等整个环节。但过多的参数造成分级分类方式过多，修改较为复杂，并且有许多冗余信息。

BIM协同设计有两种模式：工作集和链接模式。链接模式下管道综合时调整管道较麻烦，工作集方式中权限的获得与释放较为烦琐。

进行管道计算、系统计算前，管道与器具、管道与设备必须建立逻辑连接和物理连接，有时候一处管道没连接好，可能造成整个系统无法计算。在项目中建成的单体构筑物二次利用难度较高，不仅不能在项目中设置变量，而且现有的模型复制和移动时经常出现管路连接断开、不能随意移动等问题。

第三节　BIM技术在给排水安装中的应用

一、管道优化原则

(1) 小管避让大管。

(2) 分支管避让主干管。

(3) 压力管避让重力自流管。

(4) 金属管避让非金属管。

(5) 冷水管避让热水管。

(6) 给水管避让排水管。

(7) 热水管避让冷冻管。

(8) 低压管避让高压管。

(9) 气体管避让水管。

(10) 附件少的管道避让附件多的管道。

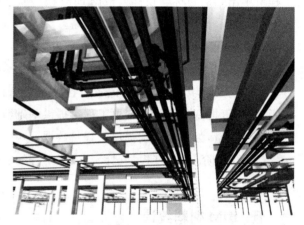

图 11-3-1　综合管道排布图

(11) 管道分层布置时，由上而下按电管、风管、水管（热水、给水、排水）顺序排列。

(12) 空调冷凝管、排水管对坡度有要求，应优先排布。

(13) 各种管道在同一处布置时，做到呈直线、互相平行、不交错，预留施工安装，维修更换，设置支柱、吊架的空间以及热膨胀补偿的余地等（见图 11-3-1）。

指导思想：科学性，易操作，经济性。

二、给排水管线综合布置原则

(1) 管线要尽量少设置弯头。

(2) 给水管线在上，排水管线在下。保温管道在上，不保温管道在下，小口径管路应尽量支撑在大口径管路上方或吊挂在大管路下面。

(3) 除设计提升泵外，带坡度的无压水管绝对不能上翻。

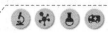

（4）给水引入管与排水排出管的水平净距离不得小于 1 m。室内给水与排水管道平行敷设时,两管之间的最小净间距不得小于 0.2 m;交叉铺设时,垂直净距不得小于 0.15 m。给水管应铺设在排水管上面,若给水管必须铺设在排水管的下方时,给水管应加套管,其长度不得小于排水管径的 3 倍。

（5）喷淋管离吊顶间距,即管外壁离吊顶间距净空不小于 100 mm。

（6）污排、雨排、废水排水等自然排水管线不应上翻,其他管线避让重力管线。

（7）桥架在水管的上层或水平布置时要留有足够空间。

（8）水管与桥架层叠铺设时,要放在桥架下方。

（9）管线不应该挡门、窗,应避免通过电机盘、配电盘、仪表盘上方。

（10）管线外壁之间的最小距离不宜小于 100 mm,管线阀门不宜并列安装,应错开位置。若需并列安装,净距不宜小于 200 mm。此外,还需考虑常用管线与墙面的净距(表 11 - 3 - 1)。

（11）注意冷凝水排水管均有防结露层,厚度为 25 mm。

表 11 - 3 - 1　管线与墙面净距

管径范围	与墙面的净距/mm
$D{\leqslant}DN32$	$\geqslant 25$
$DN32{\leqslant}D{\leqslant}DN50$	$\geqslant 35$
$DN75{\leqslant}D{\leqslant}DN100$	$\geqslant 50$
$DN125{\leqslant}D{\leqslant}DN150$	$\geqslant 60$

三、BIM 施工组织流程

1. 施工图会审

项目施工的主要依据是施工设计图纸,施工图会审则是解决施工图纸设计本身所存在问题的有效方法,在传统的施工图会审的基础上,结合 BIM 总包所建立的本工程 BIM 模型,对照施工设计图,相互排查。若发现施工图纸所表述的设计意图与 BIM 模型不相符合,则重点检查 BIM 模型的搭建是否正确。在确保 BIM 模型是完全按照施工设计图纸搭建的基础上,运用 Navisworks 运行碰撞检查,找出各个专业之间以及专业内部之间设计上发生冲突的构件,同样采用 3D 模型配以文字说明的方式提出设计修改意见和建议。

2. 技术交底

利用 BIM 模型庞大的信息数据库,不仅可以快速地提取每一个构件的详细属性,让参与施工的所有人员从根本上了解每一个构件的性质、功能和所发挥的作用,还可以结合施工方案和进度计划,生成 4D 施工模拟,组织参与施工的所有管理人员和作业人员,采用多媒体可视化交底的方式,对施工过程的每一个环节和细节进行详细的讲解,确保参与施工的每一个人都要在施工前对施工的过程有一清晰认识。

3. 材料质量管理

材料的质量直接关系到建筑的质量,把好材料质量关是保证施工质量的必要措施,利用 BIM 模型快速提取构件基本属性的优点,将进场材料的各项参数整理汇总,并与进场材料进行一一比对,保证进场的材料与设计相吻合,检查材料的产品合格证、出厂报告、质量检测报告等相关材料是否符合要求并将其扫描成图片并附给 BIM 模型中与材料使用部位相对应的构件。

4. 设计变更管理

在施工过程中,若发生设计变更,应立即做出响应,修改原来的 BIM 模型并进行检查,针对修改后的内容重新制定相关施工实施方案并执行报批程序,同时为后面的工程量变更以及运营维护等相关工作打下基础。

5. 施工过程跟踪

在施工过程中,施工员应当对各道工序进行实时跟踪检查,基于 BIM 模型可在移动设备终端上快速读取的优点,利用电话、平板电脑等设备,随时读取施工作业部位的详细信息和相关施工规范以及工艺标准,检查现场施工是否按照技术交底和相关要求予以实施、所采用的材料是否是经过检查验收的材料以及使用部位是否正确等。若发现有不符合要求的,立即查找原因,制定整改措施和整改要求,签发整改通知单并跟踪落实,将整个跟踪检查、问题整改的过程采用拍摄照片的方式予以记录,并将照片等资料反馈给项目 BIM 工作小组,由 BIM 工作小组将问题出现的原因、责任主体/责任人、整改要求、整改情况、检查验收人员等信息整理并附给 BIM 模型中相应构件或部位。

6. 施工重点难点

将各个专业的管道及设备集合于一个单体建筑中,在有限的空间内布设众多的管道设备并保证各个专业管道及设备正常运行是本工程安装施工的重点和难点。同时,对于部分设计图中只标出了起止节点,并没有画出管线的具体路径走向而由施工现场确定的管线预留预埋及安装,如何能做到布置合理更是施工中应当特别注意的地方。对于大型设备的安装,通过怎样的方式、路径将设备运至安装部位,采取怎样的安装方案才能做到快速、准确地安装该设备亦是工程安装施工中的重点和难点。

7. 检查验收

在施工过程中,实行检查验收制度,从检验批验收到分项工程,从分项工程到分部工程,从分部工程到单位工程,再从单位工程到单项工程,直至整个项目的每一个施工过程都必须严格按照相关要求和标准进行检查验收,利用 BIM 庞大的信息数据库,将这一看似纷繁复杂、任务众多的工作具体分解,层层落实,将 BIM 模型和其相对应的规范及技术标准相关联,省去了传统检查验收中需要带上施工图纸、规范及技术标准等诸多资料的麻烦,仅仅带上移动设备即可进行精准的检查验收工作,轻松地

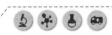

将检查验收过程及结果予以记录存档,大大地提高了工作质量和效率,减轻了工作负担。

8. 成品保护

成品保护对施工质量控制同样起着至关重要的作用,每一道工序结束后,都应该采取有效的成品保护措施,对已经完成的部分进行保护,确保其不会被下一道工序或其他施工活动所破坏或污染。利用 BIM 模型,分析可能受到下一道工序或其他施工活动破坏或污染的部位,对其制定切实有效的保护措施并实施,保证成品的完好,从而保证施工的质量。

9. 基于 BIM 的环境管理

建筑施工过程中不可避免会产生很多固体废弃物、废水、有毒有害气体以及扬尘、噪声等,将 BIM 模型和电子地图结合起来,分析施工现场所处的地理环境和周边情况,采取相应措施,减少或排除污染,同时利用 BIM 模型的信息平台,分解出会造成环境污染的相关工序工作,统一进行管控,实现绿色施工。

对于固体废弃物,采取分类堆放,将能回收利用的和不能再利用的分开,不能利用的按照相关规范和相关部门规定,在指定地点有组织地采取填埋等方式予以处理。

对于废水,则在施工现场设置三级沉淀池和废水处理池,经处理和沉淀并检测符合相关规定后再排入市政排水管网。

在施工过程中,将产生有毒有害气体的工作集中在一个地方进行,并采取足够的通风等措施,保障施工人员的安全。

对于施工过程中容易产生扬尘的施工环节,采取洒水、覆盖、隔离等措施,减少扬尘的产生,尤其是对于洁净室的施工,采取分区隔离封闭的措施保证施工过程达到洁净度的要求,从而保证洁净室的洁净度达到相关要求。

对于施工中产生较大噪声污染的工作,则采取统一部署,避开午休和晚上等容易干扰人休息的时间。

四、BIM 安装模拟演示

设计图纸纷繁复杂,而施工作业是由不同的专业队伍进行,各个专业之间彼此不了解其他专业的工程内容和情况,在传统安装施工中,往往会出现不同专业之间的工作内容冲突,构件碰撞,工序颠倒而需拆除返工,甚至专业内的构件碰撞却事先未能及时发现而导致返工浪费等。针对这些问题,在施工开始前利用 BIM 技术搭建的各专业模型,运行碰撞检测,排查各个专业之间以及各专业内部发生碰撞的构件,将其一一修改。同时,将模型导入到 Navisworks Manage 中,配以进度计划,生成施工过程模拟动画,修改进度计划中不合理的步骤并进行优化,从而保证施工过程和工序的正确性和优异性。

Navisworks 软件能够将 AutoCAD 和 Revit 系列等应用创建的设计数据,与来自其他设计工具的几何图形和信息相结合,将其作为整体的三维项目,通过多种文件格式进行实时审阅。

建筑给排水工程进行设计最主要的目的就是为了指导施工,建设项目中大约30％的项目费用是由于设计缺陷、材料浪费等问题产生的。由于建筑给排水的施工过程相对说来十分复杂,不仅具有很多的排水管线,还具有十分复杂的吊顶,如果在施工的时候不能对其进行合理的分配,就会对工期造成很大影响。通过 BIM 技术的使用就能形成一个三维的时间刻度,并且能够根据其制定出准确的四维安装进度工作表,可以实现对施工项目的预先可视化,可以合理安排安装进度,更加全面地评估与验证设计是否合理、各专业是否协调,可以简化设计与安装的工作流程,帮助减少浪费、提高效率,同时显著减少设计变更。

五、施工工艺流程及操作要点

(一)施工工艺流程

运用 BIM 技术进行以下施工工艺流程:深化设计→设备基础定位→设备安装→管道安装→设备与管道连接。

(二)操作要点

1. 运用 BIM 技术进行深化设计

基于 BIM 的碰撞检查服务是指利用软件建立建筑信息模型,通过碰撞检查系统整合各专业模型并自动查找出模型中的碰撞点,获得需要的碰撞检查报告。主要工作分为以下 5 个阶段:第一阶段:模型提交;第二阶段:模型审核并修改;第三阶段:系统后台自动碰撞并输出结果;第四阶段:人工核对;第五阶段:撰写并提供碰撞检查报告。

2. 管道安装

(1)管道安装流程。

(2)支吊架制作:全部支吊架根据建筑信息模型提前完成预制加工。

(3)管道预制加工:在用 BIM 技术进行深化设计、建立管道施工模型的时候,预先将施工所需的管道材质、壁厚、规格等一些参数输入模型当中,然后根据现场实际情况对模型进行调整,待模型调整到与现场一致时,再将管道材质、壁厚、规格和长度等信息生成一张完整的预制加工图,将图纸送到工厂里进行管道的预制加工,实际施工时将预制好的管道送到现场组合安装。管道预制过程输入的是管道安装的设计图纸,输出的是预制成形的管段,然后交付给安装现场进行组装。

在工程开工前或进行过程中,根据深化的管道施工模型用软件自动生成符合管道工厂预制要求的预制加工图以及管道现场安装、管理需要的图纸,可以减少重复劳动,提高工作效率,确保工作一致性和工作同步性。

(4)管道的组合安装:以建筑信息模型和三维施工图代替传统二维图纸指导施工,可以避免现场人员因图纸误读引起施工差错。在施工现场具备作业面后,由技术

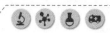

管理人员利用 BIM 技术向专门安装管道的技术工人进行管道安装可视化技术交底，同时将带有管段编号的施工图纸发放给作业工人，将制作完成带有编号的管道预制段搬运至施工现场按编号逐一进行组合安装。施工过程中作业工人可以清晰地了解每个预制管段的安装位置、标高状况，从而进行精确定位安装，更好地控制施工质量。

六、效益分析

1. 提升工程质量

BIM 技术使得管道工厂化预制技术得以应用，加工工厂采用流水化作业、标准化生产，管道的加工、组对、焊接、探伤、热处理均在预制厂内进行，施工条件比现场好，同时又最大限度地采用机械，这样可以极大地降低建造误差、提高施工质量。

2. 缩短施工工期

BIM 最直观的特点在于三维可视化，利用 BIM 的三维技术在前期可以进行碰撞检查，优化工程设计，减少在建筑施工阶段可能存在的错误损失和返工的可能性，还可优化净空、优化管线排布方案，使得各专业可有序进行交叉作业。工厂化预制将部分施工任务搬离了施工现场，在现场还未有机电工作面时预制即可提前开始，并且大幅度提高构件制造的生产效率，这可以为工期紧、任务重的机电安装工程节省较多的施工时间。

3. 节约施工现场的加工场地

运用 BIM 技术，扩大了工厂化预制的工作面。工厂化预制将部分施工任务搬离了施工现场，可以减少加工场地对现场的占用。支吊架、预制管道、管道防腐保温可在场外工厂加工好后运到项目现场进行安装，可以较好地解决工作面较小、现场加工场地无法满足要求的难题。

4. 减少工程材料不合理的损耗

利用 BIM 技术对管线综合排布进行优化，可以减少不必要的翻弯，尽量减少因已存在管线阻碍而进行避让所造成的材料损耗，并且所有管道采用综合吊支架，减少了支架需求量。此外，还可提高机电安装的一次成功率，减少施工中不必要的返工所造成的损失。

七、管材及附件管控优化

1. 设计优化

工程设备管线利用 BIM 技术对各类管材及附件等的路径与尺寸进行优化和管线综合平衡设计，减少部分管线的长度和弯头数量，找出较短路径、较优尺寸，做预留孔洞或管线预埋。据统计，因节省材料需用量而降低成本可达项目总造价的 3% 以上，有效降低材料成本，实现降本增效的目的。以给排水管道制作与安装为例，按常规的制作与安装方法，有些材料的损耗量甚至会超过定额所规定的 11%。通过应用

BIM技术，大大减少废料，项目损耗率不足4%。同时，优化施工工序与工艺，还可提高施工效率，减少返工。

2. 采购数量优化

当前，绝大多数施工项目管材及附件一般是根据投标清单数量，再进行简单审核审批进行采购，很难做到对施工用料的计算，经常造成采购材料过剩，大量材料现场积压，占用大量资金，工程成本增加，或者采购不足，等工待料，无法满足预定工期要求，甚至材料申报审核不严造成错误采购，各施工单位互相扯皮，造成大量资金损失。而借助BIM模型审核，确保材料申报准确，降低材料采购数量误差。结合施工程序及工程进度周密安排材料采购计划，不仅能保证工期与施工的连续性，而且能用好用活流动资金、降低库存、减少材料二次搬运。

3. 下料优化

传统管材下料按照二维平面图核算，平面图与实际安装会有较大差别，导致计算结果不准确。下料偏大则会造成建设费用和能源浪费，下料偏小则会造成系统不能正常工作。运用BIM技术后，在绘制好的设备管线模型中，让BIM软件自动完成复杂的计算工作，从而为管材参数的尺寸和选型提供正确依据。项目核算员、材料员、施工员等管理人员按施工规范要求，结合BIM三维模型向施工班组进行技术交底，将BIM模型中用料意图灌输给班组，用BIM三维图、CAD图纸或者表格下料单等书面形式做好用料交底，防止班组"长料短用、整料零用"，做到物尽其用，减少浪费及边角料，把材料消耗降到较低限度。

4. 领料优化

根据安装工程管材及附件特点，严格按照设计施工图及BIM设备管线模型，控制材料及使用数量，做到规格、型号、数量、参数完全准确。施工员根据工程实际进度，方便地提取施工区段管材及附件用量，在下达施工任务书中，附上完成该项施工任务的限额领料单，作为材料员发料控制依据，实行对各班组限额发料，防止错发、多发、漏发等无计划用料，从源头上做到材料的"有的放矢"，减少施工班组对材料的浪费。

八、人工与机械施工优化

BIM技术可根据管线施工工序、进度、成本、质量以及人力、机械、材料等施工信息，实现建设项目施工阶段工程进度、人力、材料、设备、成本和场地布置动态集成管理及施工过程可视化模拟。按照施工过程可视化模拟结果，对各管线之间的工程施工逻辑关系等进行施工现场科学合理规划，减少二次搬运，杜绝现场返工，特别是室外管线施工反复开挖，室内管线施工反复搭拆架子问题。

（1）借助BIM技术现场施工过程模拟结果，首先将管材及附件摆放至指定位置，避免材料堆场影响施工导致材料二次搬运。其次运用BIM准确提取各区段管材及附件消耗量,施工人员根据此量将备用管材及附件搬运至用料区段,避免多运、漏运、错运,造成二次搬运。据核算,对于大型超高层建筑管材及附件的垂直运输成本占总人工成本的 10%左右,现场材料二次搬运成本占材料运输成本的 20%左右。

(2) 运用 BIM 技术进行管线综合深化,首先由于它的可视化纠错能力直观、真实,这使施工过程中可能发生的问题提前到设计阶段来处理,避免因各管材设备与土建结构的交叉冲突而导致返工。其次是运用 BIM 技术完成预留孔洞定位图,避免因孔洞预留不准而导致的二次开孔、返工问题。最后是运用 BIM 技术进行净高复合,避免因管线标高不符合吊顶标高要求而导致各管线安装返工。通过调整优化出图,科学安排施工顺序,合理组织管线交叉施工,使各项工作有序展开,既保证工程进度,又节省开支和降低工程成本。

第四节　BIM 协同施工管理平台

一、资料管理

1. 项目资料管理

项目资料分为立项阶段、设计阶段 、施工阶段 、竣工阶段和施工图纸五大资料,并通过文件夹及权限进行精细化管理(图 11-4-1)。

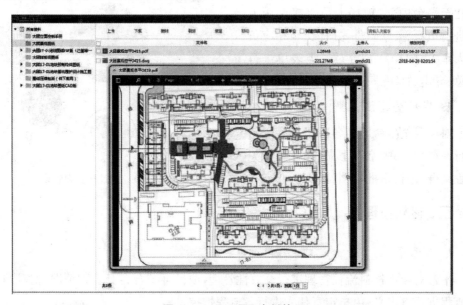

图 11-4-1　项目资料管理

2. 技术资料管理

技术资料主要为现场技术表单资料,通过简化现场表单填写内容,进行项目流程审批以及表单归档管理(图 11-4-2)。

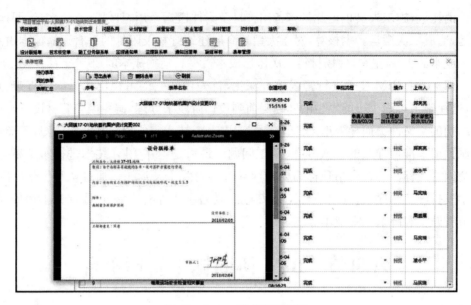

图 11-4-2 技术资料管理

3. 表单创建、审批、归档

现场表单主要包括设计联络单、技术核定单、施工业务联系单、监理通知单、通知回复单、施组审核,将现场表单固化至平台内部,现场人员直接调用模板进行填写、关联附件,并提交至相应负责人审批、归档。平台对各类表单进行汇总、导出、打印、归档等应用。

4. 资料全过程管理

对项目全生命周期各阶段相关资料进行系统性管理,各阶段资料可与相关流程结合,进行审批归档(图 11-4-3)。

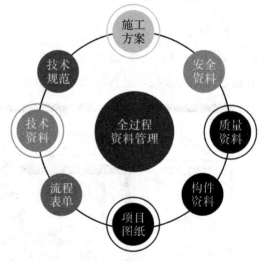

图 11-4-3 全过程资料管理

二、材料管理

1. 流程管理

平台对项目材料流程管理进行开放性管理,项目可结合自身管理情况,对项目材料流程进行自定义,由指定责任人进行各流程把控。

2. 材料统计

根据材料流程设置不同类型,平台对各流程内的不同阶段进行材料构件使用,并支持查看每个构件的详细跟踪人及联系方式,方便使用者后续查找材料使用情况,并明确责任人。

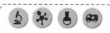

3. 材料管理

平台将项目内的材料使用划分为不同的单体及任务,方便使用者查看各单体材料情况,并支持各阶段材料资料附件挂接及添加验收、质检、实测实量等表单审批。

4. PC 资料管理

平台对 PC 预制件从加工到验收阶段进行管控,集成加工制造、材料封样、到场验收和抽查各类资料,支持资料预览、上传、下载等操作。

三、进度管理

1. 二维码应用

项目支持构件二维码及任务二维码,构件二维码与任务二维码数据联通,进行材料批次跟踪管理。

2. 任务管理

根据施工计划,以不同单体为基础,将单体计划各层构件关联对应任务,根据现场扫码确认构件进度,后续现场执行时间会自动反馈至计划进度。

3. 计划管理

计划分为总体计划和单体计划,单体计划完成情况由现场进行反馈,总体计划根据单体计划完成情况自动进行更新,让管理层和现场应用层对进度计划执行情况有更清晰、更及时的了解。

4. 进度展示

材料数据与进度计划关联,系统将自动根据材料录入时间反馈至单体计划,形成实际开始、完成时间,单体进度再反馈至总体进度,最终形成完整的进度计划,并通过模型与计划进行展示汇总。

四、问题管理

1. 问题创建

甲方现场巡检、驻场监理巡检、施工单位自检过程中,发现质量、安全或者其他问题,通过移动端进行问题发起,支持与构件关联,整改人和相关人接收消息提醒,进行问题整改并反馈,最终对问题进行闭环汇总管理。

2. 问题协同

问题协同主要分为质量问题、安全问题、其他问题和工程动态,通过问题模块实时将现场问题反馈至整改人及复查人,最后进行汇总管理。

3. 问题汇总

各类问题均支持汇总管理,随时可以查看问题详情,查看资料附件,方便现场问题详情、整改详情的追踪管理。

4. 工程动态

现场施工情况随时通过移动端进行反馈，共享至项目内各个成员查看，支持动态点赞、评论、导出。

第五节　绿色医院 BIM 水系统全生命周期运维管理

绿色医院就是以绿色医院建筑、机电为基础，通过高效管理，实现绿色医疗，投入最少资源产出最大社会效益，以提高医院对各种自然和社会资源的利用率，与自然和谐共生。"绿色医院"概念逐步走进人们的视野，并受到管理研究者和医院管理实践者的广泛关注。

一、建筑全生命周期概念

建筑全生命周期指工程项目从规划设计到施工，再到运营维护，直至拆除为止的全过程。一般将全生命周期划分为四个阶段，即规划阶段、设计阶段、施工阶段、运营阶段。

二、BIM 与绿色医院水系统完美结合

在医院水系统的全生命周期内，最大限度地节约资源（节能、节地、节水、节材），保护环境和减少污染，为患者和医务人员提供健康、适用和高效的使用空间，与自然和谐共生。

1. 时间维度的一致性

BIM 技术致力于实现全生命周期内不同阶段的集成管理，而绿色医院水系统的开发、管理涵盖建造、使用、拆除、维修等全生命周期。时间维度的对应为两者的结合提供了便利。

2. 核心功能的互补性

绿色医院可持续目标的达成需要全面系统地掌握不同材料、设备的完整信息，在项目全生命周期内协同、优化，从而节约能源，降低排放，BIM 技术为其提供了整体解决方案。

3. 应用软件的开放性

绿色医院需借助不同软件来实现能耗、高度、流量等分析，并要求与其相关的应用平台具备开放性。BIM 平台具备开放性的特点，允许导入相关软件数据进行一系列可视化操作，为其在绿色医院建筑中的应用创造了条件。

三、BIM 水系统运维解决方案

随着 BIM 技术在部分医院建设项目中的成功应用，通过继承建筑工程阶段形成

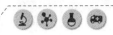

的 BIM 竣工模型,为医院全生命周期运维管理信息化打造了很好的平台。BIM 模型可以集成建筑全生命周期内的结构、设施、设备、管道甚至人员等与建筑相关的全部信息,同时在 BIM 模型上可以附加智能建筑管理、消防、安防、物业管理等功能模块,实现基于 BIM 的运维管理系统。

BIM 运维模型优秀的 3D 空间展现能力可为医院的高层管理者提供医疗空间的直观信息,为医院布局优化调整提供快速解决平台;BIM 模型与楼宇监控系统功能模块相结合,为安防、消防、楼宇智能监控提供了全数字化、智能化的建筑设施监管体系;BIM 模型数据库所储存的建筑物信息,不仅包含建筑物的几何信息,还包含大量的建筑物性能信息、设施维修保养信息,各类信息在建筑运营阶段不断地补充、完善和使用,不再表现为零散、割裂和不断毁损的图纸,全面的信息记录用于建筑全过程管理信息化,也为附加分析、统计和数据挖掘等高端管理功能创造了条件。

前期设计、建设与后期运维脱节是我国物业管理行业水平难以提高的主要因素之一,利用 BIM 技术管理建筑物全生命周期的信息是打通这种信息断层非常有效的手段让信息完整、准确地传递下去,并应用至建筑运维全过程中。

集中化:通过集中管控,实现资源在更大范围内的共享和利用,实现信息标准和数据模型的统一,充分发挥信息资源的价值。

专业化:借鉴最佳实践,引进成熟的建筑全专业的工业互联网管理经验,建立统一的生态平台调度机制。

精益化:完善制度优化流程,提升信息运维管理水平。加快信息运维与业务管理融合,实现运维职能转变。

自动化:建立统一高效的信息运维及监控管理平台,提高信息维护的自动化水平。加强信息系统运行状态监控,实现信息运行可视化。

1. 可视化技术应用

在平台中采用 GIS 技术,集成组织机构管理与楼层空间布置信息,实现在地图中动态查询各建筑地理位置,进而查询建筑楼层各区域划分,便于使用者快速定位查找相关单位。同时,集成建筑、周边设施相关的图片和相关说明信息,便于使用者直观真实地了解建筑概况。

GIS 与 BIM 无缝连接实现二三维切换,将 BIM 模型中房间空间面积以及机电设备等信息传递到房屋资产运维管理平台,可以查看从 BIM 发布出来的各个楼层的空间布置图,可以查看建筑平面上各个房间功能和精确的尺寸面积信息,并用不同色彩填充表示。通过这些可以直观地显示当前房屋资产平面空间布置等信息。

2. 水系统全生命周期统一管理

通过 BIM 三维模型、平面图、信息相结合的方式,可以管理以下维度的信息:

(1)将各类设施、设备资产进行统一管理,建立基础台账信息,包括设备的名称、编码、型号/规格/材质、单价、供应商、制造厂、对应备件号、采购信息(如采购日期、采购单价、保修信息、专业、类型/类别)等。

（2）通过采购、入库、维修、借调、领用、分配、定位、折旧、报废、盘点，实现水系统设备全生命周期管理，简化、规范日常操作，对管理范围内的设备进行评级管理、可靠性管理和统计分析，提高管理的效率和质量。

（3）基于 BIM 三维模型，跟踪设备、设施资产位置及其相关属性数据，提高管理的透明度。

3. 后勤运维管理

提供全面的维修计划管理，编制设施设备巡检、维修维护计划，设定任务执行人或者组织，以及设定任务执行所需工具及物料、任务执行参考步骤等，准确地预测未来的维修工作需要的资源和费用，有效地跟踪巡检工作，降低维修费用，减少停机次数。

支持新建应急性维修任务，能够根据潜在风险和资源情况制订安全维护计划。支持接收智能硬件或自控系统报警信息，并将问题设备在 BIM 模型中快速定位并模拟高亮，使管理人员快速了解当前设备总体运行状况，辅助制订应急计划。同时，预警信息可自动发送至移动端生成应急任务。

实现工单闭环流转，实现工单创建、发送、计划、排程、任务分配、工单汇报、工单分析与查询统计功能。

4. 移动端应用

物业工程人员在巡检时携带平板电脑或智能手机进行巡检，读取设备对应电子标签或扫描设备对应的条码之后，平板电脑或智能手机会自动记录下电子标签的编码和读取的准确日期和时间，并自动提示该设备需做的维保工作内容。工程人员按维保工作内容进行工作并记录巡查、检测结果。如果发现设备故障，工程人员就可以使用平板电脑或智能手机记录问题并拍照，然后上传至管理平台，系统自动生成内部派工单进行维修处理。

面向租户、商户使用的客户服务系统，可以实现呼叫中心通过运维管理平台生成报修事件向移动端系统派单、回访等工作，工程维修等客服人员可以通过系统对工单进行接单、转派、反馈等工作。系统自动将派工单推送到工程人员的智能手机上，工程人员可直接处理派工请求，或登门服务并拍照反馈，处理结果及时回传运维平台，报修人员亦可第一时间了解服务处理情况并反馈满意度。

5. 平台关键技术

BIM 技术正在逐渐改变着传统建筑管理和服务模式，特别是 GIS、BIM、VR、物联网技术的创新与研发，帮助用户真正享受到智慧所带来的便捷与高效。不仅可以为其用户快速提供可视化的信息，而且能够通过快捷及时的信息采集机制积累原始数据，并为改进业务流程提供有效的分析与数据支撑，分析用户需求与特点，进一步优化、协调相应的资源与服务，以推进高效管理机制的优化与创新。

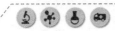

（1）BIM＋GIS 技术：地理信息系统(GIS)技术是近些年迅速发展起来的一门空间信息分析技术，在资源与环境应用领域中，它发挥着技术先导的作用。GIS 技术不仅可以有效地管理具有空间属性的各种资源环境信息，对资源环境管理和实践模式进行快速和重复的分析测试，便于制定决策、进行科学的评价，而且可以有效地对多时期的资源环境状况及生产活动变化进行动态监测和分析比较，也可将数据收集、空间分析和决策过程综合为一个共同的信息流，明显地提高工作效率和经济效益，为空间资源管理提供技术支持。

（2）BIM＋数字化加工：数字化是将不同类型的信息转变为可以度量的数字，将这些数字保存在适当的模型中，再将模型引入计算机进行处理的过程。数字化加工则是在应用已经建立的数字模型基础上，利用生产设备完成对产品的加工。

BIM 与数字化加工集成，意味着将 BIM 模型中的数据转换成数字化加工所需的数字模型，制造设备可根据该模型进行数字化加工。目前，主要应用在管线预制加工和钢结构加工等领域。一方面，工厂精密机械自动完成建筑物构件的预制加工，不仅制造出的构件误差小，生产效率也可大幅提高；另一方面，建筑中的管线、设施设备等均可异地加工，再被运到现场进行装配，既可缩短维修工期，也容易掌控质量。

（3）BIM＋VR 技术：虚拟现实技术是一种可以创建和体验虚拟世界的计算机仿真系统，它利用计算机生成一种模拟环境，是一种多元信息融合的、交互式的三维动态视景和实体行为的系统仿真，使用户沉浸到该环境中。

简单的虚拟平台，提供建筑周边环境，供用户浏览建筑周边基础设施建设、生活服务信息。功能相对完整的三维可视化楼宇平台以建筑为中心，加入一系列人性化的功能，以虚拟现实技术作为远程设备来管控安防、消防、能效管理等业务，使传统的管理业务更加直观、高效。

（4）BIM＋物联网技术：物联网是指通过各种信息传感设备，实时采集任何需要监控、连接、互动的物体或过程等各种需要的信息，与互联网结合而形成的一个巨大网络。其目的是实现物与物、物与人，所有的物品与网络的连接，方便识别、管理和控制。

这种模式将固定资产的空间位置信息管理起来，并且通过设定搬迁流程来管理资产位置的变动，达到便利快速地跟踪资产的效果，使得传统上的"大盘点"不再成为烦琐沉重的工作，而是一系列控制性轻松的抽查任务，这可以安排在人手富余的空闲时间段内完成。甚至于在较为严格的搬迁管理流程之下无须盘点，这实际上是借助于信息化技术"告别"了固定资产的大盘点模式，实现固定资产的统一管理。相关部门可实时掌握固定资产的购入、使用情况。购入资产及时登记，并打印条码。总部对分部、上级对下级盘点清查工作可以先通过查询发现可能发生的问题，并组织专门人员重点清查，做到有很强的针对性，通过固定资产管理系统中的统计分析功能可方便地了解到固定资产的异动变化,及时调配资源。使用固定资产管理系统后,降低管理成本,提高工作效率,加强固定资产管理、避免重复购置。

(5) BIM+3D扫描:3D扫描是集光、机、电和计算机技术于一体的高新技术,主要用于对物体空间外形、结构及色彩进行扫描,以获得物体表面的空间坐标,具有测量速度快、精度高、使用方便等优点,且其测量结果可直接与多种软件接口。3D激光扫描技术又被称为实景复制技术,采用高速激光扫描测量的方法,可大面积、高分辨率、快速获取被测量对象表面的3D坐标数据,为快速建立物体的3D影像模型提供了一种全新的技术手段。

3D激光扫描技术可有效完整地记录工程现场复杂的情况,通过与设计模型进行对比,直观地反映出现场真实的施工情况,为工程检验等工作带来巨大帮助。同时,针对一些古建类建筑,3D激光扫描技术可快速准确地形成电子化记录,形成数字化存档信息,方便后续的修缮改造等工作。此外,对于现场难以修改的施工现状,可通过3D激光扫描技术得到现场真实信息,为其量身定做装饰构件等材料。BIM与3D扫描集成,是将BIM模型与所对应的3D扫描模型进行对比、转化和协调,达到辅助工程质量检查、快速建模、减少返工的目的,可解决很多传统方法无法解决的问题。

(6) BIM+云计算:云计算是一种基于互联网的计算方式,以这种方式共享的软硬件和信息资源可以按需提供给计算机和其他终端使用。BIM与云计算集成应用是利用云计算的优势将BIM应用转化为BIM云服务,目前在我国尚处于探索阶段。

基于云计算强大的计算能力,可将BIM应用中计算量大且复杂的工作转移到云端,以提升计算效率;基于云计算的大规模数据存储能力,可将BIM模型及其相关的业务数据同步到云,方便用户随时随地访问并与协作者共享;云计算使得BIM技术走出办公室,用户在现场可通过移动设备随时连接云服务,及时获取所需的BIM数据和服务等。

五、核心功能介绍

1. 系统管理模块

系统提供了操作人员管理、操作权限设置、管理权限设置、操作日志管理、数据备份与恢复,导入与导出功能。大部分都提供了与其他系统进行数据交换与共享的接口。

(1) 用户管理:实现用户的增删改查,同时设定初始密码、用户权限、用户角色、用户E-mail,可以使各级管理者管理到不同的数据,并支持数据的查询、统计及导出Excel文件。

(2) 平台日志管理:系统包含一套全面的、有效的回溯和追查机制。记录用户修改信息的内容、时间、原数据等信息,可以查询用户在任意时间段内操作系统的记录,

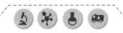

为事后追溯和责任追究提供实证。

(3) 系统监控管理:系统支持实时监控服务器 JVM、CPU、内存使用率(图 11-5-1),当运行情况发生异常时,提前预警,避免系统宕机造成数据丢失等情况。

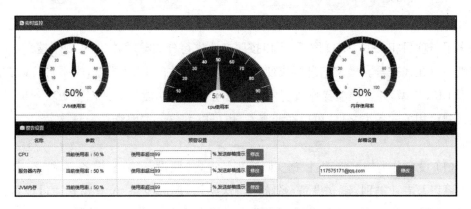

图 11-5-1　系统监控管理

2. BIM 三维地图模块

地图模块以三维空间信息数据资源库为基础,集成影像数据、矢量数据、建筑物模型,为管理人员提供可视化建筑管理服务,直观展示建筑地理信息、位置分布、周边道路、设施、环境信息以及重要单位,从而极大地提高管理乐趣,提高工作的准确性,推进建筑、空间、设施设备科学化管理。

基础三维信息数据管理:基于 BIM 三维模型、基础地形、地籍房籍数据、关键基础设施现状等基础信息,通过空间层级结构,定位空间具体地理位置,在模型中对区域提供便捷的查询、统计等操作,实现物业综合服务。

3. 信息查看

基于 IFC 标准的建筑构件表达,在三维场景中定位并高亮展示所选构件信息,展示构件测量资料、辅助资料、几何资料和对象性质,以及对象型别等信息。

同时,在三维场景中可对建筑内的各种资源进行分类管理和空间查询,包括按关键词模糊查询、组合条件查询、空间查询、缓冲区查询、点选查询等多种查询方式。

(1) 扩展信息:除了前期在建模中录入的数据,基于 BIM 模型,查询设备在运维管理平台中进行扩展的属性参数,部件、备件、文档记录等信息,以及设备当前、历史运行数据,设备状态,各监测点信息,维保记录等。

(2) 移动互联手持设备应用:随着智能手机、平板电脑等轻薄便携的移动智能终端与人们的生活、工作和学习结合得越来越紧密,随之而来是传统 IT 管理不断接受挑战。移动设备异地或离线访问 BIM 项目的需求不断增长,移动互联技术的快速发展给运维单位提供了更便捷、更精确的维护帮助。

针对解决基于 BIM 的运维系统所涉及的数据采集以及空间定位的问题,可以通过移动互联 APP 来实现数据的采集,以及现实设施设备与模型自动匹配,实现空间定位功能;结合手持 APP 应用,对所操作的部位进行定位,简化系统的操作流程,提高效率及数据的准确性。

4. 档案信息管理

档案信息包括 CAD 图纸档案、BIM 模型档案、文件档案三部分。图纸信息版块列出了与项目相关的 CAD 图纸,可以按照专业进行分类显示,同时实现了搜索功能,图纸可以在线查看。模型信息版块列出了与项目相关的 BIM 模型,本平台可以在线查看 BIM 模型,并在模型操作过程中实现在线剖切等功能。文件档案版块列出了与项目建设相关的各类文件,可以在线查看,也可以下载至本地查看。具体需包含以下功能:

(1) 设备分类档案管理:根据实际管理情况,按照设备编码、设备/系统之间的相互关系以及专业类别,建立设备/系统的层次结构,形成设备/位置树。通过设备树,可以方便地查找不同专业设备及各类信息。通过设备分类信息,不同专业设备可自动关联相关专业工程维保人员。

(2) 设备档案管理:将各类设施、设备资产进行统一管理,建立完整的设备台账信息,包括设备基本信息、所属位置等。针对设备类型定义不同的设备分类,并建立资产目录,根据不同的设备分类建立相应的技术参数模板,实现对不同类型设备属性的管理,

建立设备所属备件关联,设备备件从物资库中进行选取。通过建立上述设备备件包,可以了解备件需求,分析哪些备件使用较多,从而有针对性地安排库存和采购。

可以定义设施设备相关文档,如采购合同、操作手册等。系统支持多种文档格式,包括 Word、Excel、PDF、JPG 等常用的格式文档,方便统一管理和查看文档数据。

可根据定制好的样式选择设备,统一生成二维码标签进行打印。

(3) 设备故障处理:用户通过此功能即可方便顺利地进行故障申报以及得到迅速响应,用户可以在报修单中选择故障地点和故障类型,并填写报修人姓名、联系电话、故障详细地址、故障问题描述后提交报修单,维修负责人在后台即可查看到详细的报修信息。

① 维修结果记录:此功能用于记录维修结果。维修人员对故障进行维修返回后,需要将维修任务单交付班组负责人,由班组负责人将维修结果录入系统,要求应包括维修完毕时间、使用材料名称、数量、材料费、人工费、验收时间、验收人等信息。

② 维修历史记录:此功能主要显示系统中所有的报修信息的历史记录,方便维修中心负责人随时查看报修信息,以及本中心工作人员对报修信息的处理情况。

5. 工单系统

工单系统支持电话报修、网上报修(含手机移动应用端)两种模式。

①　集中报修模式:维修管理员负责受理并处理随机发生的属于维护和修理范畴的运维服务事件,对其进行统一登记、统一派工和集中监控。各业务科室根据出现的问题,进行电话报修,系统通过外围设备技术手段自动采集电话号码,并对电话号码进行解析,自动读取科室名称、报修地点等信息。同时系统具备自动弹屏登记、语音实时录音存储功能。

②　网络报修模式:由各业务科室根据出现的问题,由医护人员在网上进行报修登记,由维修管理员受理,并进行派工和集中监控。

维修管理需与短信平台或短信猫等外围设备进行对接,按维修工和医护人员的功能权限,按报修人和维修承接人事件任务的权限分别进行短信发送,为业务人员之间的有效沟通及作业任务的及时传达提供支撑。

进行报修操作的手机要先安装 APP,且 APP 需要同时支持安卓和 iOS 两种操作系统。用户可以通过手机报修,并拍照上传图片,维修人员可以通过手机接收报修信息,并在手机上登记维修过程信息。科室人员可以通过手机查询科室报修信息,并对维修情况进行评价。

工单系统具体需包含以下功能:

(1) 工单登记管理:系统提供客服报修、电话报修、员工端报修、服务端报修、预警工单 5 类工单登记方式。

①　客服报修:客服人员通过接听电话,询问现场具体情况,在平台中进行工单登记。包括工单类型、报修部门、报修人员信息、位置、设备、故障现象、处理方式、时间要求、紧急程度以及其他说明或备注信息。

②　电话报修:通过电话录音盒录音,自动采集生成工单信息,客服人员可查看电话报修记录,转入工单登记,或通过询问等方式补充登记信息。

③　员工端报修:物业管理人员在日常巡检保养工作中记录设备故障情况。业主、租户口头告知物业员工报修,后勤人员在员工 APP 中登记。

④　服务端报修:业主、租户通过服务端 APP 进行报修。

⑤　预警工单:BA 系统获取设备监控信息,自动生成预警工单。

(2) 工单受理管理:已登记的工单中"工单类型"选项,即故障设备所属专业系统,如暖通、供配电、给排水、电梯等,系统自动根据该选项,将工单信息推送至该专业相关工程师 APP 中。工程师可在 APP 中查看故障设备、问题、位置、报修人信息以及现场照片,根据自身工作情况、所在位置等情况综合考虑,选择是否受理工单。如受理后发现工单非本专业或需要其他人员协助完成,可退回至专业主管处进行处理。工单受理后,可短信通知报修人。

(3) 工单派工管理:超时无人受理或工程师受理后退回的工单,可由专业主管进行派工,可派发给 1 人,或多人协作执行,并指定 1 名责任人。支持系统后台、手机端两种派单模式,派工后执行人员会收到手机短信提醒,维修执行人员的手机移动应用端也会收到指派的维修任务。

（4）工单完工管理：系统自动记录工单执行全过程，如下单时间→登记时间→受理时间/派工时间→到达时间→完成时间→评价时间。可在 APP 中或后台系统中查询整个处理流程、各节点处理人、总时间、分项时间等，为员工绩效考核及工单服务项目确定标准工时提供数据基础。

工程师到达现场执行时，可扫码定位，确定到达现场，通过录音、拍照、录视频等方式记录现场情况，记录当前故障发生原因、处理方案。维修需要辅助材料时，可从物资库选取领用，故障处理结束后完成工单。工单在主管最终完工确认前可补录工单执行人员和消耗的维修材料。

（5）工单综合查询：该功能是指运维服务管理人员可通过系统按时间段、班组、维修项目等视角来综合查询统计运维服务的维修工作量、维修用材料，同时可对维修的事件量、工作量、成本按类别、时间、部门进行趋势分析，为运维服务管理优化改进提供数据支撑。

（6）维修报表管理：系统要对相关数据的历史记录进行统计。如能够按照时间段，对企业的维修业务量进行统计，对维修班组的维修情况进行统计，对维修人员的工作量进行统计，对客户的评价进行统计，对维修用料进行统计等。同时，还要根据报修的类型和报修的来源进行统计，能够打印出月报表和季度报表。要求可以用图形的方式（柱状图、饼状图）显示统计结果。

6. 备品备件管理系统

系统可以对备品备件日常的库存事务进行管理，支持各种入库、出库类型；支持库存间调拨管理；支持物理盘点、周期盘点等。可帮助规范库存管理，实现库存入出库和领用的有序，从而可使库存清晰，以维持适量的库存，合理地运用流动资金。

7. 运行监测

基于可视化 BIM 模型，显示各子系统的设备当前运行状态、运行参数曲线，可查询/下载。BIM 运维平台对给排水各种实际使用情况进行了监控，物业管理人员可以清楚直观地看到水流量的能耗及使用状况，通过对各种阀门、水流量的分析，可以帮助管理者更好地对水系统的策略进行调整。与视频监控系统的联动对接可以清楚地显示出每个摄像头的位置，单击摄像头图标即可显示视频信息。同时也可以和安防系统一样，在同一个屏幕上同时显示多个视频信息，并不断进行切换。

与传统的系统相比，其位置信息更为清晰，视频信息连续调用的程度更高，可以大大提升原有系统的功能。

（1）运行控制：对重点设备实现远程控制，避免人工浪费，可通过后台对实时监测数据进行分析，设定设备的开关、调节，还可通过时间设定，实现参数的自动转换，使设备通过更好的管理实现节能减排，也可对参数值进行预设，快速切换不同模式参

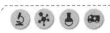

数设置,从而提高管理人员工作效率,有效降低运维人员成本和能源成本。

管理人员通过 BIM 运维界面的渲染既可以清楚地了解系统水量的平衡情况,也可以根据现场情况直接进行水量调节,从而达到调整效果实时可见。在进行管路维修时,物业人员也无须为复杂的管路而发愁,BIM 系统清楚地标明了各条管路的情况,为维修提供了极大的便利。

(2)报警管理:通过集成楼宇监控系统或智能硬件获取设备监控信息,为管理层掌控设备运行状态、处理设备运行问题、构建设备运行状态保障体系提供数据支撑。设备发生故障时,在三维场景中自动对故障设备进行高亮显示,同时将故障信息推送至管理人员 APP 端,及时有效地处理设备问题,降低故障损失。

(3)远程抄表:将仪表类(水、电和煤气表)的设备进行详细登记,记录仪表与设备设施的关联性及仪表读数所涉及运行的管理范围。

读取系统中仪表读数记录,作为能耗统计的基础数据,可查看仪表详情,能够浏览仪表所管辖区域的耗能设备以及仪表周期性读数记录,作为能耗分析的依据。

对非智能表部分,以派发工单的方式定期计划抄表读数的任务,通过手机 APP 记录、反馈数据至设施管理系统,完成工单的维护。

(4)能效统计分析:通过对建筑总体能耗、系统能耗、设备能耗分时间尺度的建筑能耗实时数据统计与历史数据对比,全面、深入掌握能耗数据统计结果,理解建筑用能分配,跟踪重点设备的用能趋势。

通过各子系统提供的相关采集数据,我们可以对整个建筑的各个用电系统进行节能诊断。分析各子系统占总能耗的比例,分析各能耗系统中不同设备的用能比例,分析照明系统工作日和周末的用电比率、工作日白天和晚上的用电比率,分析电开水器等办公设备的白天和晚上的用电比率等。

可以将建筑的各种能耗指标进行横向比较。通过以上种种办法发现整个建筑的节能潜力。通过建筑、系统、设备之间的能耗对比分析,理解建筑不同系统的性能,指出节能改造的方向。

第六节　总　结

BIM 技术最大的优势有两点。一是实现计算机对建筑从二维视角到多维视角的表达。由于技术条件的限制,从前无法通过计算机真正实现这一点,但现在计算机的功能逐渐强大,使用者可以通过计算机完整地表达真实的三维。传统意义上人们看到的三维只是一种几何形状。实际上,每一个建筑的构件都有成本,并在建造过程中还具备大量进度信息。

BIM 的第二大优势是科学、完整地虚拟真实世界。设想,如果建筑还没有修建,我们如何模拟建筑,如何分析建筑是否构建合理,例如各种管道布局得是否合理,诸如此类分析,都可以在 BIM 技术中得以实现。BIM 技术可以模拟整个施工过程,并且在真正施工之前,BIM 技术便可分析每个细节,例如塔吊和人工的安排,甚至可以分析建筑在运维阶段的使用是否方便、合理。使用者可以通过对比分析模拟方案选择最合适的实施方案。

参考文献

[1]谢晓晨.论我国建筑业 BIM 应用现状和发展[J].土木建筑工程信息技术,2014,6(6):90-101.

[2]杨晓军.BIM 技术在建筑工程中的运用[J].时代青年:视点,2016(4):59-61.

[3]刘欣,刘杨.BIM 技术在医院建筑管道安装中的应用[J].中国医院建筑与装备,2014(12):100-102.

[4]张帅.基于 BIM 的建筑设备管线协调[J].城市建设理论研究(电子版),2015,5(33).

后　记

　　《医院水系统规划与管理》一书出版之际，编辑要我写点什么，我欣然领命。一方面是我对医院"水系统"比较熟悉。近三十年来，我一直从事医院后勤运维和建设管理工作，自己第一专业又是给排水，对医院水系统的运维管理有着深刻的了解和认识，而且在后勤运维管理工作中，近一半的维修量是和水系统有关的；再则，目前环保工作中，除了医疗固废，基本也都围绕着水系统管理展开工作，特别是医院废液管理、污水处理和雨水排放等，水系统的管理工作做好了，医院后勤保障工作就做好了一半。

　　记得特别清晰的一件事是，我刚参加工作时，医院正准备启用新建的医技综合楼，所有设备都在运行中，可楼顶水箱突然不进水，大楼所有科室无法正常运转，严重影响临床医疗秩序。为解决这一问题，我查阅了图纸，带领着工人，拿着工具，对供水管道的每一环节逐一进行检查，最终解决了管网和设备存在的问题，使大楼顺利投入运行。2008 年在中大医院新的教学医疗综合大楼建设过程中，我们虽也吸取了后勤运维管理中的很多教训和经验，但在规划设计中，仍有许多问题心有余而力不足，特别是在 2012 年新楼启用后，水系统方面还是暴露出很多问题。

　　2018 年夏天，江苏维康医疗建筑合成设计研究所杭元凤所长约我与南京鼓楼医院行政处许云松同志，商谈医疗建筑合成设计中的相关问题，谈及医院水系统的规划与管理时，有一个同感，大楼建得再美，水系统规划不好，空调效果不好，或者运行不节能，都不能算优秀建筑，更不能称为绿色建筑。如何从合成设计的视角把我们江苏医院建筑这几年积累的经验和成功实践写出来，编写《医院水系统规划与管理》一书成为我们当下研究的首要目标。为此，在研究所的统一组织指导下，我们开始了前期的准备，成立了以我与许云松同志为首的编辑班子，开始了水系统的逻辑归类与资料查阅，于 2018 年 7 月在北京中元建筑设计院南京分公司正式启动编写工作。其间的两次审稿工作得到了南京展拓与江苏众信两家企业的支持。大家在繁忙的工作中，抽出宝贵的时间查阅大量资料，总结工作中的经验教训，放弃节假日，在短短三个多月的时间内拿出第一稿，让我十分感动，亦佩服之至。

　　《医院水系统规划与管理》一书的撰写，具有两个显明的特征。一是强调内容的实践性与可复制性。编委多数来自医疗实践第一线：江苏省人民医院基建处周珏、杨文曙和余斌，江苏省妇幼保健医院基建处张玉彬和马倩，江苏省肿瘤医院基建处任凯，东南大学附属中大医院基建处梁仁礼、李文艺以及总务处范文松，江苏省口腔医院基建处葛朝宣,南京市第一人民医院姚鹏,南京鼓楼医院基建科刘培、总务科徐炜和徐廉政,滨海县人民医院迁建指挥部周虹宇和戴世明,南京市口腔医院总务科郑成林等,泰康人寿仙林医院的刘宏。这些同志都是在医院建设和后勤运维战线上摸爬滚打多年,既有扎实的理论基础,又有丰富的医院建设的实践经验。资料选择上强调理论与实践的结合,每个章节均有案例支撑,使读者有例可学。

二是强调了技术的先进性与精准性。本书的编写过程中,我们始终强调技术的精准性,邀请在理论与技术的集成上有多年经验,在水系统材料、设备的研发和生产方面与医院有着长期的良好合作,得到医院认可的企业专业技术人员与管理者参与。其间,我们邀请了江苏众信绿色管业科技有限公司、南京北方赛尔环境工程有限公司、南京江南水处理技术有限公司、南京展拓消防设备有限公司、南京森森医疗科技有限公司、湖南科尔顿水务有限公司、江苏中绿佳境环境研究规划设计院有限公司、南京优格环保科技有限公司、南京天溯自动化控制系统有限公司、南京勤璨环保科技有限公司等单位派出专业技术人员与专家参与本书的编写。同时亦关注技术的引领性与时代的要求,引入了"水损失管理"与"BIM技术在水系统规划中的应用"两个技术管理概念,专门邀请了江苏鑫瑞德系统集成工程有限公司相关同志等对BIM在水系统规划建设中的应用进行了技术解读。在编写的过程中,大家对参与《医院水系统规划与管理》一书有着浓厚的兴趣,对绿色医院建设有着执著的社会担当,积极提供资料、案例,并参与撰稿,认真筛选产品样式审核参数,为本书及时并高质量地出版贡献了力量,在此深表感谢。

还要感谢的是江苏省医院管理协会医院建设与规划管理专业委员会主委朱亚东先生、江苏现代医院管理研究中心副主任陈连生教授等,他们在百忙中抽出时间,为本书出谋划策,提供能量。

还要感谢东南大学出版社陈潇潇女士,全程参与本书的编辑工作,给予大家指导帮助。

最后要感谢江苏省医院管理协会原会长、知名医院管理专家、江苏现代医院管理研究中心主任唐维新教授,在百忙之中为本书作序,让我们受宠若惊。所以大家一致表示,更要尽自己的最大努力编好此书。

本书主要从医院水系统规划和运维管理视角,从实际可操作性的维度展开论述,参编者都是医院后勤和建设管理工作者,难免会有这样或那样的不足,在此望读者能见谅,并恳请批评指正!

朱敏生

2019 年 2 月于南京